Psychodynamic Therapy:
A Guide to Evidence-Based Practice

实用主义动力取向心理治疗

——循证实践指南——

【美】Richard F. Summers，Jacques P. Barber　著

邵啸　译

中国轻工业出版社

图书在版编目（CIP）数据

实用主义动力取向心理治疗：循证实践指南／（美）理
查德·萨默斯（Richard F. Summers），（美）雅克·巴伯
（Jacques P. Barber）著；邵啸译. —北京：中国轻工业出
版社，2019.6

ISBN 978-7-5184-2221-0

Ⅰ.①实…　Ⅱ.①理…②雅…③邵…　Ⅲ.①精神
疗法　Ⅳ.①R749.055

中国版本图书馆CIP数据核字（2018）第254360号

版权声明

总　策　划：石铁

策划编辑：阎兰

特约编辑：唐淼　　　　　责任终审：杜文勇　　　　封面绘图：邓子菁

责任编辑：阎兰　王雅琦　　责任监印：刘志颖　　　　封面设计：邵维民　邵啸　韩雪

出版发行：中国轻工业出版社（北京东长安街6号，邮编：100740）

印　　刷：三河市鑫金马印装有限公司

经　　销：各地新华书店

版　　次：2019年6月第1版第1次印刷

开　　本：710×1000　1/16　印张：31.00

字　　数：340千字

书　　号：ISBN 978-7-5184-2221-0　定价：148.00元

读者热线：010-65125990，65262933　传真：010-65181109

发行电话：010-85119832　传真：010-85113293

网　　址：http://www.chlip.com.cn　http://www.wqedu.com

电子信箱：1012305542@qq.com

如发现图书残缺请与我社联系调换

161049Y2X101ZYW

作者简介

Richard F. Summers

医学博士、宾夕法尼亚大学医学院精神病学系教授、高级住院医师顾问、住院医师培训项目副主任，美国精神医学协会董事会政治代表、精神科医生身心健康及职业耗竭工作组主席，费城精神分析中心教员。曾任美国精神科住院医师培训主任协会主席。

Jacques P. Barber

临床心理学博士、宾夕法尼亚大学医学院精神病学系名誉教授，Aldephi 大学心理学研究院院长、教授。曾任宾夕法尼亚大学心理治疗研究中心副主任，纽约大学医学院兼职教授，美国心理治疗研究学会主席，美国国家心理健康研究院首席研究员。

译者简介

邵啸

费城精神分析中心成人分析师候选人，中美精神分析联盟（CAPA）督导组在读，清华大学基础心理学硕士，纽约大学心理健康咨询硕士，现任职于北京安定医院临床心理中心。

推 荐 序 一

　　作为邵啸的同事，我有幸先睹为快地领略了全书的精彩内容和译者流畅优雅的文笔风采。

　　在当代心理治疗走向整合的大趋势下，《实用主义动力取向心理治疗》一书在系统地精炼总结出当代重要心理治疗流派的主要精华和各流派间差异的基础上，结合生物心理社会医学模型提出了"实用主义动力取向心理治疗模型（PPP模型）"；并在此模型的指导下针对临床上常见的抑郁、焦虑、强迫、创伤、低自尊等问题，系统地介绍了如何开展有效的动力取向心理治疗。特别是在治疗联盟的建立与巩固、实用动力取向的案例概念化和特定技术的选择和使用上，均摆脱了传统动力学神秘、晦涩、让人费解的负面印象，这本书会让您有意想不到的收获和心得。

　　书名冠用"实用主义"这一词语，似乎与大家理解的动力学心理治疗有些不搭，但这恰恰是本书的独到之处。对于心理治疗的初学者而言，想要熟悉和掌握当代心理治疗主要流派的主要观点和方法，最佳方法便是阅读本书，它非常实用，让人一目了然；对于具体操作动力取向心理治疗中所用的技术和方法，本书也有系统、简明和实用的案例引导，便于理解和应用；在临床实践中，对于如何选择不同的治疗目标、如何建立和巩固治疗联盟、如何进行与精神药物的联合应用、如何与其他心理治疗进行必要的整合或联合、如何与其他精神卫生工作者进行合作等临床面临的现实问题，作者们结合自己多年的临床经验进行了详细的讨论，并给出了恰如其分的指导和建议。所以，该书冠以实用主义是名副其实的。

通过阅读全文，我加深了对动力取向心理治疗的理解和认识，我相信不管从事何种流派的心理治疗专业人员都会从该书中获得对心理治疗的不同理解和认识。在此，我推荐该书作为应用心理专业研究生和精神科住院医师学习心理治疗的必读教材。

李占江　博士

精神病学教授

首都医科大学临床心理学系主任

北京安定医院临床心理中心主任

中国心理卫生协会认知行为治疗专业委员会副主任委员

推荐序二

联盟、整合与力量

首先要特别谢谢本书的译者邵啸，非常感谢他的邀请，不但让我有此荣幸为此书写序，而且更重要的是有了先睹为快的阅读之喜悦、阅读之享受。国内出版有关心理动力学的书籍不少，尤其是翻译的著作，而这本书可以说独树一帜，从临床实务的角度既视野开阔又脚踏实地，既继承传统又勇于创新。阅读中与作者所呈现于书中的情感、理念、内容之共鸣着实令人兴奋！想谈的很多，但印象最深也感同身受的是这三个词：联盟、整合、力量。

联盟 对治疗联盟的关注是本人近些年来督导时和受督导者讨论得比较多的内容，虽然治疗联盟的概念最早由 Freud 提出，但目前国内的咨询临床实务中却少见对治疗联盟的强调，督导中发现一些停滞不前、难有咨询治疗效果的个案，常是咨询／治疗师在治疗联盟方面缺少工作的结果。此书所倡导的实用主义动力学取向心理治疗，其特点之一就是对治疗联盟的关注，这使本人尤为与之共鸣。

对于治疗联盟有许多学者进行研究与讨论。学者 Bordin 认为治疗联盟至少包含三部分内容，即**对治疗目标的共识、对治疗任务的共识以及情感联结**。此书所提出的实用主义动力取向心理治疗，在治疗联盟方面有着自己的强调。与传统的动力学治疗在治疗联盟方面相比，实用主义动力学取向治疗师会：(1)关注治疗联盟的发展和保持；(2)关注那些发生在当下的现实内容；

（3）并且采取一种**主动**、**卷入**和**共情**的治疗姿态。

传统的心理动力学治疗师大体保持着一种更加节制、更像镜子般的态度。当治疗裂痕出现的时候，传统的动力取向治疗师倾向于把它们解读为移情反应的产物，认为它们对于理解来访者的问题具有重要价值。实用主义取向动力学治疗同样会将裂痕部分地视为移情问题的反映，但也会将其看作当前治疗联盟中存在的问题；认为修复和解决这些裂痕并让治疗的氛围重新变得积极是十分关键的。

在本人督导的不少动力学案例中，治疗联盟多被忽略也缺少对此的概念和相应的临床工作。咨询与治疗的双方既缺少对咨询治疗目标的共识，也缺少对咨询治疗任务的共识，一开始就多沉浸在对过去或当下经历无休止的分析中，有的人号称只要陪伴就有效果，在没有框架、没有方向性、实际上无效地工作着。而对咨询中发生的停滞、冲突，移情、阻抗等只作为解释的名词，甚至有不少人把咨询治疗中出现的攻击性现象简单认为是咨询治疗好的效果表现，而在共情性地理解来访者，体会咨询／治疗中所发生的一切并给予真诚关怀，有意识地去修复关系方面明显不足。那种冷冰冰的分析，只在追求漂亮的解释以显示治疗师的智商，也许只是一种自我陶醉、自我满足。而少有与来访者内在情感的真正联结，难以说是真正的咨询与治疗。

整合　在关于抑郁的动力学治疗中，作者在书中写下这样的话：**如果治疗师能够明确地鼓励来访者去参加自己认为重要和有益的活动，那么通常帮助将会更大。干活做事，体育运动，这些通常都能让人感觉好些。鼓励来访者参加活动并不会限制她在治疗中从移情中学习和获益的潜能。**在技术层面，作者以一种开放的态度将认知行为等不同学派的技术或者一些工作方式应用到动力学的临床实务中，例如在治疗抛弃恐惧的早期阶段，辅导（coach）被认为很重要，它的意思是跟来访者讨论那些他们正面临着的具体问题，鼓励他们以自身的力量品质去解决这些问题。辅导能够帮助来访者创造一些成功的体验，促进他们的成长。

在自己的督导工作中，多数受督导者是动力学取向的咨询师，当然报的个案也是按动力学理论与方法做的。有意思的是近些年自己会不自觉地给受督导者提出一些建议，从认知行为的角度可以给来访者提供什么帮助，如果从家庭治疗的角度可以考虑怎么做，焦点解决在短程心理咨询治疗中的优势是什么，可以怎样在实务中应用。此书的英文版推荐序是当今认知学派的大家 Beck 先生，一本动力学治疗的书籍由当代认知学派大家来推荐，足见此书的开放，即使是动力学取向的咨询治疗，整合多流派、跨学派的工作也是应该提倡和鼓励的。

力量 "力量品质"出现该书的行文中，这不觉让人为之一震，在被一致评价为悲观主义的心理动力学的书籍里出现了积极心理学的词汇，着实令人惊喜。书中认为对于来访者力量品质的评估是心理治疗的一个重要部分，并介绍了学者 Peterson 和 Seligman（2004）阐释的人性中所含有的力量品质和美德。这两位学者力图发展出一种"反 DSM"的体系，用以描述那些人类所具有的跨时代、跨文化的力量品质，而不是像 DSM 等体系那样仅仅着眼于那些困扰着人类的疾病。Peterson 和 Seligman 将美德划分为智慧和知识、勇气、人性、正义、节制、卓越几个大的类别，而每个类别又包含了 3~5 种具体的力量品质，比如勇气包含勇敢、坚韧、正直、活力。

在作者看来，对于心理治疗，力量品质对于治疗联盟的发展、个人的人生叙述、发生改变的过程、治疗后的恢复程度方面有着重大意义。他们发现，对于来访者的力量品质进行持续地关注能够帮助他们找到自身的优点，从而尊重这些优点，并为此而感到骄傲。就抑郁的来访者而言，这意味着治疗师要帮助他们看到自己力图跟抑郁相抗争的勇气，欣赏自己在抑郁缓解时会感受到更多爱的能力。这也意味着要鼓励他们关注自己的那些与卓越体验有关的时刻——欣赏享受美好的事物，纵情欢笑幽默的瞬间，从而让他们意识到自己仍然具备某些积极正面的品质。由此，来访者在动力学治疗中不只是一味地被动地等待自我领悟、期待治疗关系中的矫正性体验，而是可以自我发现、自我欣赏，并看到过去经历中、创伤中自我的勇气与力量。

由此，本人觉得此书对国内当下心理咨询与心理治疗实务非常有价值的内容如下：

一是**加强治疗联盟**。在初始访谈后，咨询师／治疗师要基于对来访者所做的动力学评估，做初步的个案概念化，由此确立初步的咨询治疗目标，并有意识地主动与来访者讨论咨询治疗目标，双方达成共识；在咨询治疗目标的基础上，与来访者主动讨论在以动力学取向为主的咨询治疗过程中会有哪些任务，比如回忆早年经历、提供梦等，在任务上达成共识。而情感联结的建立与修复贯穿整个临床过程。

咨询治疗的建立与发展，是基于确定的治疗联盟的建立。本人近年督导中常用婚姻做相似的比喻，婚姻并不都是靠爱情维系的，许多时候要靠一纸婚书，结婚证意味着一种契约，一种结盟，里边有义务、有责任。有时情感出现问题，责任、义务会支持帮助婚姻的维系与发展。当然，如果情感出现问题，也需要去修复改善。心理咨询治疗也是如此。建立好的治疗联盟需治疗师铭记在心。书中对如何提升发展治疗联盟的技能以及促进治疗联盟的策略做了具体的介绍，读者可以去细细读来，并尝试运用到自己的实务工作中。

二是**保持开放整合**。没有哪一个学派的技术与方法可以解决所有来访者的问题。在动力学的整体框架下，有针对性地在某个阶段、对某一特定困扰使用认知行为等学派的技术帮助来访者，体现着一种开放的姿态，更注重治疗的实效。也许未来动力学的发展就是与其他学派的整合。

由此对于咨询师、治疗师而言，仅仅学习动力学的理论和方法是不够的，尽管每个人可能会倾向系统学习某一学派，但对其他咨询治疗学派理论与方法的了解也是必须的。不同的学派体现了对人多方面、多视角的理解，殊途同归。知识结构、实践结构拘泥于某一学派往往容易导致偏见与狭隘。在一些培训中本人有时会向参加培训的人提问，有多少人知道阿德勒？此问其实也是在检验受训者的知识结构和以往受训情况，如果不知个体心理学代表人物阿德勒，当然也可能不知完形代表人物皮尔斯，不知现实疗法代表人物格拉瑟，等等，这可以作为其专业受训状况不足、专业水平有限的一种评估方式。

三是鼓励力量品质。以前，本人常会觉得真正的力量在于对恶的直面，对痛的探索，这些源自动力学的训练和实践，也是本人推崇动力学的原因之一。然而在实践中，本人常会感受到来访者对生命的努力、来访者人性中的美德，它们感动着我、感染着我，我也会将此反馈给来访者。现在本人更加提倡在临床实务中对来访者美德、力量的觉察与欣赏，觉得这与书中作者所阐述的不谋而合。在帮助来访者从动力学的视角去理解、领悟、接纳过去经历中的不幸、创伤、困扰时，也和来访者一起去感受自我的力量与美德，用以去行动、去改变，也许这才是更整合的咨询治疗。

当然此书内容丰富，不仅仅是以上三点。对于正在学习心理咨询治疗的人员，对于已经从事心理咨询治疗的咨询师、治疗师，相信你在阅读此书的过程中会有自己的领悟、会碰撞出灵感的火花。心理咨询治疗本身具有活泼的生命，它的发展在于开放、创新，愿大家共同努力！

　　特别感谢译者邵啸翻译了此书！邵啸总是能慧眼识珠发现好的书籍，又不辞辛苦将其翻译分享给读者，其心血在翻译的字字句句中都能深刻感受到！

　　愿此书给动力学心理治疗打开新的大门！

贾晓明

2019年1月于北京

译 者 序

关于本书

2013年，我在读 CAPA* 一年级的时候，技术课的老师 Richard F. Summers 将本书的部分章节作为阅读材料介绍并分发给了我们。在阅读到第5章，尤其是"核心心理动力学问题及其治疗"的表格时，我被震撼得如同在个人分析中听到了一个极为尖锐犀利却又能被意识层面所接受的（所谓"in the neighborhood"）"神之释义"一般——那时，作为一名初学者，我从未见过也不敢想象竟然会有如此实用、系统化、可操作、逻辑清晰、言简意赅、学习者友好、具有开创性，并且相对通俗易懂的书籍。或许以上的描述略显浮夸，但是我相信一些读者在看到那个表格的时候会有跟我类似的感受。在几分钟内，我便有了翻译本书的兴趣、想法和决心，乃至计划，因为我希望让更多的动力取向治疗师从中受益，而不只是我和组里的其他成员。后来，我莽撞地直接打电话到万千心理，唐突地介绍了自己并且描述了本书的精彩程度。万千心理给了我阎兰编辑的电话，让我跟她去具体商议。不可思议的是，在联系她的时候，我们惊讶地发现双方竟然正身处于同一个会场。后来就有了

---

* 中美精神分析联盟，英文是 The China American Psychoanalytic Alliance。——译者注

本书的引进、翻译和出版。可以说，即便不看内容，想要向出版社和编辑们推销本书也并不困难，因为它已成为30余个美国心理治疗培训项目的指定教材，也因为它上面有 Aaron Beck 的名字。

在拿到本书的英文版时，我困惑得如同读到了一篇经验丰富且小有名望的同行所写的案例报告，而其中却充斥着光怪陆离的施虐性反移情支配性活化（治疗师将内在的受虐性自体表征投射到来访者身上并且被来访者所认同）。之所以会有这种认知上的违和感，是因为在读到封底的第一段推荐书评时，我发现它的作者赫然就是认知行为疗法（Cognitive-behavioral therapy，简称 CBT）的创始人 Beck。要知道两大流派之间的竞争由来已久，要知道多少两派的治疗师们曾经在多少场合下互相争辩乃至伤害，要知道 Beck 在最初学习精神分析时就已经对其持有了怀疑，要知道他曾被当时权倾天下的美国精神分析协会两次拒绝给予会员身份，要知道他被拒绝的原因之一就是他太过醉心于临床研究和寻找实证，要知道他在寻找精神分析的实证支持未果之后慢慢与精神分析分道扬镳。然而我和你都没有看错——Beck 推荐了一本精神分析取向的教材。其实，这段书评并没有初看时那么的不可思议。因为 Beck 接受过完整的精神分析培训，而且此后一直都没有放弃过精神分析的思考方式；更因为 Beck 创立 CBT 的理念并非源自他对于"快速"和"廉价"的向往，而是源自他对于实用主义和实证主义的追求，此两者都包含在本书的书名中，它们正是本书的精髓，是 Beck 在精神分析的发展中看到的希望。

在此，我特别要向如下几类读者推荐本书：

一、对于一方面无法欣赏、享受和容忍绣花枕头和虚无缥缈，而另一方面思维透彻、注重实操，渴望"干货"，且关注技术的治疗师，你可以从本书中获得大量的、全面的可以直接进行应用的实践指导和工作框架，它会让你在对于动力取向疗法的综合理解和实施能力方面得到本质性的飞跃，在我的几百本动力取向 / 精神分析书籍当中，就此而言，本书是出类拔萃的，堪比 Robert Langs 的《精神分析性心理治疗的技术》（*The Technique of Psychoanalytic*

Psychotherapy）。

二、对于正在从事和有志于从事动力取向疗法的相关学术工作的学者和研究生，你可以从本书所提供的大量参考文献中获得灵感，甚至是将它当做一系列文献综述的合集，从而坚定你在进行动力取向疗法实证研究方面的信心和信念。

三、对于只从事个体治疗和只从事家庭或伴侣治疗的治疗师，由于面临着相互转介和彼此协作的可能，你可以将本书的第十四章——来访者是家庭的一部分——作为参考并收益颇丰。

四、对于在医院工作所以必须要跟精神科医生沟通配合的心理治疗师，以及需要或愿意跟心理治疗师进行配合的精神科医生，本书的第十三章——精神科药物治疗与心理治疗——也就成为了你的不二选择，乃至"必读"。

五、对于有动力学背景的精神科医生，本书的第十三章或许可以颠覆你对于开药的认识并且显著地提升你在医患沟通方面的技能。

六、最后，对于私人执业和在高校工作的治疗师，由于面临着建议来访者去精神科医院就诊，以及跟正在接受药物治疗的来访者工作的情境，你可以从本书的第十三章中得到许多启发。要知道，不少来访者因为没有服药而无法进行深入的探索性工作，乃至延误了治疗机会，导致病情恶化；不少来访者因为担心药物的副作用而不愿意去医院，或是因为移情、污名和偏见而在被建议去见精神科大夫之后不再出现；也有不少来访者认为既然吃药了就没有必要继续接受心理治疗，从而恢复得不彻底乃至频繁复发。毕竟，如《像我们一样疯狂》（*Crazy Like Us*）所抨击的那样，认为一切问题都可以或应该用药物来解决是不对的，可是缺乏医学知识和忽视药物的重要性也是一种无知、狂妄和对于来访者的失责。

偶尔会有一些初学者让我推荐学习动力取向疗法的书籍，此时我会毫不犹豫地说："首先，千万不要读 Freud 的原著，尤其是国内的翻译版，以免轻易放弃或产生误解。先把电视剧《扪心问诊》（*In Treatment*）从外行的角度看两遍，初步了解一下动力取向治疗，之后读《长程心理动力学心理治疗》（*Long-Term Psychodynamic Psychotherapy*）打下概念和术语的基础，再读《Freud 及其后继者》（*Freud and Beyond*）了解历史和理论，可以看《心理治疗实战录》（*Doing Psychotherapy*）找一找感觉。然后，在真正实践的时候，敬请期待一本叫做《实用主义动力取向心理治疗》的书。"

最后，本书的翻译原则是信息保真和逻辑清晰，为此：（1）尽可能多的专业术语都用括号附上了英文以供参考，它们大多只附在该术语第一次出现的地方；（2）宁可"啰唆"也不"丢帧"，所以有些单词被翻译成了平行结构下的两个词语，而有些单句被翻译成了复句；（3）为了弥补中文语法不清晰的弱点，英文中所有的介词、连词和不定式都最大程度地在译文中保留了下来。本书的英文原文谈不上晦涩难懂，但是其中却有不少遣词和造句颇有小说和散文的气质和风范，因此译文难免有以下三类问题：（1）竭我所能反复尝试也仍然不够"信"；（2）保证"信"却付出了不够"达"的代价；（3）由于个人能力所限无暇顾及够不够"雅"。以上，恳请读者们谅解。当然，如果您对于译者序、译者注和正文翻译持有任何疑问、批评或异议，欢迎发送邮件到 xsmajor@163.com 进行斧正、指导和切磋。

关于书名

本书的英文原名是"Psychodynamic Therapy: A Guide to Evidence-Based Practice"，而中文版的译名却是"实用主义动力取向心理治疗——循证实践指南"。对这个译名有三点需要澄清。

首先是关于"实用主义"。英文版的书名中并没有这个词，所谓"实用主义动力取向心理治疗"，即"Pragmatic Psychodynamic Psychotherapy"，简称"PPP"，其实是两位作者借由本书所提出和呈现的治疗模型的名字，其所涉及的理念贯穿全书始终。这个模型区别与传统的动力取向治疗的模型（具体差异在第二章中有详述）。或许是出于低调和谦虚，或许是由于谨慎和顾虑，作者们在英文版的书名中刻意地隐去了这个新模型的痕迹。这里的关键词是"实用主义"，它是1870年左右于美国兴起的一个哲学流派，早期的贡献者主要包括我们在心理学史中所熟知的 William James 和 John Dewey。实用主义者强调的是将理念和想法付诸行动，用于实践，通过经验来进行检验，高度看重事物和做法的作用和效果。也就是说，他们是彻底的行动派和务实派，而且坚信"实践是检验真理的唯一标准"。从实用主义的角度讲，那些无法执行、实施和应用的凭空臆想和抽象描述，以及那些无法在临床实践中体现出价值和疗效的理论和技术，都是意义不大和虚张声势的。于是，将"实用主义"与"精神分析"联系在一起，似乎就是让"太极宗师"上"无限制综合格斗"擂台去参加比赛一样，"真刀真枪"地"是骡子是马拉出来遛遛"。

　　其次是副标题中的"循证"，英文原文是"Evidenced-based"，字面上的翻译是"实证支持的"，之所以按照医学领域的习惯译为"循证"，主要是因为两位作者的背景以及本书所涉及的内容。这个词特别重要，当然也跟"实用主义"密不可分。目前，在美国心理学会（The American Psychological Association，简称 APA）临床心理分会的官网上列出了81种"实证支持的"心理疗法，而其中却只有7种是动力取向的，考虑到精神分析是心理治疗的鼻祖和起源，这一残酷的现实尤其让人痛心疾首和殚精竭虑。或许有的人——无论是治疗师还是来访者——会出于经验和信念而忽视"循证"的重要性，认为这只是医学所独有的潮流，然而保险公司、学术组织、政府机构和舆论媒体却并不这样想，于是他们会减少乃至取消医保对于没有实证的疗法的覆盖，会给予那些已经得到实证支持的疗法更多的资金和人力来继续进行研究，会在资质的申请和审批中拒绝接受没有实证的疗法所对应的治疗师和项目，乃至于会高举"伪科学"的大棒对于没有实证的疗法大肆抨击和恶言诋毁。因此，"循证"是至关重要的，它是一个疗法的安身立命之本和发展繁荣之源；因此，本书是价值连城的，它是市面上罕有的将"动力取向"与"循证"联系在一起的著作。于是，尽管你可以说规则不合理，说文化和修心更加重要，但是，"太极门"必须要上竞技体育的擂台了，其门下武者的实力要通过胜率等数据去跟其他流派的选手们进行统计和比较，而其运力发功的法门也要通过科学的方法来进行效果上的测试。

接下来要说的是"实践指南"。爱因斯坦说过，"如果你不能把它简单地解释出来，那就说明你对它的理解还不够好。"在我看来，这句话理应同样适用于精神分析和动力取向疗法，而这尤其要体现在教材、授课和督导之中。曾经有一位费城的分析师跟我说："在接受精神分析培训的时候，我发现在控制案例中我根本不知道自己在做什么，现在25年过去了，我还是不知道自己在做什么。"这段话当然可以从积极的角度去理解和欣赏，但是它也多少暴露了出了一些问题，而且，就算它还算适用于精神分析，它也不该适用于动力取向疗法。如果把精神分析比作博大精深和精雕细刻的中华美食，而把CBT比作快捷和价廉的美式快餐，那么前者即便需要"用心"，像是"艺术"，且讲究"意境"，在对其进行推广和传授的过程中也照样需要"菜谱"和"品控"，这也是全聚德和俏江南需要像麦当劳和赛百味去学习的，因为这是初学者的需求，也是市场的大势所趋。是的，王羲之和秦桧在创作的时候非常写意和随性，是靠"心"而不是凭"脑"，但是这并不代表他们在幼年学习书法时就不需要去背诵要领和仿效临摹。分析师和治疗师自然也是如此，这一点就连Freud本人在一定程度上都是认同的，不然也不会有如《对开业从事精神分析的医生的建议》（*Recommendations to Physicians Practising Psycho-Analysis*）这样的文献。

关于费城

Beck 曾长时间任职于美国宾夕法尼亚大学（University of Pennsylvania）医学院，且毕业于美国费城精神分析中心（Psychoanalytic Center of Philadelphia）；前文讲到的 Langs，作为独树一帜的理论家，是宾夕法尼亚大学的校友；本书的第一作者 Summers 毕业于宾夕法尼亚大学医学院和费城精神分析中心，到目前都一直还在此两处任职；第二作者 Jacques P. Barber 毕业于宾夕法尼亚大学心理学系，是此处的名誉教授，并且极为推崇核心冲突关系主题疗法（Core Conflictual Relationship Theme；CCRT），即史上第一个严格意义上的手册化动力取向疗法 [参见译者先前翻译的《短程动力取向心理治疗实践指南》（*How to Practice Brief Psychodynamic Psychotherapy: The Core Conflictual Relationship Theme Method*）]；而 CCRT 的创始人 Lester Luborsky 更是对于动力取向疗法和精神分析进行实证科学研究的第一人，他生前同样一直都在宾夕法尼亚大学任职。

在宾夕法尼亚州的费城，也就是"美国梦"的发源地，从 Beck 和 Luborsky，到 Summers 和 Barber，我们或许可以看到一种传统和传承，一种对于实用主义和实证主义的向往、笃信和贯彻。另一方面，我们似乎也看到了一种包容和整合的姿态和趋势。Beck 所创立的 CBT 曾饱受精神分析界的批评和质疑，Luborsky 因其对于精神分析性疗法的定量研究曾受到精神分析和 CBT 两大领域的排挤，而现在，我们却可以看到这样的一本强调实用和实证的动力取向疗法的教材，它的两位作者分别是精神医学和精神分析背景的 Summers 与动力取向和 CBT 背景的 Barber，两位都是治疗师但更是研究者，而 Beck 在推荐他们所写的教材。这本教材就是本书：《实用主义动力取向心理治疗——循证实践指南》。

值得一提的是，尽管正在接受着高度需要对于未知与无知的接纳的精神分析培训，由于受到了本书的影响，由于我的第一任督导 Ralph 和我所属的学院都在费城，我的工作态度却变得越发具有主动性、结构性、计划性、逻辑性，尤其是实用性，以至有的被督导者会质疑我讲的还是不是精神分析性疗法，以至有同事会戏称我每天在做的其实是 CBT。对此，我往往视为溢美之词。

关于行业

"勿忘初心，方得始终。"作为一名治疗师，我们的初心究竟是什么？"初心易得，始终难求。"作为心理健康界的一员，我们的始终到底会怎样？"求仁得仁，种瓜得瓜。"作为一个人，我们的结果终归又在哪里？我曾亲见或听闻过各种各样的治疗师，怀抱着各种各样的初心，借助着五花八门的方法，享受着参差多态的人生，实现着千奇百怪的理想，而他们的身份也在波谲云诡地转换着。当然，治疗师的养成确实往往始于意识或潜意识层面的自助需求，也并不是说治疗师就不能想着金钱和名誉，等等。可是，首先，正如 CAPA 的创始人和主席 Elise Snyder 常说的那样："诚实是精神分析的脊梁"所以谎言是不好的；其次，无论是立下了怎样的鸿鹄之志，只要还在实践，那么至少就应该把治疗师的位置先坐稳；最后，如果歪心思和名利欲太重，那么来访者、学生和被督导者是会内化它们的。毕竟，我们大多数心理健康工作者的目标并不是要成为网红艺人、偶像教主或是传销神棍。

"我就是来治病和挣钱的，别跟我提情怀！"这是一位同行跟我说过的话。对此，我不敢苟同，但也无法辩驳，而且我知道这是他在辛劳过度状态下的一时牢骚。在我眼中，做治疗师多少还是需要点情怀的，哪怕只是在意识层面唱唱高调也聊胜于无，只要不是沽名钓誉或恶意兜售。当然，情怀可以有很多种，"救死扶伤，悬壶济世"是一种，"侠之大者，为国为民"也是一种。但是下面我想要唱唱高调和善意兜售的情怀，是"青胜于蓝，星辰大海"。在我所工作的病区组建之初，我曾当众大张其词："咱们中国的心理健康和精神卫生行业，尤其是心理治疗领域，还很落后，也很混乱，不过我相信，三十年后，会有欧美的学员来中国学习心理治疗。"可想而知，同事们随即瞠目结舌于我的激情澎湃和盲目乐观。然而，尽管这些年国内心理治疗界的种种兵荒马乱、伤天害理和怪力乱神足以让人写出好几部《三国演义》《儒林外史》和《聊斋志异》，但是我们仍然能够看到这个行业正在雨后春笋、星火燎原和花开遍地般地发展着。20世纪50年代，我们提出了"超英赶美"的口号，当时的许多人觉得这不切实际，因为当时中国的粗钢产量大概只有美国的5%，再怎么"大炼钢铁"似乎都是无稽之谈。几十年过去了，2013年，仅河北唐山一市的产量就已经跟美国持平，不知道老一辈人如今会有怎样的感慨。

我坚信，即便有彷徨、挑战、错误、失败、牺牲，乃至笑话和闹剧，有朝一日，中国的各大城市都能拥有自己的 IPA 认证的精神分析学院，学员们不用再远赴异国或是通过网络就能接受到正式的培训，我们本土的精神分析流派乃至原创疗法会在世界上大放异彩，欧美的治疗师将为了求学和进修而来到这里。为此，吾辈将翘首以盼，尽心竭力。

关于感谢

感谢北京理工大学的贾晓明教授为本书以及我先前翻译的《心理治疗中的首次访谈》(*Where to Start and What to Ask: An Assessment Handbook*) 和《短程动力取向心理治疗实践指南》做推荐，这是我的荣幸，而您的正直、务实和善良也都是我成长和看齐的目标。感谢北京安定医院的李占江副院长为本书做推荐，希望如您所愿，流派和疗法之间的隔阂和误解终会被整合及认可所取代。

感谢我在 CAPA 的同学，北京师范大学的闫煜蕾博士，她非常认真地阅读了本书的初稿并且提出了修改的意见。

感谢天津耀华中学的莎莉老师和清华大学的樊富珉教授多年以来对我的帮助、关怀和欣赏。感谢北京安定医院临床心理中心的西英俊主任一直以来对我的接纳和鼓励，尤其是在为人处世方面的指导和身教，这让我受益终生。感谢我的女朋友徐莉。

感谢本书的第一作者 Summers 医学博士，谢谢您跟 Barber 哲学博士一同写就了本书，更要谢谢您在 CAPA 的精彩课程以及在费城的热情接待。

感谢我曾经的治疗师刘丹博士，曾经的分析师 Mark Spergel 哲学博士，现在的分析师 Ann Smolen 哲学博士，曾经的个人督导 Ralph Fishkin 医学博士、Yu-Kang Chen 哲学博士，上海的李莉女士，Mary Davis 医学博士，以及现在的督导 Lana Fishkin 医学博士。更要感谢每一位跟我工作过的来访者、患者和被督，我从你们身上和跟你们的工作中感悟和学习到了太多。

感谢阎兰女士，也就是本书的责任编辑，感谢她对我的认可、信任、包容和支持。她的温暖、谦逊、智慧和淡泊，让我对于本书以及其他几本书的引进、翻译和出版有了更加坚定的信念和更加高涨的激情。同样也感谢"万千心理"的总策划石铁，在我从国外带回的书籍清关一事上施以援手。

最后，特别要感谢我的父亲母亲。

邵啸

2019年4月于北京

致　谢

我们的住院医生和研究生是本书灵感的来源。他们的好奇心和充满智慧的怀疑精神让我们确信，在科学进展和文化变革的影响下，应该存在着一些新的和更好的方式来理解心理动力学疗法，也应该会有一些更好的方法来教授它。我们的学生们是心理治疗实践的未来，他们激发了我们对于创作本书的兴趣，敦促着我们去澄清、简化和提炼那些传统的思想，并将它们跟那些新近涌现出来的关于心理治疗的实验知识相整合。为此，我们对他们表示感谢。

我们也要感谢我们的患者，因为是他们大度而热情地同意将自己的故事在本书中公开，愿意借此让其他人能够从他们的经历中学到东西。在本书中，我们努力地在传递着一种平等、合作、诚实和亲近的精神，这是我们在心理治疗工作中与非常多的患者都曾一同感受过的。

还有太多人需要感谢了。Hanita Sawney、Geoff Niemark、Matt Hurford、Dhwani Shah、Michelle Goldsmith 和 Kevin McCarthy，作为住院医生和心理学专业的研究生，他们曾不厌其烦地鼓励我们，为我们提供了宝贵的反馈，并且帮助我们去探寻和锁定了本书的目标读者群。我们感激不尽。

George Vaillant 从很早就开始并且一直都在支持我们对于本书的创作；他的鼓励和意见让我们铭记于心。我们感谢他在阅读了一些章节后提醒我们，要去讲故事而不是去居高临下地发表意见。宾夕法尼亚大学（University of Pennsylvania）积极心理学中心的 Marty Seligman、Chris Peterson 和 James Pawelsky 鼓励了我们的这项写作计划，并且对于我们将积极情绪作为心理治疗的一个重点的这个想法给予支持。Templeton 基金会给了 Richard F. Summers 一个高级研究员的职位，于是，作为一名忙碌的临床工作者，他才有了不间断的写作时间和忙里偷闲的快乐时光——有了去思考和交流而不只是倾听的时间。Alan Gruenberg 就精神科药物治疗与心理治疗这一章给予了鼓励和批评，并且，在写作占用了我们工作时间的时候，他、Margaret Ann Price 和 James Hetznecker 给予了谅解。Emily Greenfield 阅读了本书的前几章，并且对它们进行评论。Ellen Berman 是本书第十四章，即"来访者是家庭的一部分"的合著者，而 Rob Garfield 也就这一部分给出了宝贵的反馈意见。在过去的 6 年里，Debbie Kim 几乎每个月都要询问一次这本书何时才能写完，而这一直都是对于我们继续坚持和前进的一种鞭策。Ron Rieder 和 Melissa Arbuckle 专门举办了一次讨论会，让我们去跟哥伦比亚大学（Columbia University）的精神科住院医生们讨论一些关于动力取向心理治疗和积极心理学的想法。

有六届的宾夕法尼亚大学精神科的住院医生都曾在连续的研讨会（seminar）中阅读过本书的章节，并且给出许多具有建设性的意见和鼓励。Shabad-Ratan Khalsa 和 Caleb Morfit 阅读了本书章节的后期版本，并且进行了有益的校对和修正，也给出一些好的建议。David Cleary 和 Rachel Chizke 帮我们完成了索引。在 Brian Sharpless 的质疑下，我们关于心理治疗中的改变这一部分的想法才变得更加清晰，而相关的文字表达才变得更加明确。昆士兰大学（The University of Queensland）的 Robert Schweitzer 慷慨地同意将本书的章节初稿分发给他的心理学研究生们，而他们在阅读后给出了不少有益的反馈。从本书还只是一个想法的时候，Tony Rostain 就一直在大力地支持我们，正是他的支持让我们为写作留出了足够的时间。

感谢我们的编辑，Jim Nageotte，他的意见不仅巧妙而且正确。

最后，要感谢我们的家人，尽管这本书夺走了许多本可以用来跟他们相处的时间，但是他们依然给予了我们爱和热情。Richard 知道，患者们的案例帮助他获得了不少关于写作本书的灵感。在精疲力尽的时候，我们的妻子，Ronnie 和 Smadar，表达出了绝对的信心，相信我们一定可以完成本书，相信这些付出都是值得的；对于我们而言，她们的信念和爱是一份珍贵的礼物。

目　录

引　言

在从事动力取向心理治疗*的临床实践当中，作为本书的作者，我们亲身见证过太多的患者在治疗中越变越好。他们的自我意识逐渐增强，理解别人的能力逐渐提高，生活也在不断地发生着积极的变化。动力取向心理治疗也许是很难去描述的，但是当你去体验和观察它的时候，它却很容易理解。

就动力取向心理治疗而言，大量的已经过时的想法和概念充斥和占据着心理学、精神病学和社工教育这三大领域**。学生们更多地是在通过试错和亲身经历的方式来获得成长，而不是通过接受正式的教育和培训。在我们看来，这不仅仅是一个教学方法上的问题，而更多地是意味着心理治疗的理论和技术已经需要更新和升级了。

因此，我们的目标在于：描述一个清晰和务实（pragmatic）的治疗模型，摈弃那些旧时代的和多余的包袱。我们从那些心理治疗领域中新近的研究发现中获得营养，从而锁定和澄清那些存在于治疗过程中的焦点和目标。以发展和冲突的观点来看待人类的内心世界，这是我们的动力取向心理治疗模

---

* 在本书中，"心理动力学疗法""动力取向心理治疗""动力取向疗法"，乃至"精神分析性心理治疗"等术语是同义和混用的，在这一点上遵循了英文原文中术语的使用。——译者注

** 临床心理学、精神病学和临床社工是美国精神分析界的三大主流人群，迄今为止，大多数美国的精神分析学院仍然只招收在这三个领域获得执照的学员入学。——译者注

型的基础；核心心理动力学问题（core psychodynamic problem）、个案概念化（case formulation），以及跟概念化相对应的治疗目标，对于以上三者清晰地界定则是我们模型的仰仗。不仅如此，为了实现治疗的目标，我们要求治疗师 * 在治疗过程中始终都要聚焦在那些经过清晰界定的技术之上，从而有利于动力取向疗法与其他疗法之间的整合，我们也同样要求治疗师以积极主动的态度去面对和促进治疗中改变（change）的发生。最后，心理治疗一定要有效，我们的模型和观点恰恰就是为了让治疗更加有效。当然，我们也知道，一个好的模型同样也应该是易学易懂的。

作为本书的作者，我们分别是精神科医生（psychiatrist）和心理学家（psychologist），都接受过专门的精神分析培训，也都任教于医学院的精神科项目。2002年，在同去参加医院教学查房（Grand Rounds）展示的路上，我们发现彼此一直都想写一本书来推进当代的动力取向心理治疗。在简单仓促的交谈当中，我们向彼此阐述了自己的想法，差不多只用了几分钟的时间，我们就做出了一起来写作本书的决定。我们都曾经在受训的过程中学到了一个古老的治疗模型，而在随后的这些年里，我们也都逐渐地在自己的脑海中升级和完善了那个模型。我们都意识到：自己目前实际给学生们所讲授的知识已经非常不同于当年所学习到的那些内容了。于是，我们觉得，如果能把脑海中的那些新的知识编写成教材，那么我们的学生们，乃至动力取向心理治疗这一领域，都将会从中受益。

作者之一的 Richard F. Summers 是宾夕法尼亚大学精神病学系住院医生实习项目的副主任，他接受过精神科的综合培训，专长是诊断评估，同时也

---

* 本书会使用"治疗师"而不是"咨询师"，这不仅是出于对于英文原文的忠实，也是在强调"治疗"与"咨询"在英文中和在美国文化下的差异。——译者注

在传统的精神分析学院（analytic institute）接受过精神分析培训*。Richard 目前负责向住院医生教授动力取向心理治疗，并且认为这份工作既有挑战性又会带来满足感。他觉得自己有能力把他这些年从精神分析的培训和实践中所获得的知识和经验进行归纳和总结，从而传授给新一代的精神科医生，让他们尽量免受生物精神病学与心理治疗学之间的学派论战的折磨。Richard 把自己的角色定位于一个试图在伟大的传统精神分析和理性的现代精神病学之间架起桥梁的人。

　　一天，在参加为住院医生和临床心理实习生举办的学习讨论会时，Richard 描述了他如何向患者们解释动力取向心理治疗中改变发生的机制。一名住院医生礼貌却尖锐地指出，这种解释听起来有些像是一位认知疗法（cognitive therapy）专家才会说的话。这位医生的评论让 Richard 意识到，他讲授的内容已经不再只是一种对于传统心理动力学疗法的解释了，而更像是一种知识上的创新。他意识到自己是在对传统的心理动力取向（psychodynamic approach）进行改写，而改写的依据则是心理治疗和脑科学领域的研究和最新发展。他还意识到了他并不是在简单地将古老的语言翻译成现代的文字。同其他那些从精神分析培训向精神病学学术领域迈进的前辈们一样，他的脑海中构思着一个更为简明和聚焦的心理动力学治疗的模型。

---

*　这里所说的精神分析学院不同于大学，而是专门提供精神分析和动力取向心理治疗培训的机构，通常规模很小，且大部分教职人员都是兼职。培训不能让人获得学位，但是会得到相应的证书。顾名思义，精神分析培训的目的在于让治疗师掌握做精神分析的方法、资质、国际或区域精神分析协会的会员资格，乃至在某些州的精神分析师执照。其通常持续4~7年，包括4~5年的课程、每周至少4次的个人精神分析体验，以及针对至少三个精神分析控制案例（control case）的督导。这种培训耗时耗资巨大，以至大多数人无法在年轻或刚成立家庭时去承担。另外，即便许多治疗师很少或不会在今后的工作中去做每周至少4次且使用躺椅的精神分析，他们也会选择接受这种培训，因为它能提供最深入、最全面的精神分析取向的理论和技术的训练，从而让学员在实践动力取向心理治疗时更加地专业和娴熟。——译者注

Jacques P. Barber是一名心理学家*，也是一名心理治疗领域的研究者。他受聘于国家心理健康研究院（National Institute of Mental Health，NIMH）。作为首席研究员，他负责研究对于重性抑郁症（major depressive disorder）和惊恐障碍（panic disorder）的动力取向心理治疗。他对于动力取向心理治疗的研究主要针对于核心冲突关系主题疗法（core conflictual relationship theme）（Luborsky，& Crits-Christoph，1990），以及由 Lester Luborsky 及其同事（Luborsky，1984；Barber，& Crits-Christoph，1995）所发展出的支持性–表达性模型（supportive-expressive model）**。他研究过手册化的与非手册化的支持性–表达性动力取向心理治疗（Vinnars et al.，2005）之间的差异，研究过对于回避型人格障碍（avoidant personality disorder）、强迫型人格障碍（obsessive-compulsive personality disorder）（Barber，Morse，Krakauer，Chittams，& Crits-Christoph，1997）和可卡因（cocaine）药物依赖患者（Barber et al.，2008）的动力取向治疗，还研究过对于抑郁症和各类人格障碍的支持性–表达性心理治疗（Barber，& Crits-Christoph，1995）。丰富多样的临床和研究的经验，加之对于心理治疗中改变的核心机制进行界定的浓厚兴趣，使得 Jacques 能够基于心理治疗文献中的一些概念方面的进展来构思出一种新的心理动力学模型。

作为一名培训住院实习医生和临床心理学家的教师，Jacques 关注以下两点：首先，很多受训者（trainee），尤其是临床心理学项目的受训者，缺乏对于心理动力学模型的正式学习，而正式学习过心理动力学模型的那些人所学到的知识则十分陈旧，甚至跟 Jacques 本人和 Jacques 的老师那代人在

---

* 获得临床心理学博士学位并取得相应执照的临床工作者。——译者注

** 在《精神分析性心理治疗原理：支持性–表达性疗法手册》（*Principles of Psychoanalytic Psychotherapy: A Manual for Supportive-expressive Treatment*）一书中，由 Luborsky 所提出的表达性–支持性模型，几乎是历史上首次对于精神分析性心理治疗的步骤、机制和技术所进行的高度清晰而透彻的分析。而核心冲突关系主题疗法则正是这一模型的重要组成部分。——译者注

当年所学到的方法都没有多大差别；其次，尽管在认知行为疗法（Cognitive-Behavioral Therapy；CBT）的领域当中，有很多早期的发展者都曾经学习过动力取向心理治疗*，但是他们在讲解 CBT 技术的教材中却没能解释这些技术背后的动力学框架。那些关键的技术，诸如跟患者进行连接（connect），倾听和治疗联盟的发展其实最初都源自心理动力学疗法。对于第一代 CBT 治疗师们来说，这些技术都是谙熟于胸的。然而，由于这些人力图让自己与以往的心理动力学领域的前辈们保持距离，随后的第二代、第三代 CBT 治疗师就再也没有正式接受过完整的动力取向心理治疗的训练**。

在很多实验研究中，认知疗法和人际心理治疗（Interpersonal Therapy）表现得十分高效，这使得更多的人力和物力被投入到了相关的领域中，从而就让动力取向疗法的相关研究进行得更加艰难。Jacques 发现，很多受训者真的是缺乏对于心理动力学模型的接触和了解，从而也就不知道这一模型究竟能够为其他取向的心理治疗提供怎样的理论基础和知识底蕴。摆在他眼前的问题是：我们所真正相信的核心原则和核心原理到底是什么？为了能让动力取向心理治疗有一个现代科学的基础，我们到底需要收集哪些数据？Jacques 的目标是去让动力取向心理治疗变得尽可能地高效，以及去认清这一取向都有哪些潜在的局限（e.g.，Barber et al.，2008）。

作为本书的两位作者，相似的目标让我们得以一起努力完成这本书。在本书中，我们将具体地描述一种现代的心理动力治疗模型，而我们相信这一模型是务实的、有效的，也是容易跟其他治疗模型，如家庭疗法、系统干预（systems interventions）和精神科药理学（psychopharmacology）进行整合的。我们所做的并非是去描述和概括一个全新的理论，而是去剪除那些原有理

---

* 作为 CBT 的创始人，Beck 就在费城精神分析学院接受过完整的精神分析培训。但是因为案例完成得不合格，始终被美国精神分析协会拒绝而未能得到会员资格。——译者注

** 本书英文版的第一推荐人就是 Beck 本人。——译者注

论中的冗赘和无用的内容，并且将其他治疗模型中的概念和发现及时地整合进来。我们写作的重点在于提供一套务实和有效的技术，而不是一个新的理论。

有些人很想知道动力取向疗法是不是已经日薄西山了。美国精神病学协会（American Psychiatric Association）和美国心理学协会（American Psychological Association，APA）都已经召集了专门的小组负责研究和确定到底心理动力学心理治疗是否能够称得上是一种基于实证的（evidence-based）疗法*。在缺乏进一步数据支持的情况下，我们认为这种做法是不成熟的，它将会降低由第三方付款的心理动力学治疗的合法性和数量。一些官方认证的医疗培训项目已经开始质疑是否有必要让受训者学习动力取向疗法了。一篇来自《纽约时报》（*New York Times*）的文章引用了一些从事动力取向心理治疗研究的学者的话，"我们强烈地建议和敦促科学家们尽快对动力取向心理治疗进行研究和检验，否则这种疗法将有可能会成为历史。（Carey，2008，p. A18）"

我们认为动力取向治疗是非常有价值的，而且仍然很流行。在当今这个一切都需要科学实证的时代，有太多的人不断地质疑动力取向治疗的意义。因此，本书不仅是一本进行动力取向治疗实践的指导教材，也是一本关于这种疗法的求生手册。动力取向疗法的研究实证其实远远要比那些批评者们所

---

* 如果想要了解某种疗法在多大程度上"基于实证"，可以参考美国心理学会临床心理分会的网站，其中列出了目前所有得到"实证支持"的治疗模型，并且具体地描述了每种模型得到实证支持的强度。其实，关于动力取向疗法或精神分析的治疗效果的研究并不少。然而，"基于实证"或"实证支持"的界定中有一条却限制了学界和社会对这两种治疗模型的认可，即"手册化"。也就是说，治疗有哪些阶段，每个阶段各自有什么目标，用什么技术，都要写成手册去按部就班地执行，从而保证每位治疗师在跟每位患者工作时做的都是相同的事。这种规定的初衷是好的，但规定本身却值得商榷，因为同样的症状和诊断，背后的动力和机制却往往因人而异。而且，手册化会在很大程度上限制治疗师在工作中的自由、自发性、灵活性、个人风格，同时也会影响患者的状态。——译者注

提到的更多（e.g.，Leichsenring，Rabung，& Leibing，2004），而且没有证据能够证明它是缺乏效力的。心理治疗领域的实证研究（e.g.，APA Presidential Task Force for Evidence-Based Practice，2006）要求临床工作者必须事先对于即将进行的研究有所了解，也必须使用大量的研究方法，包括随机分组研究和在自然状态下进行的研究，所获得的数据来收集相关证据。本书所涉及的数据和内容正是源自此类正规的临床实验研究。

本书所呈现的案例情境（case vignette）全部都来自于我们和我们所督导的受训者的临床实践。为了保护患者们的隐私，他们的身份信息全部都经过了伪装和变换。甚至有一些案例融合了数名患者的治疗过程。对于书中用到的一些重点案例，作为当事人的患者们都在阅读过文本之后向我们提供了反馈和建议，从而让这些描述能够尽可能地准确。心理治疗是患者与治疗师之间的私人体验，因此我们会在叙述的过程中使用第一人称，从而让治疗师的想法和感受得到更为充分的呈现。这些案例中的治疗师是本书的两位作者以及接受两位作者临床督导的受训者。

在描述由我们所提出的模型时，我们会力图在文字的直观性（immediacy）和表面效度（face validity）与相关的研究和数据之间保持平衡。然而，为了让本书具有可读性，我们并不会为书中涉及的所有论述都提供全面的文献索引。

第一部分

理 论 背 景

第一章

动力取向心理治疗的意义何在？

精神科医生：我们的目的是理解你的潜意识。

Mason：我的潜意识与我无关。

——Jackie Mason，《*我的世界*》(*The World According to Me*)

　　一些正在接受训练的新手治疗师会有一种直觉：动力学模型为我们深入和广泛地理解人类的内心提供了一个途径。在进行心理治疗的过程中，这些新手治疗师会被他们直接感受到的情感体验所震撼，同时也惊讶于他们的来访者们所感受到的情绪。他们亲身感受到了那些过去的经历在来访者当前的生活中所引发的模式和重复，而这些模式和重复又是如此广泛和普遍地存在着。这些正在受训的治疗师通过切身体验跟那些心理动力学模型 (dynamic model) 中的理论和概念产生着共鸣。当然，也有另一些学生则认为，动力取向心理治疗 (psychodynamic therapy) 太过主观，也严重缺乏科学证据的支持。学生们需要机会来慢慢地加工这些来自内心深处的反应。受训的治疗师通常需要一段时间才能让自己沉浸到这些动力取向的概念当中，才能去感受和讨论他们的情绪 (emotional) 反应，从而才能在治疗工作中表现得更加从容。

对于那些由前辈们所做出的关于动力取向治疗的陈述，学生们经常会有消极的反应，会对它们的真实性有所怀疑。他们希望看到证据和解释。与之相对，传统的动力取向治疗教学更像是一种松散的问答，而不是一种理性的探索。并且，那些能够为动力取向治疗提供科学支持的实证研究通常会与临床工作者们在日常工作中的经验相互冲突。在学习动力取向心理治疗的过程中，更加麻烦的是，受训者们需要不断地面对前辈与专家们彼此之间的关于概念和理论的争执：每次你得到一点有关心理动力学的宝贵智慧，总会有另一个备受尊敬的专家对此提出批评和质疑。在《两种思维》（*Of Two Minds*）一书中，Tauya Luhrmann（2000）通过研究20世纪90年代早期的精神科训练，详细地记述了精神科的实习住院医生们所感受到的那种张力：一方面是基于精神科药理学的那种客观的、医学的、科学的取向，而另一方面则是基于动力取向心理治疗的那种直觉的、共情性的经验。

到底什么才是学习动力取向心理治疗的最佳途径呢？我们认为，以一种务实的方式聚焦在来访者身上，聚焦在治疗过程中的技术上，这能够帮助受训者们去打破上文中提到的那种张力和障碍。通过下文中贝丝的故事，借由她*治疗师的叙述，我们将会进一步地阐释一段有效的动力取向心理治疗所具有的诸多特征。

贝丝是一名31岁的单身女性，由于抑郁、孤独和跟男性之间的

---

* 本书中，默认用"她"来指代单数的来访者，而用"他"来指代单数的治疗师。这是沿用了英文原著的主体习惯而非是带有性别歧视的色彩。另外，原著中用patient，即患者，去称呼接受心理治疗的人，这跟两位作者的精神科背景有关；而中文版中，除致谢、引言和第13章之外，则使用了"来访者"这一称谓。此举并非是对原著作者用词的质疑，而是因为英文中的 patient 一词来自拉丁语 patiens，意指"痛苦的人"，更适合用来描述接受心理治疗的人，而中文中的"患者"一词则多少带有一点歧视，即认为接受心理治疗的人的问题是有病的表现。——译者注

问题前来接受治疗。她是一名在能力和同情心方面都得到了广泛的认可的临床护理专家。她的一个鲜明的特点就是缺乏安全感，但这一点时常会被人忽视，因为她不仅有着高大的身材，还经常表现得极度自信和独断。

贝丝前来接受治疗的直接原因，在于她被交往了2年的男友毫不在意地抛弃了，随后她很快就发展出了抑郁的症状，包括植物性神经功能的问题、自我仇恨（self-hatred）和社交隔离（social isolation）。在经过前几次治疗会谈的工作之后，贝丝的故事让我感到难过。她的父亲是个酒鬼，经常虐待她的母亲，而她的父母在她6岁的时候就离婚了。在父母分居之后，没过多久，她被父亲骗走并带到了另一个城市住了几周。在这段时间里，她没有遭受过身体上的伤害，但是，在母亲不断的要求和诉讼下，最终父亲只能无奈地允许她回到母亲身边。

贝丝的母亲挣扎着养活和照顾着她和她的小妹妹。在贝丝10岁的时候，她的母亲改嫁给了一个苛刻的男人，而他需要让整个家庭都处在他严格的控制之下。之后，她感觉母亲好像已经不在了，觉得再没有人真正地关心她了。在青春期时，她酗酒，并且服用过很多次有致幻作用的毒品。后来她上了大学，但依旧觉得孤独和悲伤。在大二结束的时候，她应征入伍，并跟随海外驻军服役了3年。尽管这已经算是她经历过的最稳定的一段时光了，贝丝在此期间仍然感受到孤独和没有目标。她有过好几任男朋友，每段关系都是因为她发现男友出轨或是被男友抛弃而结束。她也有过一些女性朋友，但关系都不太亲近，而她好像也会有意地让自己跟她们保持距离。

随着我越来越同情贝丝，我很快忘记了她那令人胆怯的举止和外表，也越来越能尊重她从以往的经历中学习和模仿而来的处事风格。我对她的初始印象是：她有着充满创伤的童年，早年的家庭冲突让她很难对亲密关系抱有信心。父亲把她骗走的那次经历，加上继父的严苛，让她对男性充满恐惧。在她的世界里，女性总是要依附男性，而且随时会面临着潜在的危险。毒品和旅行会让她暂时脱离苦海，但随之而来的仍然是永恒的空虚。

在2个月的治疗后，贝丝坦露说她17岁的时候曾经在约会中被强奸过，她也说最新的这个男朋友打过她。尽管在听到贝丝生命中遭受过的这些伤害和忽视时我觉得心烦意乱，但是，在听过她的这些袒露之后，我们的连接（connection）加深了。在此之前她报告了很多往事，我们共同尝试着把这些事件跟她早年感受到的恐惧和孤独，以及后来的隔离，还有跟男性之间的问题都联系在了一起。然而，这些最新的袒露跟之前的内容不同，因为现在我觉得好像自己整个人都沉浸在她的故事里了，而不再仅仅是倾听了。

很快，贝丝又开始谈论起她最近跟男友分手的事，以及由此所引发的抑郁。男友对她的虐待看起来激发了她早年关于父母离异和被父亲骗走的那段记忆，这让她觉得脱离了男友的控制，感受到了一种旧时的愧疚和自责。我试图将她的男友与父亲联系起来，而这让她惊恐万分。但是，在经过了一系列的讨论之后，她开始觉得痛苦正在减轻，也有了一种以往从未有过的平和感。她理解了这次分手所带来的烦扰，也理解了更大的痛苦其实源自她的童年，这种感悟让她更有力量去面对当下的生活。

在随后的一次会谈（session）中，贝丝含泪叙述了一次前男友给她打电话的过程。他试图在电话中引诱她重新回到他身边，而同时又指责她对他的爱情不够忠诚和真挚。她对此感到困惑。前男友的话让她觉得难受，她怀疑自己是否应该为这次分手而负责，她质疑自己的爱情是否足够忠诚和真挚。她期待再次见到他，但她也知道这是个坏主意。她对他的操控（manipulation）感到气愤，同时也害怕自己再次陷入到这段关系之中。

　　随即，我指出（也许太快了点）这段关系是多么地具有毁灭性，告诉她跟前男友保持距离有多么重要。刹那间，房间里的氛围发生了变化，她开始用怀疑和憎恨的眼神看着我。在此之前，贝丝似乎都是把我当作一个充满智慧且愿意帮助她的好叔叔。可是现在，她指责我对她进行控制，说我在提建议的时候根本不知道她的感受。她说，告诉她应该坚强和独立是很容易的，反正我又不会真的在她孤独和害怕的时候跟她一同去收拾起她那破碎的心情。我好像又开始看到她最初呈现出的那种高大、冷漠和愤怒的形象了。

　　这种变化发生得如此迅速，以至我完全惊呆了。我只能继续地倾听和点头。我不知道该说些什么，所以只能耗时间，期待自己能理解治疗中正在发生着的事。不久之后，我意识到了自己其实是这个重复情境（repetitive scenario）中的一部分（就像她的父亲和前男友一样），让她感觉到依赖，而又表现得权威并且想要控制。她觉得我可以帮助和照顾她，但是又觉得我不值得信任，自私，而且危险。我对她拒绝前男友的鼓励激发了她强烈的情感反应。

　　我们将会在本章后面的部分中继续讨论这一案例。在此案例中，动力取向心理治疗的实质和精髓尽数呈现：探索当下的冲突和关系从而理解它们与过往经历之间的关系，寻找反复出现的模式，并且聚焦在治疗关系（therapeutic relationship）之上以了解冲突重复的方式。这样的治疗过程对于治疗师来说是一种挑战，因为治疗师需要在试图理解来访者情感的过程中尽量地保持热情和共情，随着关系的不断深入，治疗师需要坦然面对那些旧时模式的重演。

　　毫无疑问，贝丝那冷漠的母亲和可怕的父亲间接地导致了她的那些跟男性有关的麻烦，也间接地促使她最终前来寻求心理治疗。在她开始谈论那些早年的创伤经历的时候，在她开始体验到治疗中的那些强烈情绪的时候，治疗师也卷入得越来越深了。在她突然对治疗师生气的时候，治疗师认清了她的关系和情感的模式，明白了这种模式背后所基于的那些以往的创伤情境，意识到了这种模式当下正在治疗室中再次上演。他现在该怎么做呢？此时他正面临着一场人际关系的危机（interpersonal crisis），但同时这也是一次治疗取得进展的机会。来访者前来接受治疗不是为了解决她与治疗师之间的问题，而是为了降低她的抑郁感。然而，这种治疗关系中的活化（enactment）*却让他真切地理解到了来访者潜在的心理情结，从而让他能够更好地帮助她解决自己的问题。

动力取向心理治疗的定义

尽管有着广泛的应用，心理动力学心理治疗的定义却是模糊的。通常，它被认为是一种效率更高且水分更少的精神分析（psychoanalysis）。也就是说，如果把精神分析和支持性心理治疗（supportive psychotherapy）分别作为一个连续谱系的两端，动力取向心理治疗通常被视为坐落于谱系的中间位置。这一基本定义曾经被很多作者使用过（Rockland，2003；Luborsky，

---

* enactment 通常指的是来访者早年重要的关系模式在治疗中借助咨访关系得以重现，属于强迫性重复的一种特殊形式。在后文的第四章第二节中，作者将会对其进行正式介绍。在后文的第六章第四节中，以及在大量关于创伤的文献中，会出现 reenactment，即再活化，这一术语，其与 enactment 在含义上十分接近，甚至偶尔会被混用。但是，reenactment 在程度、强度和与童年经历的相似度上比 enactment 要更高，治疗师的卷入和受到投射性认同影响的程度也更高。换句话说，来访者过往经历中的施虐者，或曾经受虐的来访者的形象，用治疗师的躯体"借尸还魂"了，而治疗师则可以借助这次"鬼上身"的机会，更真切地去"目击"来访者曾经的遭遇，从而在"驱鬼"之后更深刻地去理解了来访者。不过，如果治疗师"道行"太浅，无法"驱鬼"，一直被"鬼上身"，后果就不堪设想了。另外，如果"驱鬼"的速度太慢，来访者也会在治疗师恢复意识之前就离开了。——译者注

1984）。在精神分析的一端，也就是表达性/释义性（expressive/interpretative）治疗的一端，环绕着众多经典的元素和技术，包括密集的频率、治疗师的中立和节制、对于往事的兴趣、释义（interpretation）技术的使用，以及对于阻抗（resistance）（来访者在谈论自己的问题时遇到的困难）和移情（来访者对治疗师的情感）反移情（治疗师对来访者的情感）的关注。我们会在随后的实用主义模型（pragmatic model）中讨论这些概念。与之相对，在支持性治疗的一端，环绕着诸如自我支持（ego support）、建议、指导和关注当下（present）等诸多的元素和技术。精神分析性心理治疗（psychoanalytic psychotherapy）或心理动力学治疗（我们认为这两个名字是同义的）融合了这些位于两端的内容，通常每周进行1~2次。有些讽刺的是，定义一种疗法更多地要靠说清楚它不是什么——动力取向心理治疗不是精神分析，也不是支持性心理治疗——而不是靠说清楚它是什么。

　　当代的学者和作者们也给出过其他的定义。Kernberg（1999）将动力取向心理治疗定义为一种对于传统精神分析技术的更为智慧的运用。他发现，动力取向心理治疗与精神分析在很多方面是汇聚的（convergent），它们都关注移情、反移情、此时此地的潜意识的意义，性格分析（analyzing character）*的重要性，以及早年关系所带来的影响。他和同事们（Kernberg，Selzer，Koenigsberg，Carr，& Appelbaum，1989）以手册的形式建立了一种用特定技术治疗边缘型人格障碍（borderline personality disorder）的方法。

　　Gabbard则强调说，治疗的中心目的在于增加来访者对于自身的理解，他认为治疗应该聚焦在治疗师与来访者之间的关系层面，只不过他的表述方式与别人有所不同。他将心理动力学心理治疗定义为"一种细致地关注治疗师与来访者之间互动的疗法，治疗师的贡献在于巧妙而熟练地对那些移情和

---

*在精神分析领域，"性格分析"一词往往在自我心理学的范畴中使用，就像Wihelm Reich在《性格分析》（*Character Analysis*）一书中所阐述的那样，个体的人格结构是由他惯常使用的防御机制所组成的。——译者注

阻抗进行彻底而及时的释义（Gunderson，& Gabbard，1999，p. 685）。"

Luborsky 所从事的开拓性工作将动力取向心理治疗的理论和技术变得更为系统化，并将其进一步构建为一种支持性-表达性治疗（Luborsky，1984）。他的工作对于现代的动力学治疗产生了广泛的影响，而他的动力学治疗模型随后又被 Book（1998）扩展，从而能够被应用于更为广泛的来访者和治疗设置当中。如同大多数手册化的心理动力学疗法一样，支持性-表达性心理治疗不会为治疗师们设定出每次会谈需要进行的干预程序，反之，它为治疗师们提供了治疗的原则、原理和指导。举例来说，在 Luborsky 的模型中，对于抑郁和其他一些症状的理解需要借助人际 / 内心冲突（interpersonal/intrapsychic conflict）的框架，在支持性-表达性心理治疗中，这被叫做核心冲突关系主题（CCRT；Luborsky，& Crits-Christoph，1990）。*

McWilliams（2004）对心理动力学心理治疗的实质进行了另一种解读——她描述了治疗师的敏感性。对她来说，动力取向治疗师的治疗方法主要依赖于好奇和敬畏的态度、对于问题复杂性的尊重、对于情节进行鉴别和共情的意愿、对于主观性和情感的珍视、对于依恋关系的重视，以及信任他人的能力。尽管整个治疗的核心是一种探索和治愈，但是 McWilliams 更为关心的是治疗师进行促进和尝试的过程，而不是治疗技术的具体细节。

总而言之，我们将当今的心理动力学心理治疗视为一个由多种技术所组成的复合体（见表1.1），它所涉及的技术有些是探索性的（exploratory），而有些，出于促进治疗关系的目的，则是支持性的。治疗的频率要密集到让治疗关系发展出足够的强度，从而让这种关系本身就成为了一个有效的治愈性元素。我们所研究过的所有定义都涉及对于移情和反移情的关注，而这恰恰是心理动力学治疗最为独特和鲜明的特点。

---

* 本段内容可参阅由本书译者翻译并由中国轻工业出版社出版的《短程动力取向心理治疗实践指南：核心冲突关系主题疗法》。——译者注

表1.1 当今心理动力学心理治疗的实质特征

- 适当地使用探索性、释义性和支持性的干预

- 频繁而规律的治疗会谈

- 强调探索痛苦的情感，理解曾经的痛苦经历

- 旨在促进情绪体验和增加对于这些体验的理解

- 聚焦于治疗关系，关注移情和反移情

- 广泛地使用众多技术，并根据治疗师的特点因人而异地进行调整

在贝丝的案例中，以上所有这些特征都得到了呈现。治疗师所面临的挑战是要思考该怎样去应对贝丝的愤怒（angry）和不信任。他可以进行安慰和支持，提醒贝丝治疗室是一个安全的地方，表示他当然无意去批评、控制或评价她。这样的技术是支持性的，在很多种心理治疗取向中都会涉及。他可以去关注来访者在认知上的扭曲，并让她去评估这些认知是否有证据支撑。这样的干预属于认知疗法。治疗师也可以在诊疗室中保持（keep）和承载这种气愤的情感，帮助来访者去学会容纳（contain）*这种情感，而不是跟来访者进行辩论去驱赶或掩盖它。

动力取向心理治疗的价值

在精神科的训练设置中，我们似乎还没有被逼到非要去强调动力取向心理治疗的价值的地步，但是在许多临床心理学的训练项目中，这种疗法确实已经几乎要消失了。心理动力学治疗的地位不仅反映了科学界的争议，同

---

* 容纳是比昂（Bion）提出的概念，是指母亲为婴儿提供的一种环境，从某种角度讲，也是指一种母亲创造心理空间的认知功能。在容纳环境（即容器）中，婴儿的投射性过程不会伤害到母亲，且婴儿可以进行良性的内摄性认同，于是婴儿的心理成长得到了促进。——译者注

时也反映了来自社会文化方面的力量。动力取向治疗一直都是《纽约时报》（*New York Times*）文化潮流板块的主题之一，从事门诊工作的治疗师们与对于治疗工作的效力进行审查的机构人员之间一直都有争论。然而，我们所处的专业领域的期刊中却很少会出现这类争论。对于那些质疑动力取向心理治疗价值的人，我们会从四个方面进行回应。

实验数据

首先，对于心理动力学治疗效力的质疑通常只不过是来自一些将其与其他疗法所进行的简单比较，而且大多是跟认知行为疗法之间的比较。我们认为这种对比所带来的差异是许多质疑所产生的关键原因，而相关的研究和实验在设计上存在着许多问题。在我们对此进行澄清之前，先要把这个问题扩展和修正一下。

尽管最近略有上升的趋势（Leichsenring et al.，2004；Høglend et al.，2008；and Milrod，Leon，Barber，Markowitz，& Graf，2007），但针对动力取向心理治疗的研究（我们将在第五章和第六章对此进行总结）还非常少，研究经费也极为欠缺，甚至目前正在进行的研究都没有几个。最新的对于长程心理动力学治疗进行的元分析（meta-analysis）* 为其在治愈复杂问题方面的效力提供了初步的证据（Leichsenring，& Rabung，2008）。关于当下这些有关动力取向治疗研究的文献，总结一下就是：有一些证据证明心理动力学治疗在某些情境下是一种有效的疗法，而几乎没有什么证据显示动力取向治疗不如其他种类的疗法有效。

最近几年，关于该如何评估心理治疗的效力，研究者们有很大争议。在临床上，随机分组加控制组比照的方法一般被视为正规研究的金科玉律。

---

* 元分析，又称荟萃分析，是指将多个研究的结果整合在一起的统计方法。——译者注

认知行为疗法的治疗师们从一开始就在竭尽全力地确立和证明他们所使用的疗法的效力，因为他们知道这恰恰是心理动力学的研究曾经缺少的部分。他们非常看重实验的方法，所以他们十分强调通过随机分组进行的临床试验（randomized clinical trial）。美国心理学会（American Psychological Association，简称APA）下属的实证研究特别小组（Task Force on Evidence-Based Practice, 2006）对此进行了更为宽泛的总结："研究、专业知识和来访者的个性特征是良好治疗结果的重要影响因素。（p. 271）"对于动力取向的治疗师来说，逸事记录（anecdotal）和临床上的个案研究（case study）则显得更具有吸引力，因为心理动力学概念从本质上就是推论性的，而动力取向治疗又是以咨访关系作为其重要构成的。由于以上两个原因，心理动力学领域的实践者（practitioner）们更加看重个案研究，从而倾向于去回避实验研究。对于许多研究者来说，其他的研究方法，诸如质性个案研究、自然追踪法（naturalistic follow-up study）和过程研究（process study），都无法真正让人满意。然而，随机分组的临床试验法其实却无法为现实中的实践工作提供足够的实证基础（Barber, 2009）。

　　如同许多存在已久的疗法一样，动力学治疗是很难去描述和测量的。一些研究者们发展出了手册化的动力取向疗法。比如，Luborsky发展出了支持性-表达性疗法（Luborsky, 1984；Book, 1998）；Kernberg和他的同事们发展出了针对边缘型人格障碍的移情焦点疗法（transference-focused psychodynamic psychotherapy）（Kernberg et al., 1989）；Milrod则发展出了治疗惊恐障碍（panic disorder）的疗法（Milrod, Busch, Cooper, & Shapiro, 1997）。这些疗法中涉及的可操作的治疗步骤是一种进步，但同时也引发了许多质疑。这些步骤化了的治疗方法是否能够真正地反映出心理动力学心理治疗技术的各个侧面？还是说它们只能够描绘出特定的一些内容？到底什么才是这些技术最为重要的特征？什么才是促进改变的最为有效的元素？治疗又能够带来怎样的改变？

在美国国家心理健康研究所（National Institute of Mental Health，NIMH）和医药公司的共同推动下，心理治疗的实证研究逐渐聚焦在那些具有明确现象学诊断（phenomenological diagnosis），诸如恐怖症（phobias）、惊恐障碍（panic disorder）、创伤后应激障碍（posttraumatic stress disorder，PTSD）和抑郁症（depression）的来访者身上。这就使得有关心理动力学治疗的研究变得越发稀少。因为许多心理动力学治疗师并不关注这些属于《精神疾病统计诊断手册》（*Diagnostic and Statistical Manual of Mental Disorders*，DSM）轴Ⅰ的现象学分类*。相反，他们更倾向基于心理动力学理论去进行个案概念化（formulation），从而进行复杂的治疗干预。除了那些现象学上的分类之外，他们也会参考许多其他的变量，诸如自尊、关系和一些人生主题（life cycle issue）。由于动力学治疗相对来说更关注那些跟幸福感和心智功能（mental functioning）有关的方面，而不是那些外显的症状，单纯的对于症状是否消退的评估将有可能会让研究者们低估动力学治疗的效力。

对于动力学治疗效力的研究还经常会遇到另一种障碍。研究者们还要找到充分的理由去支持他们研究的意义，因为 CBT 的有效性已经是人所共知了。在证明治疗方法的有效性这件事上，动力学治疗已经错过了第一批航班，于是，获取资源和达到标准都变得更加困难了。

深刻程度

其次，心理动力学治疗之所以极具价值，是因为它在过去的一个世纪中为很多其他类型心理治疗的发明提供了铺垫和温床。大多数在当代仍在盛行和曾经存在但现已消亡的心理疗法可以说都源自动力学治疗。后继于精神分析的这些疗法要么是缘起于 Freud 的思想遗产，要么是由接受过精神分析训练的学者所创造。我们认为，这些后续疗法创立之初的灵感正是来源于心理

---

* 在最新的 DSM-5 中，这种多轴诊断模式已被取消。——译者注

动力学的那种治疗深度、人际卷入的强度，和那些在讨论重要人生议题时所引发的内在感受。或许这就解释了为什么动力学疗法能够如此有效地激发人们的思想和创造力。这么多年来，它吸引着那些执着于心理健康事业的从业者，同时也为他们提供了一种跟来访者进行深刻情感互动的理论模型。如果动力学治疗变得像是一种严谨而机械化的操作手册一样，那么恐怕它就没有能力去激发治疗师们如此巨大的投入和好奇心了。

一种深刻的心理疗法必然是跟那些人生的核心问题和本质答案密切相关的。它的目的必须是以一种深刻的方式去重塑个体的内心，也必须能够促使个体走向真正的治愈（cure）。当然，一种深刻的心理疗法也应该为自己辩护，并且证明自己的价值和合理性。在当今的心理治疗界，心理动力学疗法或许就具有着这样的一种深刻性。

已有的观察和研究显示，在当今众多的心理疗法之中，只有心理动力学治疗拥有这样的抱负：以深刻的方式来帮助来访者得到治愈和进行改变（Seligman，2002）。事实上，我们确实认识到，并不是所有的来访者都需要接受深刻的心理治疗。行为疗法之所以成功，大体正是因为它专注于症状，因为它咨啬而直接地将治疗资源都放在了如何消减症状上面。它根本就没有打算成为一种深刻的疗法，而这正是它的优势之一。与之相对，动力取向心理治疗意在促进来访者去重新叙述（narrative）自己的人生、过去、现在和未来，这种独特的模式显然是为了让个体对于人生的体验更为深刻。

心理动力学叙述是我们文化的一部分

第三，动力学疗法之所以极具价值，也是因为 Freud 的思想俨然已经弥漫在当代的西方文化之中。潜意识、童年早期经历的影响、内部冲突、发展阶段，以及普遍存在的焦虑，这些概念已经如此地深入人心，就像喝水、吃饭一样成为了我们生活的一部分。这些概念已经被整合到了我们的文化当中，让我们不自觉地就会用它们去理解个体、人生和人际关系。因为这些概念和思想已经融入在了我们的世界观当中，甚至塑造了我们的世界观，所以我们的心理治疗就必须在某种程度上涉及和包含这些信念。事实上，Jerome Frank（Frank，& Frank，1991）说过，心理治疗必须要能够反映当前文化中盛行的价值观，并在此语境下探索来访者的个人问题。一方面是精神分析思想在心理治疗界的重要性逐渐衰落，另一方面却是人们对于精神分析和 Freud 在人文社科领域的影响越来越感兴趣。这恰恰反映了精神分析的思想对于我们文化和学术传统的深刻影响。

我们认为，动力取向心理治疗对于个体重新叙述自己人生这件事给予了特别的关注。人类在本质上具有通过叙述来理解自身的需求。人们不仅喜欢讲故事，还喜欢通过文学、艺术，甚至是个人传记的方式来表达自己。动力取向心理治疗承认和正视了人类的这一基本需求。我们相信动力取向心理治疗将一直流行下去，因为它能够鼓励来访者去叙述他们的故事，去以一种高强度的方式来重构这些故事。

治疗师也需要接受心理治疗

第四，最近的一项关于精神科受训医生的研究显示，作为治疗师，他们倾向于在需要接受心理治疗的时候去选择动力取向疗法（Habl，Mintz，& Bailey，2009）。在我们的印象里，其他领域的受训者也倾向于选择接受动力取向的心理治疗。在一个心理疗法的种类如此繁多丰富的时代，受训者们为什么会有这样的倾向呢？这是一个有趣的问题。通常，治疗师们会在他们职业生涯的早期就开始接受个人治疗*，他们的选择会受到老师和导师的影响，

---

*国内通常会把治疗师在学习和实践过程中所接受的心理治疗叫做"个人体验"，然而这种说法通常会掩盖治疗师自身存在严重和诸多心理问题的现实，也助长了治疗师们的防御和傲慢。——译者注

也有可能仅仅是同辈效应（cohort effect）*所带来的结果。随着新类型的心理疗法逐渐形成气候，它们也会被许多的老师和督导接受，按说这种治疗师对于个人治疗类型的倾向应该逐渐消失才对。

然而，或许治疗师们选择心理动力学疗法是因为这种疗法能够让他们受益匪浅。或许治疗师们自己也更喜欢这种动力取向疗法从本质上就具有的深刻性，以及其对于叙述过程的看重。动力取向心理治疗十分关注人们的情感，以及对于强烈情感体验的不同理解方式。这使得治疗师能够在以后面对痛苦的来访者时保持清醒的头脑，并且具有较强的心理弹性（resilience）**。此外，动力学疗法对于治疗关系的聚焦也能够帮助我们更好地理解心理治疗过程中出现的模式活化、移情和反移情。

心理动力学心理治疗正在发生变化

我们已经总结过了当下对于心理动力学疗法的诸多定义，我们也主张这种疗法具有普遍的适用性和价值。但是，就眼前的形式来看，这种疗法必须要进化。基于一些新近的想法和知识，我们已经能够感受到这种疗法的理论和技术都正在发生着变化，同时我们也能够感受到有一些强大的社会力量正在推进和塑造着这些改变（见表1.2）。下面，我们将会详细地描述这些当今最重要的推动力量。

---

* 同辈效应又叫"群伙效应"，指某个群体与其他不同年龄段的群体的差异是由这个群体成长时相似的文化背景、社会风俗、价值观、经历、受教育程度和生活习惯等影响所造成的，而不是由真正的心智上的发展差异所带来的。——译者注

** "resilience"，也常译作"心理韧性""心理复原力""顺应力"或"恢复力"，指的是个体从疾病、灾难、痛苦和变化等不良状态中适应和恢复过来的能力。因为其同时包含适应和恢复两个层面的意思，故在本书中多译为"心理弹性"。——译者注

表1.2　塑造和推进动力取向心理治疗变革的新观点、新知识和社会力量

新知识、社会力量	心理治疗在理论和技术上的改变
了解心理治疗的需求特征	教育、引导、解释
对于治疗联盟重要性的更多认识	针对治疗联盟发展和联盟裂痕修复的新技术
幻想、图式和病理性思维这些概念的共同作用	强调那些由创伤经历所导致的图式
叙述过程的重要性	让叙述成为心理治疗的焦点之一
创伤的现实性；治疗关系是咨访双方共同作用的结果	治疗关系更加平等，更加关注治疗过程中此时此地的内容
积极心理学	关注来访者的品质、积极情绪和进步
将心理治疗与其他疗法进行整合	明确心理治疗在整个治疗计划中所扮演的角色
神经生物学对于心理治疗的理解	或许能够为精神分析的相关概念提供额外的科学证据
患者权益的维护	心理教育、治疗过程透明化、知情同意
关注效率和效力	限时心理治疗；技术和目标的变化

　　关于**社会情境要求特征**（demand characteristics of social situations）*以及关于心理治疗的结果和过程的研究显示，通过教育**和指导去帮助来访者适应心理治疗的过程是非常重要的。并且，心理治疗的效力也会在上述的这种教育

---

* 要求特征最初是实验心理学中的概念，指的是参与者会自发地对于实验的目的产生一个假设或猜想，然后再以一种自以为能满足这一假想实验目的的方式进行反应。于是，在心理治疗领域，社会情境要求特征则指的是来访者会猜测她在治疗室中该如何去做才能满足治疗师和治疗情境对她的需求和期待。然而，与其如此，不如主动给来访者一定的关于心理治疗和她所扮演的角色的指导和教育。
　　——译者注

** 此处的"教育"与"心理教育"同义，指的是治疗师通过自己的专业知识让来访者对于自己的心理问题和心理治疗的过程拥有更多的了解和认识。——译者注

的过程中得到提升（如 Greenberg，Constantino，& Bruce，2006）。与之相对，如果来访者在开始接受治疗时没有得到足够的解释和教育，那么困惑、时间损失和不确定感就将很有可能会随之而来。对于心理治疗的指导和教育，连同治疗过程和治疗目的的更加**透明化**（transparency），将会带来更大的治疗效力。

治疗联盟对于治疗结果的影响是心理治疗研究领域中最为得到公认的看法之一（Messer，& Wampold，2002），尽管事实上治疗联盟本身所能解释的治疗效果上的差异也不是很大（Barber，2009）。采用哪种取向来进行心理治疗对于治疗的结果所造成的影响很小，然而，发展出一个稳固的治疗联盟则对几乎所有疗法来说都是成功的关键。随着人们越发意识到治疗联盟的重要性，也随着对于联盟裂痕（rupture）进行修复的技术越来越多，关于如何才能将这一重要因素在心理动力学治疗中进行优化，临床工作者们提出了许多新的想法，尤其是关于该如何把这一因素同临床上的节制（abstinence）和中立（neutrality）的态度相结合的想法。

在某种程度上，**潜意识幻想**（unconscious fantasy）这一精神分析领域中的概念同 CBT 中的**图式**（schema）这一概念是异曲同工的。图式这一概念最早出现于 CBT 领域的相关文献当中，作为一种深层的认知结构，它来源于早年的生活体验，随后在个体的扭曲认知的保护下得以保持。这种持续的认知扭曲正是心理动力学病理（pathology）的核心和本质。这一概念与Luborsky（Luborsky，& Crits-Christoph，1990）所提出的核心冲突关系主题（CCRT）密切相关，而 CCRT 其实正是植根于人际互动模式深处的一种图式。围绕着图式这一理论模型，Slap（Slap，& Slap-Shelton，1991）将精神分析理论进行了重新的概念化，从而将症状解读为一种由来访者童年时期的重大创伤情境所引发的后效。控制-掌握理论（control-mastery theory）（Weiss，Sampson，& the Mount Zion Psychotherapy Research Group，1986）是一种与此相关的，由 Mt. Zion 研究小组所发展出来的精神分析性模型。根据这一理论，症状的源头是"潜意识致病信念（unconscious pathogenic beliefs)"，而这些信念则是由来访者根据一些创伤事件的情节所推论得出的。所有上述的这些学者都将目光投向了一种构建于人类内心深处的法则，这种法则是认知上的也是观念上的。这些图式，或者我们叫它创伤情境，影响了个体后续的认知、感受和思维。

许多人文学科会把对于文本（text）的研究当作精神分析这一领域的学术基础，巧合的是，**疗愈性叙述**（narrative in healing）作为一种方法正逐渐在医疗领域中兴起和流行。然而，精神分析师（psychoanalyst）们其实已经研究和使用这种方法有一段时间了（Spence，1982）。作为医疗领域内的一股风潮，叙事医学（narrative medicine）（Charon，2006）强调，来访者应该通过个性化的方式去叙述他们自己的故事，从而对于自己的病情乃至人生进行理解、管理和疗愈。这股风潮让叙述这一过程在心理治疗中的角色备受瞩目。甚至，我们可以将心理治疗的核心任务视作把来访者的生命体验以一种更为复杂和更有价值的方式进行重述。

随着**创伤的重要性和普遍性**（importance and prevalence of trauma）越来越得到人们的重视，越来越多的兴趣和关注指向了来访者的真实经历。临床工作者们越来越倾向于去关注来访者生命中外部因素的重要性，而不再是只对于来访者的内部幻想感兴趣*。这种变化让治疗中的咨访关系不再那么地具有等级性了。当来访者的经历和体验被理解和相信为是真实发生过的事情，而不再仅仅是她构建现实的方式所带来的产物，那么治疗师本人也就显得越发地重要和真实——他到底是怎样的一个人？他有着怎样的言谈举止？他平时的为人处世又如何？从而，整个治疗将会更加关注咨访二元（dyad）关系中的主体间（intersubjective）元素，对于治疗师行为的约束也被放宽。这种

---

* 在关系取向兴起之前，在大多数理论中，来访者的早期创伤在很大程度上不仅可能会被理解为幻想，甚至会被理解为是来访者自身的冲动和情结所导致的，而不是施暴者的过错。参见 Dora 的案例，以及 Freud 对她的性创伤的解读。——译者注

发展和趋势促进了人们对于关系取向（relational）和人际取向（interpersonal）精神分析的兴趣，因为这两种取向把治疗关系理解为一种由咨访双方所共同建构的实体*。关系取向的精神分析更加强调治疗过程中发生在此时此刻的互动。另外，这种发展和趋势也意味着治疗师在技术层面可以进行更多的自我暴露（self-disclosure），更多地去关注那些由治疗师自身的态度、想法和感受所产生的治疗过程（Mitchell，1988）。

在**积极心理学**（positive psychology）这一领域中，学者们不断地探索着那些积极的情绪、幸福感，和那些能够促进积极体验的技术，这也让人们对于心理治疗有了一种新的视角（Seligman，2002；Peterson，2006）。由此，治疗师们开始更加关注来访者的美德、优点和力量品质（strength），更加关注那些相对来说跟消极情绪彼此独立的积极情绪，也更加关注那些能够增强来访者主观满足感的干预手段。为了促进改变的发生，为了增强来访者的自省（self-reflection），积极心理学家们力图让来访者们拥有更多的积极体验。很多新的治疗技术在此背景下应运而生。

在传统上，对于个体心理治疗的研究往往局限于其自身的象牙塔，从而忽略，甚至是拒绝与其他治疗手段，如精神科药物治疗（psychopharmacology）、家庭治疗、系统治疗、心理教育和行为训练（educational and behavioral treatments）相整合。最近，这类多种治疗手段之间的潜在融合正在开始进入研究者们的视野。其中，来自一项研究的数据显示，在对于中度和重度抑郁的治疗中，**心理治疗和精神科药物治疗二者的联合使用**将会带来更好的效果；不过在对于轻度抑郁的治疗中，联合治疗的效果反而不如任何一种手段的单一使用（Thase，1999）。这类研究的结果让人们对于心理治疗在整个治疗体系中所扮演的角色有了清晰的认识。

---

　* 关系取向是20世纪80年代在美国兴起的一个精神分析学派，相对较为松散，其试图将人际精神分析学派中对于人际互动的精细探索与英国中间学派中对于内化的人际关系的强调进行整合。——译者注

　　神经生物学领域的新近发现证实了心理治疗能够给大脑结构带来变化（Etkin，Pittenger，Polan，& Kandel，2005），从而开启了一扇大门，预示着未来我们也许能够理解究竟哪些特定的心理疗法能够带来哪些特定的变化（Gold-apple et al.，2004）。尽管目前我们还不能用神经成像技术的数据来对已有的干预方式进行检验和改进，但是在未来这一切都将成为可能。一些当代的神经学家表示，已经有基于神经生物学研究的数据能够对传统精神分析的概念进行支持了（Westen，& Gabbard，2002；Kandel，1999），包括对于梦的理论的支持（Solms，1995）＊。

　　一些社会力量正在改变着心理动力学心理治疗这一行业。**患者权益维护组织**（patient advocacy organization）提醒我们，来访者有权获得有关疾病的知识，而这是非常重要的。在这些社会力量的促进下，治疗师们使用了更多的教育性干预（educational intervention），以使来访者们更能够了解到症状和疾病的本质。最初仅适用于药物和手术领域的知情同意书（informed consent）现在已经普及到了心理治疗领域，从而让心理治疗的诊断和疗法选择的过程对于来访者而言更加透明，也让来访者更清楚为什么自己需要接受心理治疗。有人预测，如同医疗系统中的其他手续一样，一份能够清晰地向来访者介绍治疗过程，乃至潜在风险的知情同意书将会成为整个行业的标准。

　　对于效率的关注催生了限时（time-limited）心理治疗（e.g.，Barber，& Ellman，1996；Crits-Christoph，Barber，& Kurcias，1991）。来访者和付费方（payer）都在越来越关注心理治疗的速度。于是，人们越发想要直奔目标症状（target symptoms），并且越发关注治疗的目标。在这一趋势的驱使下，心理治疗的技术和目的也都在发生着相应的变化。这不仅促进了技术创新，也促进了人们对于治疗目标的重新评估。尽管人们知道不同类型的心理治疗也许

＊ 在Solms于2016年在纽约的演讲中，他表示他正在探索和确认自我、本我和超我
　在大脑结构中的具体位置。——译者注

有着不同的目标，但是为了减少治疗的时长和花费，治疗师们不得不反复地思考这个问题：心理治疗到底是应该去减少症状还是应该去促进来访者内心的健康发展。于是，针对特定类型心理障碍的动力取向疗法得到了发展（惊恐障碍见 Milrod et al.，1997；广泛性焦虑障碍见 Crits-Christoph，Connolly Gibbons，Narducci，Schamberger，& Gallop，2005）。另一方面，在这一趋势的促进下，人们也明白了有必要去澄清那些并非针对特定症状的心理治疗过程，如发展性问题、重大人生议题、身份认同的形成（identity formation）、亲密关系、人际关系、丧失（loss）和哀悼（grieving）。当然，这也包括一些更为常见的临床问题，如青少年在"找寻自我"时跟其父母之间的冲突，年轻人在履行亲密关系所赋予的承诺时所遇到的困境，以及中年人在面临职业和健康方面的局限时的挣扎。

实用主义动力取向心理治疗

我们已经为心理动力学心理治疗所具有的价值做出了不少论证和辩护，同时，我们也描述了这种疗法在当今的众多新思想和社会力量的推动下应该如何去改变。

贝丝以每周一次的频率继续参加了两年半的心理治疗。她越来越相信，她的那种内在的孤独体验，以及那种对于他人——尤其是男性——的不信任都是在童年痛苦经历的诱发下产生的。对于自己的童年，她有了一种新鲜而清晰的认识。与此同时，她也开始认识到了她目前的生活其实并没有那么糟糕。她开始约会，并且比以前更加能够享受约会的时光了。一段时间之后，她遇到了一个比她以前交往过的所有男友都更加和蔼、稳重且心理健康的男人。同时，她也开始能够跟更多的女性发展出友谊了。

贝丝与我的关系曾经充满了磕磕绊绊，除了尽力让她理解我们关系中的问题以外，我也花了不少时间去让贝丝能够在治疗中感觉到安全和舒适。这涉及对于心理治疗过程的教育和解释，也涉及去关注那些治疗中让她感受到对我不信任的时刻。贝丝时常会在两种状态之间变换，时而是信任和积极的感受，时而是突然的愤怒、怀疑和退缩。她变得越来越能够意识到这些反应与她童年感受之间的联系，因为她的童年充满了对他人的天真信任和对他人背叛的恐惧。与此同时，我也越来越能够预测到贝丝的情绪变换了，而且能对这些变换给出更为准确的释义和澄清。我们的讨论逐渐进入了这样的一种节奏：先是她新近发展出的人际关系，再是她时不时与父母之间的互动，最后是她对于我的感受和想法。随着她不断地以这种节奏谈论她的生活，也随着她越来越能够把那些对于童年关系的模式和模板（template）的理解应用到当下的处境中，她变得越来越有力量，也感到越来越自信。在治疗中，她看起来越来越放松、幽默和机智。从她对于自己生活的描述来看，她的为人处世和情感关系都在明显地变得越来越灵活。还有，她也说她觉得自己越来越有吸引力了。

贝丝对她的新男友很满意，并且觉得他们最后会走向婚姻。最终，她觉得是时候独自迎接新的生活了，她决定停止接受心理治疗。在治疗停止之前，她有时会觉得不确定今后是否能够独立应对自己的生活，从而突然感受到恐惧和怀疑。当她认识到这种恐惧和怀疑其实只不过是童年时孤独和恐惧的重演时，这种令人苦恼的情绪随即就被消解了。行囊里装载着对于自己崭新的觉知、对于他人更加清晰的理解，以及更具适应性的处事风格，贝丝已经准备好去迎接今后的人生旅程了。

对于贝丝的治疗是成功的,整个治疗过程包含了众多动力取向心理治疗的传统思想(即强调如下这些元素:感受情感、探索过去、寻找模式、增加觉知,以及就治疗关系进行工作)*,同时也包含了不少我们在前文中谈及的新鲜观念(关注治疗关系、对心理治疗的过程进行教育和解释、让治疗变得更加透明,以及让来访者重新叙述自己的人生)。在下一章中,我们将会介绍由我们所提出的新的理论模型——实用主义动力取向心理治疗(pragmatic psychodynamic psychotherapy),并且呈现这一模型中的新理论和新技术。而在随后的章节中,我们将会对这些内容进行扩展、澄清、解释和举例,并且提供一些具体的实用技巧。

---

* 这部分内容相对偏客体关系。——译者注

第二章

实用主义动力取向心理治疗
概念模型和技术

理论将决定我们能够观察到什么。

——Albert Einstein

实用主义动力取向心理治疗 (pragmatic psychodynamic psychotherapy, PPP) 是以人类精神生活 (mental life) 的发展模型和冲突模型为基础的，它涉及如下内容：对于心理动力学诊断和概念化 (formulation) 的清晰界定，关注心理治疗的教育性和透明性，跟其他治疗模式的整合和协同，以及一种积极主动的和投入的治疗态度。PPP 与经典心理动力学心理治疗的不同之处在于，后者具有如下特征：治疗没有次数限制 (open ended)，不针对特定的诊断结果，在概念和技术上跟精神科药物治疗和其他主流疗法整合得不充分，不积极，不聚焦。

我们知道读者在从事临床实践时的迫切需要 (由于不知道该怎么跟来访者进行工作而感到焦虑)，我们也知道读者会因此在阅读那些理论和技术原理时感到挫败。然而，本章将不会告诉你具体该去怎么做——那是接下来几章

的内容，本章呈现的是一个关于本书后续内容的大框架。后面的那些章节则
会对此进行展开，聚焦在具体的、明确的、实用的应用层面。

概念模型和基本假设

在本节中，我们将会介绍 PPP 的理论基础（见表2.1），也就是它的基本假
设（assumption）和核心概念。在下节中，我们将会讨论 PPP 的主要治疗技术。

表2.1　PPP 与传统心理动力学心理治疗在模型和基本假设上的对比

PPP 的基本假设和概念	传统动力学治疗的假设和概念
● 精神生活时时刻刻都涉及冲突和妥协。行为是由多种因素共同决定的。	● 精神生活时时刻刻都涉及冲突和妥协。行为被看作一种次要的衍生现象。
● 情感、认知和驱力作为心理过程的不同侧面是彼此平行的关系。	● 情感和驱力是主要的（primacy）；认知是次要的（secondary）。
● 思维和感受能决定行为，而行为反过来也能塑造思维和感受。	● 行为和症状是冲突的衍生物。
● 过去的创伤经历预示着以后的知觉和经历。创伤情境会不断地重复。	● 未被解决的冲突会导致发展上的固着（fixation），也会带来冲突的重复出现。
● 动力学因素与生物、心理和社会因素交织在一起，共同决定个体的健康以及个体心理病理的发展、保持和解决。	● 心理动力学因素在病理发展的过程中起决定性作用，其他因素只不过是其附带的产物或与之关联的内容。
● 改变在治疗关系的作用下发生，并且跟如下因素有关：自我意识的增加、领悟和洞见、情绪的重新体验、咨访双方之间的共情性心灵共鸣（attunement）、新知觉（alternative perception）的产生，以及新行为的发展。	● 改变在治疗关系的作用下发生，是领悟和新体验所带来的结果。

冲突，冲突，冲突

Freud 和精神分析理论对于现世最为深远的影响或许要算对于人类精神生活中潜意识冲突的强调了（Freud，1916，1917a；Brenner，1974）。相互竞争的各种愿望（wish）、恐惧、禁止（prohibition）* 所引起的持续扰动（turmoil），以及为了解决这些矛盾所做出的尝试，它们共同交织在一起。精神生活的全部元素都可以被视为这些扰动和尝试的一部分。

相应地，**驱力**（drive）和**冲动**（impulse）则可以被视为点燃这些内心冲突的火花，无论我们将这些驱力和冲动按照原初的精神分析理论去定义为性欲和攻击欲，还是将它们根据后来的精神分析思想理解为一种寻求依恋、联结（bonding）、掌控（mastery）和归属（affiliation）的强烈动力（urge）。驱力和冲动会通过一些变换的形式在意识层面得以表达（让个体知道它们的存在），这些形式包括**幻想**（fantasy）、思维（thought）、感受（feeling）和知觉（perception）。幻想涉及一些渴望被实现的情境（scenario），无论这些渴望是在意识层面的还是潜意识（unconscious）层面的，它们都源起于那些驱力和冲动，也都是这些需要（need）试图被表达和被满足的一种尝试。**认知**（cognition）似乎会较少地受到冲动的影响；它指的是我们为了找到可靠的、有效的、持久的对于我们自身和这个世界的理解所做出的努力。实际上，认知过程在很多方面上都会受到内心冲突的影响，比如，早年的丧失（loss）就能够引发个体在后续人生中的悲观性评估（pessimistic assessment）和消极归因（negative attribution）。我们的感受（feeling）是指我们对于自身情绪（emotional）或情感（affective）状态的一种意识层面的主观体验，是我们对于自身和周遭环境的感知的一种更为直接的体现。

---

* 这里的"禁止"不同于心理防御机制中的"压抑（repression）"和"抑制（suppression）"。
——译者注

上述所有这些心理体验在各个方面都跟内心冲突有关，而冲突的模型就需要能够对于那些相互敌对（warring）的元素进行阐释（elucidate）和鉴别（identify）。冲突可以是由不同的驱力（如爱和攻击）所导致的，也可以是由驱力与文化价值观之间的差异所导致的（在我们西方文化当中，对于亲密的渴望与对于独立的需要构成了一种常见的冲突），还可以是由驱力与现实之间的矛盾所导致的，比如一个人需要亲密关系却找不到伴侣。

如同在最初的精神分析文献中所表述的那样，冲突这一概念背后涉及了一些经典形式的冲动（驱力）、禁止（prohibition）（恐惧或良心）和防御（defense）［应对手段（means of coping）］，所有这些元素最终导致了妥协（compromise formation）（妥协可以是症状、性格特征、行为或态度）（Brenner，1974）。与此不同的是，客体关系取向的理论家们所重点关注的是构建于内心深处自体和客体的表征之间的冲突（Greenberg，& Mitchell，1983；Kernberg，1988）。由母亲的那个善良和关爱的心理表征（mental representation）所带来的感受，以及与此共存的由母亲的那个苛刻和恶意的心理表征所带来的感受，会激发冲突。无论是哪种亚型的心理动力学模型，其本质都在于透过冲突和妥协所提供的镜头，去观察那些冲动和在想象中将会由冲动所带来的后果，去观察那些随之而来的幻想、思维和感受，也就是那些个体精神生活中的不同构成部分。

冲突常常被错误地等同于病理（pathology）。实际上，内心中长期存在着冲突是很正常的。作为相互冲突的内心冲动所带来的结果，妥协也是无处不在的。较好的妥协可以也应该是我们一生的追求，而我们进行治疗的意义就在于去促成这些较好的妥协（Waelder，1936）。一个人生命中的任何方面都可以借由妥协这个镜头得到详细地观察。我们可以举出许多跟妥协有关的例子，比如重大的人生决定、个体的人际风格、信念、态度、创造，以及心理症状（psychological symptom）。举例来说，一位患有青少年型糖尿病的少女，从很小的时候就不得不在恐惧和愤怒中挣扎，饮食要求和药物注射都让她感受到沮丧，她很可能会选择在成年之后成为医生或护士。作为一种具有适应性的防御过程，通过成为一名帮助他人解决健康问题的照料者，这样的妥协能够帮助她去掌控那些由疾病所带来的沮丧、愤怒和痛苦*。一位在小时候换过许多家福利院而最终被收养的少年，长大以后遇到了亲密关系方面的障碍，他最终成为一名优秀的教师。他避免着亲密关系，而是借由与学生们保持师生关系来表达自己对于亲密的需求，通过这种方式，他让自己远离了再次受伤的可能，从而处理了那种对于被抛弃的恐惧。艺术作品是一种对于冲突进行表达 [和升华（sublimate）] 的尝试，艺术家们借此将内在的冲突向观众们描绘出来。毕加索的名画《格尔尼卡》（Guernica）就表达了一种西班牙小镇遭受攻击给他带来的恐慌，他把这种感受转换成了一副深刻、美丽而令人难忘的作品。因此，这幅画其实就是一种妥协，它表达了对于当时局面的愤慨（outrage）和恐惧，创造了一件普适且饱含英雄主义的艺术品，也在痛苦之中加入了美感。说唱音乐则是通过将街头生活的残酷现实演唱出来，去表达艺术家们强大的力量和深藏着的脆弱。

　　以冲突的角度来看，上述这些关于冲突和妥协的成功例子到底与所谓的症状有何差异？就像野草与获奖植物之间的差异一样，症状是一种功能失调的（dysfunctional）、适应不良的（maladaptive）、不受欢迎的（unwanted）妥协，而成功的妥协则是一种力量的源泉。不幸的是，糟糕的妥协常常会被保留下来，并在随后很长的一段时间里持续存在，而这仅仅是由于它们曾经是来访者在某个特定时期里解决冲突的最好方法。

　　心理动力学视角能够让我们去分析和解构（deconstruct）来访者的妥协。我们对行为、症状和感受进行观察，进而将它们拆散成基本的组成部分。但是，心理治疗也必须要能够帮助来访者去重建新的妥协。并且，作为一种平衡，治疗师除了要去分析那些精神生活中冲突的根源之外，也要以一种健康

---

* 类似的情况更常见于心理咨询／治疗界。——译者注

的方式去欣赏那些来访者向我们呈现出的精心构建的妥协。

　　琼是一位温柔而有悟性的女性，50 岁出头。在她上小学的几年里，她的母亲在几次抑郁发作（depressive episodes）的过程中备受折磨。一到假期、家庭聚会和过年过节的时候，琼都会由于焦虑而不停地抱怨，因为她将不得不去取悦和照顾她的父母和子女。在谈论这些问题的时候，琼会感到不舒服，因为她觉得自己是一个好女儿和好妈妈，似乎不应该把取悦别人看成一个问题。但是，与此同时，她也知道，这些场合所要求她做到的对于家人的照顾让她倍感压力。

　　在接受心理治疗的过程中，琼认识到了她的那种想要跟母亲亲近和想要得到母爱的愿望，尤其是在这种愿望的背后被掩盖着的冲突，也认识到了她在母亲抑郁发作时所体会到的被抛弃感、孤独感和悲伤。她没办法具体回忆起那种在自己的需要未被满足时所感受到的对于母亲的气愤，但是她却清楚地知道自己会常常感受到愧疚（guilty）。这些年来，曾经有许多次，她的那些旧时的感受被种种家庭活动所激发。当意识到这一点时，她非常惊讶。

　　并且，她也看清了自己为了适应那种被抛弃的感觉而发展出的妥协——帮助别人（helpfulness）、间隔化（compartmentalization）*、行事乐观和高效能干。她期待自己的帮助或许会让妈妈感觉好一些，

---

* 作为一种防御机制，间隔化被个体用以回避那些由内在的相互冲突的价值观、认知观、情绪和信念等所造成的认知失调、情感不适和焦虑。在它的帮助和抑制下，被分隔的不同自我状态之间不会进行直接或明显地彼此承认或互动，从而让那些相互冲突的想法和观点得以在思想中共存。在精神分析中，间隔化区别与情感隔离，因为后者特指间隔想法与感受分离，而前者指的是将彼此无法兼容的许多类内容相互分离。Kernberg 把用于干预这种防御的技术叫做"桥接干预"（bridging intervention）。——译者注

于是妈妈也就能多陪陪自己了。

从某种程度上说，琼的行为是一种适应不良的妥协。尽管它让她感受到了更多的亲密，让她避开了对于丧失的恐惧，也让她相信了自己的善良和有爱，但是这种妥协的方式却让她付出了巨大的代价。她疲惫、易怒、消瘦。她意识到了她对于母亲长久以来的气愤，而这可能会让她与母亲的关系没办法变得更加亲近。

在治疗中，我们一个又一个地讨论了琼应用这种妥协时的情形，即她是怎样通过帮助别人来应对自己的那种被抛弃感（feeling of abandonment）的。治疗师帮助她逐一将这些情形中的感受、思维和行为进行了解构。随着她慢慢地看清了这些情形背后的冲突——愤怒、憎恨（resentment）、愧疚、对于丧失的恐惧、想要帮助别人和保护自己的坚决、对于母亲的病情和病因的扭曲观念，以及旨在证明自己善良的行为——她不再觉得那么被迫和勉强了，与此相对，她变得更加放松，也更加能够意识到她的恐惧其实根植于那些早已过去很久的幼年情境。她变得不再那么焦虑了。她开始感受到了更多的对于母亲的深深的爱意。她也越来越少地受到愤怒和痛苦的拖累。她明白了她仍然可以在今后发扬自己的这种乐于助人的精神，前提是自己想这么做，而如果她不想，就没必要强迫自己去照顾和取悦别人。

总而言之，对于每个人来说，冲突是不可避免的，而通过发展和体验，或者心理治疗，去解决（resolution）这些冲突，就是关键之所在。在 PPP 的众多理论假设当中，有关冲突的这一部分可能是其与传统心理动力学最为相似的，而且是让 PPP 不同于 CBT 和其他类型的心理疗法的最为突出的特点。

平行过程：驱力、情感、认知、行为

在我们所提出的实用主义心理治疗模型当中，情感、思维和行为被认为是以相互平行的方式来运作的，没有谁比谁的位置更重要，也没有谁比谁的层级更高。这些精神生活的不同方面会相互影响，而不是以一种线性的方式依次发生。情感、思维和行为都源自驱力，也都是驱力的反映。

这种观点明显区别于传统心理动力学的视角和认知疗法的范式（paradigm）。在传统的动力取向心理治疗当中，工作的焦点是去理解那些驱力、情感、幻想，以及这几个方面之间的相互关联。相对来说，认知和行为则较少得到关注。传统的心理动力学取向在某种程度上夸大了感受的重要性。

然而，个体思维中的那些长久以来发展而成的扭曲的认知体系会对个体的体验、知觉和行为都造成深刻的影响。这些认知体系就好似拥有自己独立的生命一样。举例来说，一位来访者有一种反复出现的消极归因倾向，每次在面临着一个新的社交场合的时候，她的内心都不仅会有一种感受，还会有一个信念。她会对于即将发生的事情有着固执的预测，坚信只有某种做法才能让自己避免羞耻、失望和即将发生的可怕局面。PPP 会将这些病理性认知放在跟情感和幻想相同的地位去进行关注。

CBT 理论将思维方面的干扰放在首要位置（Beck，1976；Lazarus，& Folkman，1984）。这一取向将情感视为认知过程的结果（"我思维，故我感受"），从而将大量的精力都投入到了对于"错误"认知的矫正上面。这种对于认知的高度强调存在着风险，因为它会让我们错失那些关于感受的直接体验，也会让我们没法得到那些跟来访者在精神生活中的感受有关的重要信息。从我们的观点来看，情感和认知是同一过程的两个不同侧面。在某些情况下，感受驱动着思维，而在另一些情况下，思维则塑造着感受。对于我们的治疗取向来说，这就意味着我们应该在治疗的过程中同时强调情感和认知。事实上，我们甚至会向治疗师推荐：如果来访者倾向于强调情感，也许她就

应该多关注一点认知；反之，如果来访者强调认知，也许她就应该多关注一点情感。Barber 和 Muenz（1996）曾经使用"反向理论（theory of opposites）"这一术语来刻画他们的发现：伴有强迫型人格障碍的抑郁患者在人际取向疗法中将会比在认知取向疗法中获得更大的收益。他们推测说，接受跟自身的防御风格和人格类型相对立的心理治疗将会让来访者得到很大的帮助。

行为和改变，行为的改变

在传统的心理动力学模型当中，行为被视作发生在来访者头脑中的心理过程的产物。行为是由冲突所引起的，因此只有解开了冲突的纠葛才能改变行为。一些人认为，想要永久改变行为的唯一方法就是解决冲突。在一些情况下，传统的精神分析和心理动力学教育极度缺乏对于来访者的症状（和行为）的兴趣和关注，而是只把它们视作某种附带的（epiphenomenal）内容。

在 PPP 的框架中，行为与主观体验和内心冲突是同等重要的。行为是由心理活动（mental event）、躯体状态（somatic）和神经生物学因素所共同决定的。行为是心理冲突的产物，但行为也有改变个体主观体验的力量，从而也能影响到个体的内心冲突和精神生活。这种双向的因果关系是 PPP 理论中至关重要的一个方面，也是让 PPP 不同于传统心理动力学模型的关键所在。在来访者能够自发地获得新的体验和对于自己有新的认识之前，那些新的行为和体验也许是需要被鼓励的。从这种意义上来讲，我们需要用 Wachtel（1997）和其他的一些理论来弥补传统心理动力学的不足。举例来说，在 Wachtel 的行为和体验循环（cycles of behavior and experience）理论中，如果一个人因为怕被拒绝而焦虑，那么她就会倾向于去回避那些接触新朋友的场合。这种倾向反而会阻碍她的社交技能的发展，从而进一步加强了她的孤立。因此，如果一个人害羞，那她就很可能会变得更加害羞。为了打破这种循环，这个人必须要找到一种方式来做些不一样事情，比如学习新的社交技能，从而让自己更加擅长于应对那些社交场合。在传统上，动力取向心理治疗师倾向于耐心地等待，等着来访者去取得能够开启行为改变的领悟（insight），然而我们的意见是：来访者的行为也许不会自发地改变。

克里斯是一位30多岁的又高又瘦的男子，他的妻子遭受着慢性的反复性抑郁（chronic recurrent depression）的折磨。他抱怨说妻子对他毫无兴趣，这让他觉得被拒绝，也让他感到抑郁。他和妻子很少花时间在一起。他对于他们的三个孩子非常照顾，并且觉得自己算得上是模范父亲了。克里斯对妻子的情绪问题有许多意见，也时常会因为她不去做那些他觉得能让她好起来的事情而批评她。当他在治疗中谈到妻子的时候，他的态度和举止常常显得居高临下，而且似乎他在家跟妻子说话的时候也是如此。克里斯的这种轻视的态度能够帮助他去应对那些由妻子的抑郁所带来的痛苦和失望，也能够帮助他去处理自身长期的内心贫瘠（neediness）和空虚感（sense of emptiness）。

尽管他开始慢慢地看清了自己的这些冲突的感受，也明白了自己的态度是一种防御，但他还是完全不知道自己在妻子这件事上能有什么不同的做法。他意识到了当下问题的历史根源（historical roots）——他有一个患有惊恐障碍和场所恐怖症（agoraphobia）的母亲。他有四个兄弟姐妹，而他的母亲在他小的时候时常都处于巨大的压力之下，并从而无法跟他接近。尽管明白了这些，他还是不知道自己除了多做家务和保持理性之外还能够做些什么。无论如何，他觉得他对于妻子和孩子真的尽到了丈夫和父亲的责任。一方面是他对于这些模式在理性层面已有的领悟，另一方面是他能否走出自己通过尽职尽责来对痛苦进行的防御，两者之间存在着间隙（gap）。

为了增加他的自我觉知，让他能够以不同的方式体验家庭生活，我和他共同编写了一个具体的"剧本"。我们希望这个"剧本"能够让他对妻子表达自己的关心和同情，却又不用非得去付出实实在在的劳动。举例来说，当他的妻子由于感到筋疲力尽而抱怨的时候，克里斯可以只是做出一些共情的回应，如"你今天过得很辛苦"，而不必把所有的家务都揽到自己身上，除非她明确这样要求。这种做法能够增加克里斯妻子的参与和投入。她会觉得更被尊重，也能够锻炼出更多的自主性。他则可以从繁重的负担中得到一些解脱。

在此之后，克里斯注意到妻子的回应多了起来。而且，在某次争吵之后，他意识到了自己对于妻子的感觉发生了变化。他觉得跟她之间的距离远了一点，或许这有点悲哀，但他却觉得自己的责任感也少了一点，不再那么地受到她难过情绪的控制了，也不再那么地觉得自己的坏心情都是由她造成的了。作为新行为的结果，这些感受让他对于自己有了一种新的视角。随着克里斯能够越来越看清自己在童年时期的适应方式，他愈发觉得没必要用相同的方式来应对他当下的家庭生活。他对于自己与妻子之间的各种冲突的感受有了越来越多的反省，令人惊讶的是，他开始变得较少地受她的影响，而且更加地独立了。

关注来访者在治疗中的思维和感受确实能够促进来访者的自我觉知 (self-awareness)。然而，行为不仅仅是内心改变的后果而已，它也可以成为来访者问题的起因。行为上的改变可以带来情感和知觉上的改变。

"过去是现在的开场白"

莎士比亚 (Shakespeare, 2005) 的这句名言几乎堪称是对于心理动力学问题的经典解读。那些让人无法承受的早年生活经历，在没有被吸收 (absorb)、整合（integrate）和代谢（metabolize）的情况下，带来了冲突和妥协，从而成为了来访者后续人生中重复性烦恼的基础。在 Freud 最初的假设当中，性心理冲突（psychosexual conflict），连同"婴儿性神经症（infantile neurosis）"，即一种发生在幼儿身上的跟性和攻击方面的冲突有关的突发性（flare）综合征，都将是个体后期神经症发展（neurotic development）的基础（Freud，1918）。Freud 将成人的神经症视作其童年问题的一种重新激活。

在传统的心理动力学理论中，上述方面，作为精神分析性治疗的标志性特点，始终都是治疗师需要对于来访者的历史进行探索和重构的基本依据（rationale）：过去是现在的开场白，而所有的理解都是对于过去的理解。出于对过去经历和其对现下影响的好奇，Freud 等人开始了对于童年创伤的研究。作为心理动力学观点的核心概念之一，创伤不仅逐渐被人们所熟识，而且还引发了一些激烈的争议和严重的困惑。现如今，对于严重的创伤事件，如对于儿童所遭受的暴力、虐待和严重忽视，新的认识在一定程度上让我们需要去修正传统的理论，因为传统的心理动力学理论似乎过于强调那些跟创伤相关的内心（intrapsychic）因素（Herman，1997）。在当今的心理治疗领域中，人们越来越能够意识到那些社会、文化和现实的因素在创伤中所起到的重要作用。而且，创伤后疾病（posttraumatic illness）正在逐渐成为当下研究的焦点。

PPP 信奉 Freud 原初理论模型的精髓——早年的创伤导致了病理，而病理会在随后的生命中被重新激发——但却将其置于一个更为常规和通用的模型（generic mode）之中。创伤可以是急性的、显而易见的、让人无法承受的和毁灭性的，但也可以是微妙的和隐秘的（subtle）。这些不那么明显但却十分严重的问题包括下述情况：需求与环境之间的不匹配、儿童和养育者在气质（temperament）上的不匹配，以及那些由神经生物学因素所导致的极端体验[焦虑、情绪不稳（mood lability）和知觉扭曲（perceptual distortion）]。在我们了解到创伤的重要性的同时，我们也认识到了记忆是可以进行主动重构的，因此就可以是扭曲的和具有误导性的。因此，我们应该极力去避免做出那些关于来访者童年的过于确定的结论。

图式这一概念，即一种建构在个体心灵深处的认知体系，在此也是非常适用的（Bartlett，1932；Slap，& Slap-Shelton，1991）。在体验着无法承受的创伤经历的过程中，儿童会逐渐发展出一种相对固定的知觉模式，从而来解决和适应这类情境。这一知觉模式，即图式，将会专门服务于某种特定的创伤情境，具体包括：对于他人的知觉、感受、相关的思维、观念、幻想，以及对于创伤境遇的尝试性解决。在个体此后的人生当中，每当遇到这种创伤情境，无论事态严重与否，曾经形成的图式就会被唤醒。于是，整个剧本就会一次又一次地重复上演。在这个剧本中，知觉、驱力、幻想、思维和感受都会被不断地重复，与它们配套的妥协方案也是如此。

Bowlby（1958）所提出的依恋模型（attachment model）从另一个侧面支持了这一心理动力学假设：创伤经历会成为未来困境的基石。当婴儿在与早期养育者形成依恋的过程中遇到问题时，一种不安全型的依恋风格就会产生，婴儿会变得要么过于依赖（cling），要么总是回避。以这种旧时情境作为背景，个体将会带着强烈的不安全感来体验和处理其后续的人际关系。后来的这些亲密伴侣们也许在事实上非常的稳定和慈爱，但是个体却仍然会感受到那些其在早期的依恋关系中所体验到的不安全感，并从而表现出同样的依赖和回避。

每当个体在其后续的人生中遇到相关境遇的时候，创伤情境和图式就会被激活，旧时的模式也就会一次又一次地被活化和重演。举例来说，从某种程度上说，前文中克里斯对他妻子的激烈反应就是建立在他早年的那些跟患有场所恐怖症的母亲有关的创伤经历上的。

生物心理社会模型与心理动力学

旧时创伤的重复扭曲和改造着个体当下的生活，这种一遍又一遍且没完没了的重复丝毫不会逊色于《土拨鼠之日》（*Groundhog Day*）这部电影*。然而，这只是我们对于来访者当前问题进行解读的众多侧面之一。心理动力学视角所带来的一个风险就是：它会让你觉得自己找到了事情背后的全部原因（Popper，1962）。对于来访者面临的某个问题，我们总能找到一种基于冲突模型的解读，而这可能会让治疗师忽略了其他因素的重要性。举例来说，一位来访者也许会由于女儿的病情感到抑郁，因为当下的境遇让她回忆起了自己童年时的病情和痛苦。然而，她的抑郁也可能是来源于她自身所患有的双相情感障碍谱系疾病（bipolar spectrum illness），或是来源于她正在服用的药物所带来的疲劳和失眠。

作为理论上的基础，生物心理社会模型（biopsychosocial model）（American Psychiatric Association，2000）让我们能够在理解个体的病理时考虑到那些重要的生物、心理和社会因素的意义。然而，这个模型有些过于宏大松散，于是难以具体说清治疗师究竟应该在这三个主要领域（生物、心理和社会）中搜集哪些数据，而且治疗师也难以就此知道自己该对个案做出怎样的概念化，以及自己该如何把这三个因素关联起来。

与之相对，心理动力学因素是指，那些由先前的创伤事件所导致的，对于当下问题事件的意义造成影响的因素。这些因素与非动力学因素是相对的。后者通常包括那些影响大脑信息加工能力的纯粹的认知因素，也包括那些诸如气质、性格遗传、亚综合征性的（subsyndromal）和综合征性的（syndromal）精神科疾病一类的神经生物学因素，以及那些如家庭、文化和政

---

*《土拨鼠之日》这部电影可以在象征层面上被视作一种对于强迫性重复这一心理动力学概念的呈现。尽管这部电影并未涉及这一概念背后的机制和成因，但它却从某种意义上极为生动形象地让我们了解到这种重复的强大，并且呈现了在打破这一重复的修通过程中我们所需要具有的耐心和信心。修通是一点一点的，逐步完成的，可能需要很长时间，最后也会出现惊喜。这就是为什么这部电影经常被推荐给那些心存怀疑的新手治疗师和来访者的原因。另外，国产电影《有完没完》也是类似的剧情。——译者注

治一类的社会因素。

尽管很难排除掉许多潜在因素对于症状的贡献，但是在 PPP 模型中，面对众多潜在的成因，我们还是会更加关注那些动力学因素。众多潜在的因素彼此相连，在个体的一生中环环相扣。动力学因素会影响到神经生物学因素，个体的神经生物特质又会影响其社会环境，而社会因素又会反过来造成新的动力学因素，如此往复。个案概念化（case formulation）（我们将在第七章中对其进行详细地讨论）是我们用以将上述诸多因素综合起来，从而对个案进行解读的工具。目前，已经有大量的经典文献（Perry，Cooper，& Michels，1987）和一些新近的文献（McWilliams，1999；Summers，2002）探讨了概念化的方法、格式和步骤。对于 PPP 来说，个案概念化是至关重要的，因为它能够让临床工作者们（clinician）聚焦在那些心理动力学因素上，关注这些动力学因素与非动力学因素之间的关联，从而为后续的治疗过程做好准备，即制订治疗的目标和计划，以及在必要的时候与其他疗法相整合。

治疗性的改变

PPP 能够促进人们的改变，即改变人们对于自身、关系和世界的体验和感受。这种对于改变的促进包含以下三种机制：（1）来访者对于自我的觉知和洞察逐渐得到发展和加强，这包括去重新感受那些痛苦的情感（affect）、思维（thought）、感受（feeling）和回忆；（2）来访者与治疗师之间发展出一种充满共情的亲密关系，其不同于来访者以往和目前的所有其他关系（Alexander，& French，1946）；（3）来访者用一些新的方式来理解自己旧时的处境，从而能够尝试用一些新的行为去应对。对于这个关于改变的模型，我们除了会在本节中进行总结之外，还会在下一节中去介绍那些用以促进改变的具体技术。而更加详细的讨论将会出现在第十章。

首先，改变始于治疗师对于来访者的自我觉知和领悟（insight）*的促进。这一过程既是认知上的又是情绪上的，同时也涉及帮助来访者去重新体验那些他们长期以来极力去回避的痛苦感受。通过重新体验这些旧时的感受，并且理解这些感受的背景和来龙去脉，来访者开始修通（work through）那些跟特定事件相关的意义（有时是在潜意识层面的）。慢慢地，这些旧时的感受和知觉重新进入意识层面，而一旦它们被意识到了，来访者与生俱来的问题解决能力就开始工作了。这一过程结合了领悟、自我理解，以及情绪上的重新体验。某些学者将心理治疗中的这一过程描述成一种对于痛苦感受的习惯化（habituation）和脱敏（desensitization）（McCullough et al., 2002）。

对于丧失、分离、恐惧、孤独、羞耻和不安全的感受，以及对于愤怒冲动的后果的担忧，通常都是十分强烈的。于是，人们会担心对于这些感受的体验会让事情变得更糟。实际上，结果大多会恰恰相反。为了鼓励处于大萧条时期的美国人民，Roosevelt 说过一句名言："我们所唯一需要恐惧的就是恐惧本身。"这句话提醒着我们，感受并非事实。如果相信感受就是事实，我们就会在重温旧时感受的过程中遇到麻烦。事实上，在心理治疗中正视和重温那些旧时的感受是具有治疗意义的，无论是对于行为疗法（Foa，

---

* 在心理动力学文献中，经常会出现心理学头脑、领悟、心智化能力和反省功能这四个概念，即 psychological mindedness、insight、mentalization 和 reflective function。它们含义相近，常被人混用，但却不完全相同。根据《心理动力学诊断手册-第二版》，（*Psychodynamic Diagnostic Manual, Second Edition*），简称 PDM2，所提供的定义：心理学头脑指的是，在意识层面，个体有能力和兴趣去专注而现实地观察自己的内心世界，并且具有将由观察得到的信息以适应性的方式进行应用的能力；心智化能力和反省功能则都指的是，个体对自身和他人的心理状态进行反思和推断，从而理解和解释行为背后的心理因素，并将所得结果应用于个人和社会互动中的能力，其主要发生在前意识层面。而根据《精神分析术语和概念》，（*Psychoanalytic Terms & Concepts*）中的定义，领悟指的是，个体理解到自身潜意识层面的心理活动，并理解到这些潜意识活动与自己的意识层面体验之间的联系。——译者注

& Rothbaum, 1998)、体验性疗法 (experiential therapy)*,还是格式塔疗法
(gestalt) (Greenberg, 2002) 来说都是如此。

心理治疗所创造的接纳氛围 (accepting atmosphere),以及动力取向疗法
所具有的那种开放式访谈的风格,帮助和引导着来访者逐渐靠近这些痛苦的
回忆。于是,童年时期的创伤情境在回忆和讨论中得到了表达。同时被表达
的还有那些早年处境的衍生物**,即那些发生在当下却包含着跟早年处境中相
同的模式和感受的遭遇。通过学会跟这些旧时的感受和思维保持距离(或是
变得习惯和适应它们),来访者得到了治愈,同时他们也获得了掌控感 (sense
of mastery)、控制 (control) 和自主性。从而,来访者就能够不再害怕这些情
感和思维,并且能够在情绪上变得更加开放和灵活 (flexible)。

其次,绝大多数心理治疗都依赖于咨访双方之间所发展出的那种安全、
信任和开放的关系,而且许多人都认为这种治疗关系本身就是具有治疗性
的。尽管不同的疗法有着不同的理论和技术,但治疗关系本身确实就是具有
治疗性的。在我们看来,无论是普通的心理动力学心理治疗还是 PPP,都应
该依仗一种在来访者与治疗师之间心灵共鸣性的、共情性的连结纽带,而不
仅仅是一种泛泛的信任关系。PPP 的治疗效果仰仗于来访者能够在多大程度
上感觉到治疗师能够理解和接纳她的那些特定的情感、需求、思维和历史。
反过来,治疗师需要感受到来访者知道治疗师感受到了这些。这种相互觉知
和相互理解的环路正是我们所指的那种特殊的心灵共鸣性的、共情性的联盟
关系。我们把这种治疗性的亲密关系视作促进来访者改变的必要元素。

最后,通过理解一个人的困境,我们就有办法进而去学会如何以不同的
方式来感受这些困境。通过纠正那些镶嵌在旧时情境中的错误认知,通过认识
到还可以有其他的方式来看待这些情境,来访者们就能够看到自己的那些重

---

* 体验性疗法强调在心理治疗中进行的运动、行动和活动。——译者注
** 衍生物这一概念将会在第三章第二节中正式介绍。——译者注

复性的经历中的新的侧面，而在此之前这些重复性的经历是他们没办法去改变的。伴随着这些认知过程，治疗中最为实际和坚固的改变就会慢慢地浮出水面———一种新的行为反应。来访者时常需要去重新感受那些痛苦的旧时情境，这样才能让解毒（detoxify）过程开始，进而去看到那些不同于以往的其他的知觉方式，才能用更加现实和多元的视角来审视自己的生活。在这种情况下，来访者时常能够思考出一些新的行为反应。以前，这些新的行为或许从来都没有被考虑过。可是现在，它们不仅能够让来访者更加靠近自己的治疗目标，还能够让他们获得全新的体验。这些新的体验将会创造出一种积极而正面的反馈回路，让来访者在情感上更加成熟并且获得更多的选择和机会。这些新的体验将会让来访者以新的方式来体验自己和他人，以更贴近现今生活和更基于现实的视角来进行感知，并且发展出一种更好的和更有效的妥协方案。PPP 十分看重新的行为以及由新行为所带来的后续效果，这在一定程度上是因为近年来一些成熟的行为疗法不断地证明了其在促进新行为方面的作用和效力。

技术原理

　　上一节简要地概述了 PPP 的理论基础，我们希望那些概念和假设能够让后续的技术学习变得更加容易和有条理。曾经不知多少次，在两位作者自己接受训练的过程中，面对着眼前种种有趣而且看似重要的治疗技术，我们感受到了困惑、混乱和矛盾。当我们担心学不会该在什么时候使用哪些技术的时候，老师们会鼓励我们说："这需要时间和经验的积累。"对于治疗关系的培养和对于开放式自由联想过程的维护确实是需要经验的。但是，我们认为，为了帮助受训者们更快更好地将这些技术付诸实践，我们需要一个指导方针（guideline）来定义、推进和规范这些过程。我们在表2.2中将这些技术进行了总结，而在本书后续的章节当中，我们则会对于这些技术进行清晰而详细的讨论。

表2.2　PPP与传统心理动力学疗法在治疗技术上的对比

PPP的技术	传统心理动力学疗法的技术
● 自由联想让来访者能够探索自身的情绪和情感，并且重新体验那些重要的感受、幻想和思维。	● 同样看重自由联想，但会让其成为一种更为开放、无限制和非结构化的互动。
● 治疗师关注治疗联盟的发展和保持，也会关注那些发生在当下的现实内容，并且采取一种主动、卷入和共情的治疗姿态。	● 治疗联盟的发展是重要的，然而一种更多节制和更少回应的姿态能够减少治疗师在观察移情反应的过程中所遇到的困惑。
● 对那些各类冲突的衍生物给予平等和无差别的关注，而不是聚焦在移情和过去。	● 聚焦在移情、反移情和过去。
● 鉴别核心动力学问题，并发展出一种全面的个案概念化；以上步骤在治疗早期就要完成，还要分享给来访者，从而成为跟来访者共同设定治疗目标和制订治疗计划的基础。治疗中所使用的具体技术与来访者所面临的问题有关。个案概念化跟来访者对于自己人生的叙述相一致。	● 个案概念化主要关注那些心理动力学因素，并且是在治疗中期完成的，也不会被分享给来访者。通过治疗师的澄清和释义，来访者发展出了对于自身冲突的领悟和觉知。无论来访者所面临的是什么问题，治疗中所使用的技术是相同的。
● 治疗是由目标所驱动的，同时目标也是将动力取向心理治疗与其他疗法相互整合的基础。	● 治疗的重点在于，让那些心理动力学冲突及其相应的解决得到阐述和说明；症状的减轻并不是那么重要。不会系统而有计划地去将治疗与其他疗法相互整合。
● 对于来访者的创伤情境及其衍生物，治疗师会提出一些不同的理解和新的行为方式。	● 通过自我觉知，来访者改变了对于特定情境的知觉方式，并且开始尝试新的行为。
● 治疗师的角色、治疗的基本原理和治疗的目标都会以一种透明化的方式去跟来访者进行讨论。	● 为了更好地关注移情所带来的影响，为了更有效地对移情进行分析，治疗师较少会对心理治疗的过程进行直接的指导、教育或解释，并且会维持一种较为神秘的治疗师的角色。

联想：自由，但没有那么自由

戏剧是一种介于现实与幻想之间的事物，与之类似，心理治疗也为来访者提供了一个机会，让她能够在清醒的状态下去做梦，放任自己的心灵，允许那些思维、感受、记忆和意象（image）去滋长和沸腾。不过这些都是象征层面上的，因为毕竟来访者正在清醒地坐在椅子上看着治疗师。但是，来访者确实被鼓励去说出她的联想（association）（自发产生的思维）。当然，这是非常困难的；自由联想是一种需要来访者长期练习才能学会的技能，而且整个过程都会受到来访者内心中诸多冲突的侵扰。

由于上述原因，PPP 仍然会使用传统的半开放式的访谈技术，借以促进来访者去不受约束地表达她的情绪、情感、隐秘的想法、冲动和幻想（Gabbard，2000）。每次治疗会谈都不会有特定的议程（agenda），而是让来访者在鼓励之下去说出他们的想法和感受。在使用联想技术时，我们将会聚焦在此时此地（也就是来访者在治疗中感受到的真实情感和自发想到的内容），因为这正是让来访者获得更加深层的自我觉知的途径。尽管治疗师会小心翼翼地记住之前谈论过的内容，这也包括去记住脑海中突然浮现的关于来访者问题的景象，但是来访者仍然会被给予相对的自由去谈论她脑海中此刻的内容。

治疗师尝试去把来访者当下的感受和思维与之前的那些感受和思维联系起来，从而找到并构建出一种模式。如果治疗师认为有一个重要的问题曾经在之前的治疗会谈中或者在本次会谈的早些时候出现过，但却没有得到相对完整的表述，那么治疗师就会鼓励来访者去谈论这一话题。逐渐地，每次治疗会谈中能够做出的联系越来越多，而自发的联想与对于重要的思维和感受的直接探索这两种过程也会越来越进入一种往返交替的节奏。

PPP 取向的治疗师会允许来访者们在治疗中进行足够的开放式联想，从而，一方面能够帮助他们将新鲜的内容呈现出来，另一方面能够促进他们以一种自愿和自然的方式去体验自己的情感和思维。但是，PPP 治疗师也需要在一定程度上始终都引导和控制着每次会谈的方向，让治疗能够沿着那些主要的心理动力学问题去探索和工作，而且让那些主要的问题得到重新的体验和思考。

治疗关系

在心理治疗领域的研究和文献中，不论具体是哪种流派和哪种取向，或许最为强有力的发现就是：来访者与治疗师之间关系的强度跟治疗效果的好坏成正相关（Martin，Garske，& Davis，2000）。一些研究显示，即使是在治疗的早期阶段，如第二或第三次会谈当中，这种相关性就已经存在了（Martin et al.，2000；Barber，Connolly，Crits-Christoph，Gladis，& Siqueland，2000）。目前，已经存在着大量的关于治疗关系的发展、保持（maintain）和修复（repair）的文献，这里的修复主要指的是如何去修复那些不可避免的关系裂痕（Safran，& Muran，2000）。在 PPP 的理论中，有效地发展治疗关系和那些用于保持治疗关系的技能被放在了核心的位置。

促进治疗联盟发展的技术包括：(1) 通过持续的共情与来访者保持情感上的心灵共鸣（affective attunement）——关注并确认来访者此时此地的感受；(2) 通过协商来清晰地定义治疗师和来访者的角色（Bordin，1979）；(3) 保持积极和主动的治疗姿态（therapeutic stance），这涉及及时的反应、互动、提问、试探（probe）、观察和反馈；(4) 小心谨慎地注意任何治疗关系出现问题的时刻，包括那些失望、沮丧和脱离（disengagement）（Safran，& Muran，2000）。

传统的心理动力学心理治疗当然也会关注治疗联盟，但是，它会倾向于去不那么明确地界定来访者和治疗师的角色，因为这样可能会让治疗中出现的移情变得难以看清。传统的心理动力学治疗师大体上保持着一种更加节制、更像镜子般的态度。当出现治疗裂痕时，传统的动力取向治疗师倾向于把它们解读为移情反应的产物*，认为它们对于理解来访者的问题是具有重要价值的。PPP同样会将裂痕部分地视为移情问题的反映，但也会将其看作当前治疗联盟中存在的问题；修复和解决这些裂痕并让治疗的氛围重新变得积极，这是十分关键的。

尼古拉斯是一位成功的商人，在听到妻子宣布想要分居之后，他就迅速地前来寻求接受心理治疗。显然，她忍受不了他在情感上的冷淡，也不想再承受他对她的控制，更不愿意总是被他当作婴儿来对待。他是一位40岁出头、高个子、有些秃顶、皮肤被晒得黝黑、和蔼可亲的男子。他对于自己处境的描述表达明确，逻辑清晰。对于可能发生的分居，他表现得像一个战略家，他的态度就好像是在面临一场商业谈判。但是，他感觉到自己被妻子和孩子们抛弃和孤立了，他的生活没有目标。

尼古拉斯想要让治疗师和自己一起讨论怎么才能把他的妻子引诱回来，他还不断地以一种类似下象棋的思路来分析自己究竟应该在什么时候向妻子说些什么。他想让治疗师成为他的关系顾问，帮助他实现他的既定目标——把跟妻子的关系恢复到从前那样。在跟尼古拉斯发展治疗关系的过程中所面临的挑战在于，治疗师不仅要简单地帮助他恢复他的亲密关系，还需要帮助他看到究竟是什么问题导致了他所面临的分居。除非他能够理解那些跟分居有关的情绪问题，明白他自身在分居问题中所起到的负面作用，了解他对于这些情绪问题的反应，否则他将永远都无法挽回他与妻子的感情。

---

* 在参加团体督导时，大家会发现一种普遍存在的现象，即督导、被督和其他参与者一致将治疗中的僵局、毫无进展、毫无效果，和来访者的脱落，全部都看做是来访者移情和严重病理的结果，彻底地无视被督在报告中所展现出的严重的无知和无能。——译者注

实际上，目前所发生的一切让他感到气愤和羞耻。

　　通过对于尼古拉斯所感觉到的丧失持续地共情，治疗师创造出了一些空间，让他能够去谈论和表达他的那些深层的感受，而不只是他的那些旨在挽回妻子的策略。在澄清了治疗师和来访者的角色之后，尼古拉斯明确了治疗师在倾听、理解、反思和进行概念化上的责任，以及自己作为来访者在探索、表达和做出改变上的责任。于是，尼古拉斯不再寻求建议和帮助了，而是能够讨论自己与妻子之间的冲突。为了履行来访者的责任，他看清了一些自身的需求对于他人所造成的影响。当然，他的态度和行为并没有仅仅因为对于咨访双方角色的讨论就发生变化，但是，这种具有教育性质的讨论确实让他对于自己长期以来的那种倾向有了一些认识：他总是在关系中把别人当作那些让他失望的员工去对待。来访者与治疗师之间逐渐达成了一种默契：每次尼古拉斯退回到那种下象棋状态的时候，两个人就分别对此进行提醒和评论，而不是去继续进行这种策略性的思考。

　　鉴于他是这样地一位智慧而又务实的实践主义者，来访者与治疗师之间相互的迁就和让步就显得十分必要。如果在治疗中得不到及时和足够的互动，这位来访者很快就会感受到焦虑和沮丧，因此，治疗师频繁的评论、提问和鼓励都会很有帮助。在后续的治疗过程中，来访者谈论了自己与父亲之间的关系，尤其是关系中的问题和障碍，而治疗师则将这些内容与来访者当下在治疗中体验到的感受联系起来：当治疗师沉默时来访者体验到的沮丧似乎跟来访者对于那个在他12岁时抛弃母亲的父亲的愤怒有关。

　　尼古拉斯经常向我索要建议和答案——到底该不该向妻子妥协？该不该许诺承担更多的家务？该不该在妻子提出想要跟朋友

外出的时候严词拒绝？每次当他没办法从我这里得到建议和答案的时候，他都会感到沮丧。我一直都没有告诉他该怎么做。后来有一次，我因为休假需要暂停2次会谈，当我们恢复工作时，尼古拉斯看起来心不在焉，明显不如以前投入了。他也解释不了为什么，不过每次我问他的时候他看起来都很生气。此时，我并没有去探索他的移情反应（他感受到的愤怒和被拒绝），而是去安慰他，并且表现得比平时更加积极。

在这个案例中，我们的原则和判断是：来访者的心绪在哪，我们就去哪跟她汇合，采用一种更为传统和超然的（aloof）治疗姿态也许能够带来更多的领悟，但也会损害我们与来访者之间的工作关系。当治疗联盟受到威胁的时候，裂痕必须得到修复；有时这意味着我们需要安慰来访者，打消他们的疑虑（reassurance），并且澄清一些事实，而有时这意味着我们需要做出解释和释义。

所有的衍生物生而平等

心理动力学治疗有时被叫做"三条腿的凳子"，这是因为它倾向于关注三个层面的事件和情境：当今现实、旧时往事和咨访关系。在传统模型中，对于这三个层面中任何一个层面的关注都应该匹配上对于另外两个层面的关注；对于任何一个层面的忽略都将被视为是一种阻抗。尽管这在概念和理论上与PPP模型相似，但是，出于实用性和有效性的考虑，我们的治疗模型将会明确地优先关注那些发生在来访者当今生活中的冲突衍生物。凳子的三条腿并非总是缺一不可，而且，在我们看来，对于旧时往事的重构和对于治疗关系的感受，并不见得就比那些基于旧时创伤情境的现今日常中的冲突衍生物更具有终极意义和重要性。

移情承载和延续着旧时的感受、知觉和想法。通过移情，这些陈年日久的关系模式被带进了来访者后续的亲情、友情和爱情当中。反移情则指的是那些治疗师对于来访者的感受、知觉和想法，反移情有三个来源：来访者旧时关系的呈现、咨访关系中的真实成分，以及治疗师自身的早年经历。在后续的章节中，这两个重要的心理动力学基本概念将会得到更加充分和细致的讨论。通常来讲，治疗师借助倾听和观察来识别移情反应，但也可以借助自己的反移情和治疗中跟来访者之间的模式活化来发现这些移情反应。相比于PPP，传统的心理动力学治疗也许更为关注移情和反移情。我们期待能够有越来越多的数据来证实来访者从这三个层面的聚焦中所获得的收益。

PPP 的根本在于对来访者当今现实处境中诸多问题所进行的详细探索和深入讨论，尤其是要去关注那些来访者对其重要人际关系的叙述。如果来访者在自由联想的过程中谈起了旧时的回忆，又如果对于移情的讨论在治疗中变得迫在眉睫，治疗师都会格外去关注这些往事和移情。对于这些领域的探索自然会让整个治疗过程更加具有深度和说服力，但是对于整个治疗来说这些却并不是绝对必要的环节。一些来访者会自然地把焦点放在过去，去回忆那些重要的往事，从而加深对于自身所面临的重复性情境的理解。也有一些来访者则特别倾向于看到自己在与治疗师的关系中所扮演的角色。

核心心理动力学问题、综合个案概念化、叙述

传统的心理动力学心理治疗并不关注诊断（diagnosis），无论是从心理动力学的角度还是从描述性的（descriptive）角度。因为无论诊断的结果如何，你所要进行的治疗过程都是一样的。在另一方面，在做出个案概念化之后，传统的动力取向治疗师也不会将其跟访者分享和讨论；诊断和概念化更像是一个与治疗相平行的过程，而并非作为治疗的中心而存在。

与之相对，PPP 则从一开始就要去鉴别那些正在折磨着来访者的核心心理动力学问题。我们认为，存在着六种能够被心理动力学疗法有效治疗的核心问题：抑郁、强迫、抛弃恐惧、低自尊、惊恐焦虑和创伤。我们将会在第六

章和第七章去详细地讨论这些核心问题。在建立治疗联盟的同时，治疗师的另一个任务就是要去对来访者评估（assess），从而确定来访者更符合哪些核心问题（如果能找到对应的话）的描述。这看起来十分简单，但老一代的心理动力学治疗师们却不是被这么教授的。

对于核心问题的鉴别让治疗师能够去预测那些跟这一问题相关的典型特征，并且能够迅速地考虑到与此相关的常见的心理动力（psychodynamic）。治疗目标、治疗联盟在发展过程中遇到的困境、特定的治疗技术、常见的移情和反移情反应，这些都将围绕着核心问题进行展开。如果你知道了来访者的核心问题，那么你就能够对上述的这些方面进行预测，从而就好似得到了关于治疗的攻略图一样，对于治疗有了一个清晰的思路。

当然，每个个体是不能被简化成一种核心问题的，而这就是我们需要进行综合个案概念化的原因。这种综合的概念化相当于是在核心问题与来访者独特的人生之间架起了一座桥梁。一个综合而实用的心理动力学概念化必须同时做到如下几点：既要包含核心心理动力学问题和主要心理动力（essential psychodynamic）（首要的重复性病理情境），也要包括那些非动力学的神经生物学因素，诸如气质、综合征、亚综合征、社会因素、文化背景等（McWilliams，1999；Summers，2002）。本书将在第七章详细介绍该如何基于来访者的人生和历史进行概念化。

一个综合的概念化需要同时从两个方向来阐释那些动力学因素和精神科症状之间的因果关系。它需要包含两类假设：一方面是动力学因素是怎样地影响了个体的症状和病症的发展；另一方面是这些综合征和疾患又是怎样影响个体的心理动力。这种概念化需要以来访者纵向的发展和历史作为基础，涉及从来访者的童年到现在的整个过程：涵盖哪些症状、重要生活环境、重要经历、人生主题、发展因素、创伤体验、医学因素，以及由以往接受的治疗所带来的效果。

尽管在近二十年里，已经有过不少的关于心理动力学个案概念化的研究和论述，但是这些文献所带来的影响似乎仅限于短程心理动力学治疗（brief psychodynamic treatment）的相关领域。所以，不幸的是，在大多数日常的临床实践中，动力学个案概念化并未得到普及。

对于来访者所面临的问题，PPP 取向的个案概念化不同于传统心理动力学治疗的概念化，这种差异不仅涉及其涵盖因素的广度，还关系着概念化是否会被置于整个治疗的中心位置，以及概念化的过程和结果是否会对来访者保持透明。在 PPP 当中，治疗师应该在第二或第三次会谈时就能够对于来访者的核心问题有一个比较清楚的认识，并从而开始进行概念化。再过几次会谈之后，治疗师就可以跟来访者一同来就这些核心问题进行讨论，并且就最初的概念化进行探讨。在把概念化分享给来访者之后，它就成为了咨访双方共同的焦点，从而在随后的治疗中得到发展、延伸和修正。相比之下，在传统的心理动力学模型当中，治疗师极少会对来访者的核心问题做出诊断，因为传统模型倾向于认为：在治疗的早期阶段，治疗师根本无法获得足够的信息来进行准确的个案概念化。

对于问题进行界定并且做出综合的概念化，这常常能够促进治疗联盟的发展，并且有助于形成一种良好的合作关系。从而，治疗师与来访者将会为了共同的目标症状进行有效的工作。如果诊断和概念化是基本正确的，那么症状将可能会在治疗中得到明显地改善，而治疗过程中潜在的那些障碍也将会被及时地发现。并且，在概念化的帮助下，治疗师可以更有计划地将心理动力学治疗与其他的干预手段进行整合，诸如精神科药物治疗、伴侣或家庭咨询和行为疗法。

尽管对于核心问题的寻找和对于个案概念化的构建需要以咨访双方之间的合作和互动作为基础，但是这个任务终归还是要落到治疗师的头上。相比之下，发展出一部属于来访者的人生叙述（life narrative）（Spence，1982；McHugh，& Slavney，1998），则是治疗师和来访者需要共同承担的责任。人生叙述是一种对于来访者人生历程中诸多事件的理解，也是对于这些事件之间的关联以及这些事件给来访者造成影响的领悟。通过这样的叙述，来访者能够逐渐地学会去重视和欣赏她自身的那些力量品质、机遇、优势、劣势、技能和弱点（vulnerability）。就像一份人工摘录的手抄本一样，人生叙述需要在治疗师和来访者小心仔细的合作中被不断地审视和讨论。而完成这部人生叙述的整个过程其实就是治疗工作的主体和目标。人生叙述是治疗师和来访者在治疗工作中完成的实实在在的成果，来访者会在未来的生活中去欣赏它和使用它。人生叙述能够帮助来访者去预测自己将会在未来的某些处境中做出的反应，也能够帮助她有效地处理问题并且做出抉择。另外，人生叙述也是来访者获得一种现实而健康的自尊的基础（Strupp, & Binder, 1984）。

利器

传统的心理动力学心理治疗常常被批评家们描述为"钝器"。这种描述的意思是，传统模型的技术和力量（power）的适用范围过于广泛，无论面对着怎样的具体问题，传统的动力学治疗都会以相同的方式进行工作。因此，治疗效果就会变得过于分散，而治疗目标也会变得不够明确。PPP力图将治疗过程聚焦在来访者收益最大的领域，通过持续而有强度的工作来靠近核心问题的本质，从而直击来访者的治疗目标。

那么这具体是什么意思呢？在治疗计划中有两个关键步骤：帮助来访者界定他们的目标；进而设计出一种实现目标的治疗方式。在治疗一开始就要去直接询问来访者，他们到底希望从治疗中获得什么。通过指导和建议帮助来访者意识到什么样的目标是切实可行的和贴近实际的，从而为咨访双方后续的努力和成功搭建一个合适的舞台。当然，大多数来访者没法完成自己所希望获得的改变，但是他们也许会为自己所实现的改变而感到惊讶。治疗计划中至关重要的一点在于：确定治疗资源在两个领域中的分配比例——需要在多大程度上关注那些症状和困难；又要在多大程度上关注个人成长（personal growth）和那些人生主题中的发展任务。这两个领域之间的区别似乎总是模糊不清的，但是，经验告诉我们，大多数来访者都能够强烈地感觉到他们正在哪个领域中进行着工作，所以我们有必要将治疗资源聚焦在来访者希望的那个领域之上。

如果能够对于来访者希望实现的目标有一种更为清晰的认识，并且能够对于这些治疗目标背后的冲突基础有所理解（记住，治疗目标本身也是一种妥协），那么治疗师就可以借助综合个案概念化来对治疗的整个过程进行设计。从而，来访者和治疗师就会在这种设计的引导下去聚焦到某些特定的心理动力学情境之上。

因为我们的模型能够区分和鉴别来访者问题中的非心理动力学因素，所以，在治疗的过程中，我们就应该在来访者准备得足够充分时再去关注那些心理动力学因素。举一个这方面经典的例子，一位重性抑郁的来访者前来寻求治疗，她的生活中有众多不同类型的压力源（stressor），而她应对丧失的模式又是功能失调的。在最初阶段，这位来访者从以症状为焦点的（symptom-focused）治疗中受益匪浅，如精神科药物疗法，以及高度聚焦于症状的（highly targeted）动力学或认知疗法。随后，在那些严重的抑郁症状逐渐减轻之后，这位来访者又在长程（long-term）心理动力学治疗中继续成长。长程心理动力学治疗会带来焦虑，因此，对这位来访者而言，在一开始就接受长程动力取向心理治疗是不合适的。但是，在这位来访者的症状有所减轻，而力量品质又得到加强的时候，长程治疗就会变得适宜和有效。

以综合个案概念化作为蓝图，PPP 可以很容易地与其他的治疗模型（如，精神科药物疗法）进行整合。尽管我们很难对于治疗的过程进行完全而准确的预测，但是，借助核心问题和概念化的帮助，我们就可以对于治疗的前景有一个基本的了解，具体包括：可能出现的症状缓解，成熟，成长，以及潜在的阻抗（resistance）和困难。从这种意义上讲，PPP 能够为动力取向治疗与其他疗法的整合提供更多的理论依据，并且帮助治疗师认识到应该在治疗过程中的哪些阶段去进行多大程度的动力学干预。

促进改变

在前文的理论部分中，我们已经描述了促进改变的技术所涉及的三种机制。其实，无论哪种技术都会或多或少地反映出这三种机制*中的一种或更多。促进改变的技术通常可以分为三种。第一种技术是：探索那些痛苦的情感、记忆、想法和感受。这涉及一系列传统的心理动力学访谈技术（interviewing technique）（Brenner，1974；Greenson，1967）。情绪探索（emotional exploration）能够帮助来访者发展出更多的领悟和自我意识，也能够降低那些旧时感受给来访者所带来的痛苦和恐惧。在这方面，PPP 与传统的心理动力学心理治疗并没有太大差别。

第二种技术是：帮助来访者发展出一些对于那些问题情境的不一样的知觉，这些知觉是更基于此时此地的，更客观的，更真实的，更多角度的。在这方面，PPP 的技术具体包括对于旧时情景的澄清，以及对于那些不同于以往的知觉方式的探索和讨论。这种探索和讨论颇有一番"侦探小说"的感觉，治疗师和来访者翻来覆去地思考着各种可能性，持续不断地对于知觉和现实进行权衡和甄选。在倾听来访者故事的过程中，治疗师需要向来访者提问，鼓励他们去思考故事中其他人的动机和体验，从而帮助他们学会用不同于以往的方式来理解这些情境，让他们注意到自身的重复性体验与眼下的真实处境之间的差异。举例来说，贝丝在治疗中重新审视了自己看待约会和男友的方式。那些跟她约会的男人是否会因为表现出了一些不可靠的特质而让她觉得兴奋？而这是否其实是因为他们让她想起了父亲？尼古拉斯在治疗中思考了自己对于妻子的感受。他的妻子是否真的就像他感觉到的那样无法靠近？他的知觉准确吗？还是说他旧时的经历让他曲解了妻子的行为？

第三种技术是：尝试新的行为。我们鼓励新的行为，并且希望来访者去

---

* 见本章"治疗性的改变"这一节。——译者注

评估这些新行为所带来的效果和影响。基于那些对于重复性问题情境的更为真实的新的认知，在讨论过对于这些情境的不同于以往的（alternative）反应方式之后，你可以思考一下来访者能够采取的新的行为和应对方式。新的应对方式往往需要借助一些社交技能才能实现，但是，通过观察那些在来访者生活中的跟个人冲突相关较小的领域，你就不难发现来访者常常是明显具有这些社交技能的。

来访者经常会自己去发现一些新的策略和办法。在 PPP 中，我们并不顾忌直接给来访者提建议。所以，我们也许会直接建议一位来访者尽量避免跟那位积怨已久的年迈的母亲继续纠缠，而是跟她保持一些距离，以便能够更好地认识到自己所感受到的伤害和丧失。传统的心理动力学治疗对于这种直接的建议顾虑重重，担心这样会引起权力斗争（power struggle），会婴儿化（infantilize）来访者，或是会激发来访者幼年时被人命令的创伤情境。我们必须考虑到这些可能性，并且对此保持警惕。不过，一方面，我们只是将一些新的行为呈现给来访者，建议他们去考虑，而绝非催促或强迫他们按此执行；另一方面，我们也会担心治疗联盟可能因此而受损，所以要时刻进行觉察并准备好进行必要的修复。就算给建议会让我们冒着难以看清和处理移情的风险，但是，相比之下，我们还是愿意去通过积极主动的工作来促进来访者获得新的行为模式。因为，后者所带来的治疗效果往往在意义和价值上超过了前者所能带来的风险和损害。

杰奎琳知道了她正在上大学的女儿是同性恋，这让她感到发狂。她知道自己应该去以一种支持的态度去面对女儿，因为同性恋这件事并非是女儿自己想要决定的，而是她天生就具有的倾向。但是，这件事还是让杰奎琳感到非常失望，更让她感到羞耻和困惑的是，她不知道自己为什么感到如此失望。有时候，她的女儿会打扮得特别男性化，这尤其让她感到烦躁。最终，随着这些消极情绪的不断积累，杰奎琳开始回避跟女儿独处的场合，尽管她和女儿以前经常一起参加各种活动，也有许多共同的爱好。

通过接受心理治疗，杰奎琳意识到，在女儿是同性恋这件事上，一方面，她的痛苦来自她曾经的那些跟女儿女婿共享天伦的幻想的破灭，另一方面，她自身的一些内在冲突也扮演着不小的角色。作为家里的独生女，杰奎琳有一位虽然很爱她但却十分苛求的母亲，母亲的压迫感让杰奎琳时常觉得无法承受。她只能把自己的愤怒小心翼翼地隐藏起来，从不表现出来。所以，杰奎琳现在似乎是在把女儿是同性恋这件事解读为一种女儿对于母亲的拒绝和排斥。杰奎琳常常把女儿的行为理解为是一种对于她的愤怒和拒绝，就像她对于自己的母亲曾经的那种情绪一样。可是，她女儿的表现实际上却是源自自己的性别认同，跟对杰奎琳的感受没有一点关系。事实证明，女儿感觉到了杰奎琳在自己公开同性恋身份之后的回避，这让女儿觉得被拒绝和愤怒，从而才会好几次故意向她表现出了挑衅和无礼。

随着杰奎琳逐渐明白了自己的失望和烦躁的来源，随着她意识到自己对于女儿的愤怒和拒绝的解读是错误的，她感觉好一些了。但是，她跟女儿的关系依旧陷在恶性循环之中，每次在跟女儿相处的时候，她都不得不反复地提醒自己，女儿并不是真的在拒绝她。

在治疗中，治疗师帮助杰奎琳去直面自己心中的恐惧，鼓励她去尝试新的行为，比如可以直接向女儿表达自己的担心。女儿又回家了，这次，杰奎琳花了很多时间跟女儿在一起，向女儿询问她最近的生活、约会，和朋友的情况，甚至问起女儿将来有没有要孩子的计划。杰奎琳很担心自己的这种做法会不会真的验证了此前对于女儿态度的猜测，结果发现事实恰恰相反，通过对话，杰奎琳发现女儿确实不是真的想要拒绝她。

杰奎琳从旧时的知觉方式（愤怒的女儿和麻木的母亲）中退了

出来，尝试了一种新的行为反应方式（关心和卷入）。在发生了这些变化之后，她的女儿被感动了，并且向杰奎琳解释说之前其实很害怕被母亲批评和拒绝，说她不是故意选择成为同性恋的，说她很渴望亲近，并且希望将来有自己的家庭。听完这些，杰奎琳感觉好受了太多太多。在杰奎琳明白了自己与女儿的关系不同于自己与母亲的关系之后，她放下了自己以前对于女儿和未来女婿的那些期待和幻想。

透明化

在 PPP 中，来访者与治疗师之间的关系对于治疗性改变来说是必要的（但是并非足够的）手段。这种关系是治疗技术得以施展的媒介，同时其本身也是不可或缺的治疗性元素之一。尽管处在移情和反移情的渲染之下，但是来访者与治疗师之间的那种共情性的情感纽带也必须是真实的和即时的。实用主义心理动力学治疗师需要保持一种职业且相对匿名的态度，但是也应该理解来访者对于治疗师卷入程度的需要，并且接受治疗中难免出现的来访者自身的幻想和需求的活化。比如，PPP 的治疗师倾向于回应来访者所提出的问题，并且接纳来访者希望治疗师更加卷入的邀请。你可以先回应来访者的疑问，随后再分析和理解你们之间的这次互动；当然也别忘了问问来访者在听到你回答之后的反应和感受。我们会惊讶地发现，许多来访者竟然能同时做到一方面跟治疗师进行真诚而直接的交流和互动，另一方面还可以带着一份好奇心去探索自己对于治疗师的移情。

我们发现，透明化对于治疗来说是非常具有意义的。对核心问题、个案概念化、治疗方法、其他疗法的解释，甚至是对治疗技术中的诸多元素的解释，这些对于整个治疗的成功与否来说都意义重大。在透明化这件事上，我们的态度不仅跟当下医疗领域和司法领域中对于知情同意权的要求相一致（Beahrs, & Gutheil, 2001），而且认为能够增加心理治疗中咨访关系的真实程度，并且维护来访者作为健康成年个体的功能。透明化涉及对于来访者所进行的教育，以及让他们了解自己的那些重大的问题和人生主题。相比之下，传统的动力学疗法则倾向于让治疗师扮演更为"神秘"的角色，不要去向来访者解释治疗中正在发生的事情。

在医疗领域，总体来说，帮助来访者获得相关知识在大多数情况下是有好处的，尽管这种做法受到了一些临床工作者的抵制，因为他们觉得这可能会影响来访者的心情，太浪费时间，甚至是造成误解。向来访者传授关于心理治疗的知识是一种普适的干预手段，因为这样可以降低来访者的失控感，并且可以帮助来访者去选择他们更喜欢和更适合的疗法。所谓透明化，就是以一种更为公开和明确的方式告诉来访者他们的问题、处境、预后（prognosis）*，以及治疗过程的重点。这并不意味着治疗师需要向来访者公开自己的隐私，也不意味着治疗师需要以个人的名义进行回应，这两种情况不属于透明化的范畴，它们需要在监督（monitor）下小心地进行。当然，对于心理治疗来说，透明化也要求治疗师能够以开放的姿态去参与会诊、咨商（consultation）、讨论和督导。

总　　结

PPP 有其清晰的理论、原理和技术作为基础。PPP 用一种发展的和冲突的模型来看待个体的精神生活，并且以心理动力学诊断和个案概念化作为中心来对治疗进行构思和组织。这种治疗取向具有以下特点：（1）鼓励对于来访者进行心理教育；（2）提倡治疗过程的透明化；（3）促进多种疗法之间的联合协作；（4）需要治疗师保持积极卷入的治疗姿态；（5）对于改变给予更多的关注。以上这些特性就是 PPP 区别于传统的心理动力学治疗或其他心理疗法的地方。

---

* 预后是指分析患者的力量品质和弱点、劣势，从而预测其可能的病程发展以及治疗的过程和结果。——译者注

第三章

其他的心理疗法

我们的痛苦只有在得到充分的表达之后才能被治愈。

——Marcel Proust

在这一章里，我们将会简略而全面地总结一下心理治疗的历史，借此帮助读者更好地理解 PPP 形成的背景和传承。首先，我们将会纵览20世纪和21世纪主要的心理治疗流派（school），通过相互比较，我们将会对这些流派在如下几个方面逐一进行评价：（1）偏重认知（cognition）还是情感（emotion）？（2）强调治疗技术还是关系体验（relationship experience）？（3）在多大程度上突出来访者进行人生叙述的意义？其次，我们将会比较详细地去描述三大主流的精神分析理论（psychoanalytic theory），尤其是它们对于来访者的动力进行个案概念化的风格和视角。另外，我们将会对比 CBT 与心理动力学治疗的异同。

精神分析

精神分析的理论建构在三大核心概念之上：驱力、潜意识冲突和幻想。此外，人格发展理论也是精神分析模型的基础，无论是对于正常的还是病态的（pathological）发展性问题来说，这种阶段性的视角都尤为重要。还有，精神分析将心理症状理解为一种对于内心冲突的神经症性的解决。尽管 Freud 十分渴望能够用生物学理论来理解个体所面对的心理问题，但是，在对癔症（hysteria）进行了多年的治疗和探索之后，他得出了结论：临床上所观察到的心理现象是无法用纯粹的生物学理论去进行解释的。于是，他发展出了一套关于个体内心世界（psychic）的理论来解释那些他所遇到的病理（pathology）。

因为 Freud 无法从生物学或个体的意识层面去解释来访者的症状，他提出了动力性潜意识（dynamic unconscious）这一概念，并且假设它的存在才是诸多心理症状的源头。为了能够接近和观察个体的潜意识*，Freud 让来访者躺在躺椅上，连续数月进行每天一次的分析，鼓励来访者进行自由联想，说出任何浮现在他们脑海中的想法。有趣的是，虽然常常有人会讽刺那种老派的 Freud 式精神分析，说那种治疗师太过冷酷和沉默，太看中匿名性（anonymity），不是让来访者孤独地进行自由联想就是没完没了地对冲突进行释义，但是，早期的精神分析师，包括 Freud 本人，实际上在治疗的过程中表现得十分热情，经常以个人的名义和方式跟来访者互动，以至于用今天的标准来衡量，常常是过分卷入的。Freud 几乎总是给予来访者建议和支持。来访者会跟 Freud 一起散步，吃饭，甚至度假。

---

* 无意识、潜意识和下意识这些术语在翻译和使用上时常相互混淆，动力学理论通常只涉及 conscious 和 unconscious 这一对概念，本书将其分别译为"意识"和"潜意识"。——译者注

经典的精神分析技术就像是一种科学，其中充斥着生涩的比喻，它十分强调宣泄（catharsis）和情绪表达（emotional expression），并且希望由此让来访者获得领悟和洞见。对于经典精神分析来说，技术往往是用来促进领悟的，相比之下，分析师与来访者之间的真实关系并不重要。在分析中，来访者和分析师苦苦地寻求着对于来访者早年经历和现下生活的全新解读，这种通过全新视角所获得的领悟和洞见将被视若珍宝，被当作一种新的事实。

精神分析不仅看重想法和理解，也同样会关注情绪和情感。对于来访者而言，精神分析不仅是一个界定得十分清晰的过程，也同样是一段全新的关系体验。让来访者对自己的人生进行叙述非常重要，当然，前提是这些人生故事都是真实的，而且需要在分析中进行重构。一些分析师会更加看重认知和领悟，但另一些分析师则会更加强调分析中形成的那种新的关系体验。

在随后的75年里，精神分析的思想陆续发展出了三大分支。这三种主要的精神分析流派——自我心理学（ego psychology）、客体关系（object relations）和自体心理学（self psychology）——成为了心理病理学（psychopathology）*的基石。三大流派各有一套自成体系的世界观、理论假设、专用术语，也分别进行了大量的观察和研究。每个流派的观点都很有说服力，但是都还没有得到证明。临床经验告诉我们，治疗师最好能够从多种视角去理解来访者的核心心理动力学问题，但是通常只有一个流派的精神分析理论最能够贴近某个来访者的某个问题。

对你而言，三大精神分析流派中的某一种或许听起来尤其不错。它可能会让你不仅从专业上十分认同，而且从内心深处感到触动。当然，也可能会有一种流派尤其让你觉得说不通和没有道理。无论是对于你还是对于来访者而言，这种独特的偏好极有可能恰恰就反映出了你们的个人背景、发展轨迹

---

* 在本书中，"psychopathology"有时也会被译为"心理病理"，此时，它指的并不是一门学科，即心理疾患／问题的成因、发展、症状和治疗，而仅仅是深层的异常和病变。——译者注

和学习经历。在很多时候，之所以人们最初会对心理动力学心理治疗感兴趣，是因为他们接触了这三大精神分析理论之一，并与其对于人性的深刻见解产生了共鸣。但是，由于这些理论是如此地深奥，如此地具有启发性，人们很快会觉得它们太过复杂、神秘、晦涩，以至难以理解。学生们常常会只选择三种理论中的一种来深入地继续学习。在这一点上，我们的 PPP 取向更多地是针对来访者的特点去进行工作的：对于每种核心问题来说，都有一种（有时是两种）理论流派更为适合，能够让我们得到更好的理解。在第五章和第六章，我们将会对六种核心问题与三大理论流派之间的特定匹配性进行详细地解释。

自我心理学

这是一种在精神分析界备受尊崇的经典理论；在北美，自我心理学尤其得到了发展和认可。自我心理学的理论概念聚焦于个体的内心冲突、潜意识，以及那些在驱力寻求表达的过程中所产生的持续压力。这些概念最初都源自经典精神分析理论，有时它们也会成为人们批判和嘲笑精神分析的焦点，因为这种理论会以一种过于决定论（deterministic）和还原主义（reductionist）的视角来看待本能在人类生活中所扮演的角色。在自我心理学的模型中，个体的内心充满着彼此相互冲突的驱力（性冲动和攻击冲动），也充满着来自道德、良心（conscience），或超我（superego）的对于这些驱力的反应。自我（ego）试图对于这些冲动、道德和现实需求进行裁决、规划和妥协。从这种意义上讲，所有的思维、感受、幻想和行为都源自这种需求（demand）与对于需求的尝试性解决（resolve）之间的交错和纠缠。这一模型的突出贡献在于，它让人们意识到了冲突和妥协的普遍性。然而，这一模型的缺陷在于，它将个体视作一个仅仅是为了满足驱力而存在的有机体。

超我是个体内心中代表道德和良心的部分，也就是那些规则和禁忌。由于超我的存在，思维、感受和行为都可能会被禁止，也都可能会成为愧疚和羞耻的来源。驱力与超我之间经常会有冲突，而像压抑（repression）、移置（displacement）和升华（sublimation）这些防御机制就是被用来管理这些表面上彼此碰撞的内部需求（internal need）的（Freud, 1926）。自我是个体内心中负责运用这些防御机制的那部分，它一直都在试图解决冲突。所谓自我功能（ego function），就是指个体在处理冲突时所具有的弹性和灵活性，以及在做出妥协时所体现出的有效性。自我必须要考虑到外部现实，以及这些现实所涉及的要求和局限（constraint）（Freud, 1926）。

另外，自我心理学也很关注性心理的发展（psychosexual development）。在口欲期（oral phase）、肛欲期（anal）和性器期（genital）［或俄狄浦斯期（oedipal）］，个体面临的冲突在形式和内容上都不相同。在性心理的发展过程中，性冲动和攻击冲动会以一种可预测的次序进行展开，从而主导着个体在那个发展时期的体验。这些冲动给不同的发展时期带来了挑战，而这些挑战必须要得到表达和解决。举例来说，对于处在肛欲期的孩子来说，他们必须要想尽办法，一方面要去满足自己想要调控躯体功能的欲望，另一方面要去遵从父母在如厕训练（toilet training）中向自己所提出的要求，从而来解决爱与恨之间的矛盾，来应对自主（autonomy）与服从（submission）之间的对抗。随后，对于处在俄狄浦斯期的孩子来说，指向父亲或母亲的力比多（libidinal）欲望可能会引发种种跟愧疚有关的复杂问题。个体在某个发展期遭遇到的严重问题可能会导致固着（fixation），或者留下伤疤（scar）。防御机制会被用来修补或容纳（contain）这些未被解决的冲突，而那些伤疤则会被带到后续的发展期当中，并且以具有自身特色的方式呈现出来。Erikson 将发展期的观点从童年时期扩展到了个体的整个人生（life cycle）（Erikson, 1964）。而衍生物（derivative）这一术语，指的就是那些源自于旧时主要冲突的思维、感受或行为。在大多数情况下，那些跟衍生物相关联的经历和体验恰恰就是心理治疗的关键所在。

按照自我心理学的理论模型，病理的形成源自那些运行出现问题的妥协

(A. Freud, 1936)。健康的心理状态就像是一条平缓而通畅的小溪中的水流，诸多心理功能在其中运行得良好并且稳定；相比之下，病理就像是在一条拥挤而堵塞的管道中的浆液，惩罚性的道德、起伏不定的冲动、功能失调的行为，在其中激荡穿行。

客体关系

在自我心理学的理论模型中，心理装置（mental apparatus）的功能和意义在于满足个体的本能需求（instinctual need），并且在内部要求与外部要求之间进行妥协；而客体关系理论则强调，个体对于亲近（closeness）和关系的需求才是首要的。个体最为本质的欲望在于寻求令人满意的亲密关系，而非寻求性和战争。在客体关系学派的理论家眼中，性是爱情关系的升华，而在自我心理学取向的学者眼中，爱情则是性驱力的升华。对于正在吸吮母亲奶头的婴儿来说，食物当然是一种需要，但亲密更为重要。Eagle（1984）是客体关系理论的拥护者，对此，他引用了 Harlow 在20世纪50年代的研究：在实验中，幼猴更愿意依附在那个不能提供食物的柔软"母亲"身上，而不是那个能够提供食物的铁丝"母亲"身上。后来，Bowlby 在其关于依恋（attachment）的研究中继续发展和完善了 Harlow 的工作。根据客体关系理论，关系及其所带来的满足（fulfillment）和挫折（frustration）决定着一切。在临床方面，Winnicott（1953）、Mitchell（1986），和 Kernberg（1975）都为客体关系的理论模型做出了重大而突出的贡献。

"客体（object）"这一术语——很不幸这个词汇显得有些冰冷 *——指的是让个体产生兴趣和欲望的他人。相对于字面意思上的冰冷，这个理论本身

---

* 客体关系理论中的"客体"在英文上对应"object"这个单词，而 object 在英语中主要的意思是"客观事物"，通常不会被用来指人。——译者注

却是非常温暖的，客体关系模型的中心和基础在于：理解来访者早年与其父母和其他养育者之间的经历和体验，并且理解这些关系是如何被来访者内化（internalize）的。

现在，请你闭上眼睛，想想你的母亲，在你脑海中所浮现出来的视觉画面将会连带着许多曾经的感受、回忆和想法。这就是你所内化的母亲的意象（image），按照客体关系理论的术语，它叫做你母亲的客体表征（object representation）。孩子们会内化那些养育他们的人。在孩子小的时候，这些内部意象（internal image）被叫做其对母亲的内射（introjection）。这就像是孩子把另一个人整个地吞了下去，寄存在了脑海里。在孩子长大以后，这些内射变成了认同（identification），而这些内部意象将会变得更加抽象，变得更加贴近父母的品质和特点——此时，除了那个人的意象和有关那个人的感受，其所持有的观点和信念也被存放在了孩子的脑海中。

内射与认同差异很大。如果这位养育者具有攻击性、让人害怕，或是具有虐待性，那么内射就会一直保持下去。在这种情况下，个体将真切地感受到这位被内射的养育者，就好像这位父亲或母亲一直住在了个体的心灵之中。在一段健康的关系当中，内射会被逐渐地转化为认同。认同是一个温和的过程；举例来说，这种感觉就像是子女会在很多方面跟父亲类似。根据客体关系理论，人类不可避免地会进行内射，并进而认同那些早年的重要养育者，而这些被内射和认同了的对象将会一直活在我们心中，成为我们关怀（nurturance）、满足、批评或愧疚的来源。

健康的客体表征就像是一位爱你的伴侣。然而，当遇到严重冲突的时候，客体表征可能会被分裂（split）成两部分：与爱的感受和正面知觉有关的好客体，跟与恨和负面知觉有关的坏客体。客体恒常性（object constancy）是一个发展成就（developmental achievement），其意味着重要的客体不会被分裂，那些指向客体的爱与恨的感受得到了统一和整合。在养育者离开的时候，孩子能够记住养育者，确信那些慈爱和关注还会再回来。拥有客体恒常性意味着个体能够相信别人。缺乏客体恒常性意味着一旦养育者离开了，孩子就会感受到孤独和丧失，因为那些记忆中的仇恨和消极会淹没掉那些回忆中的慈爱和温情。

同样，发展出一种稳定的自体表征（representation of the self）也是一个发展成就。这是一种综合的，多维度的，对于个体自身的描绘，它能够允许不完美和不足的存在，而同时涵盖个体的优点和长处。在由强大的恐惧和被抛弃感所造成的压力下，个体倾向于发展出一种分裂的自体表征（self-representation），其类似于客体表征的分裂。这会让好的自体感（good sense of self）得以保存，但却会导致个体在关系中以一些前后不一致的（alternating），功能失调的，杂乱无章的（uncoordinated）方式去回应和面对他人。对此，我们将会在第六章的"抛弃恐惧"一节中进行更为详细的讨论。

客体关系就像是在心灵舞台中上演的戏剧，这种理论关注的是那些发生在自体与客体之间的，以及发生在认同与内射之间的内部互动和内部冲突。每一段新的关系都会激发旧时的情节、互动和感受。尽管这种观点听起来太过理论化，但是它确实跟我们的直觉和观察相符："那个人让我想起我的父亲，所以我刚才才会觉得烦躁，才会有那样的反应。"

自我心理学的中心问题是：冲突和妥协分别是什么？客体关系理论的中心问题是：怎样的早年关系正在被重演着，怎样的自体表征和客体表征被激发了？从客体关系的角度来讲，心理治疗的目的在于去帮助来访者触碰到那些关于早年关系的感受，并且意识到这些感受对于其当下生活的影响，从而去帮助来访者去发展出一种更加全面的，更加真实的，更加灵活的对于自己和他人的认识和判断。也就是要把那些陈旧的、僵化的、刻板的、个人化的（person-like）表征转化为新鲜的、灵活的、抽象的（abstract）、非个人化的认同。前文中，贝丝的案例就是以客体关系的视角来进行描述的。在对于这位31岁的女护士的治疗过程中，无论是治疗师的解读，还是来访者的叙述，都跟如下内容有关：旧时的功能失调的关系不断地在重复；当下的关系（如父亲、男友、治疗师）激发了旧时的内射和认同，并且导致了痛苦的感受和失调的功能。贝丝的自体表征和客体表征形成于很久之前，而她当前的关系却触发（trigger）了那些旧时的体验。通过治疗，贝丝能够对她的过去再次进行加工和释义，于是，这些旧时认同于对她当下体验所造成的影响就会变小。

自体心理学

如果说自我心理学是关于冲动、禁止和防御的，而客体关系是关于早年关系以内射和认同的形式去进行的重复，那么自体心理学关注的就是自尊（self-esteem）的发展和维护（maintenance）。Kohut（1971，1977，1984）及其后继者（e.g.，Baker，& Baker，1987）认识到，自尊是人生发展历程中单独的一条主线（separate line）。Kohut 提出了一个新的术语：自体客体（selfobject）。他将其定义为：一种理想的亲子关系，其能够为个体提供恰到好处的（optimal）共情和支持。Kohut 认为，自恋（narcissism）源自自体客体功能的欠缺。也就是说，在成长的过程中，孩子将会不可避免地遇到挫折，如果得不到必须的共情以应对这些挫折，自恋的问题就会产生。这种自体客体关系能够保护孩子免受过多失望（disappointment）的伤害；它能够提供情绪体验的确认（validation），从而引导孩子去找到依赖（dependence）与独立（independence）之间的最佳平衡点。自体客体关系也会允许孩子体验到一些挫折，因为这样可以促进孩子获得对于生命中失望的掌控力。按照 Kohut 的理论，健康的自尊来源于共情与挫折之间的最佳平衡。*

如果得不到足够的共情和确认，或者是得到了过多的共情以至学不会该如何处理问题，那么孩子就需要不断地跟那些可怕的愤怒感、恐惧感和自

---

　*关于自体心理学，如果觉得 Kohut 的三本经典著作过于深奥晦涩，强烈推荐言简意赅的《自体心理学导论》（*Self Psychology: An Introduction*），由中国轻工业出版社出版。——译者注

卑感相抗争，孩子就没办法容纳（contain）和调节（modulate）那些令人害怕的体验，从而感受到无尽的羞耻。反之，如果得到了过多的保护，以至于孩子从未体会到适度的挫折，那么他就无法借此发展出力量品质、自信和独立。自大（grandiosity）和得意（elation）就是孩子对于这种自卑感（feeling of inferiority）和羞耻感的反应，而这就是受损的（impaired）自尊在自恋中呈现自己的方式。

个体对于自体客体的需求在儿童时期达到巅峰，但是这种需求贯穿着成人的一生都还会始终存在，它会在爱情、友情和亲情的亲密关系中寻求表达。如果自体客体在早年出现问题，那么在后续的生命中，个体就会在为他人执行自体客体功能的时候遇到障碍。换句话说，如果一个人没有被深深地共情过，那么他就很难去共情别人。

这三种重要的精神分析理论（总结见表3.1）过去曾经是学习精神分析和心理动力学治疗时的必修课程。在本书中，我们将会进一步地界定这些理论的作用。我们认可这三种理论各自对于理解人类心灵所起到的贡献，也承认它们对于病理所进行的深刻、复杂和丰富的描述。在我们看来，每种理论都是一套用以阐述个体心理问题本质的语言体系（language）。每种理论都会在描述特定的核心心理动力学问题时显得尤其具有价值。举例来说，客体关系的模型适合处理抛弃恐惧；自我心理学特别有助于治疗惊恐（panic）和强迫（obsessionality）；而自体心理学的模型则能够有效地解释低自尊。

表3.1　精神分析理论

自我心理学	客体关系	自体心理学
关键术语		
驱力、超我、防御、自我功能、妥协形成（compromise formation）	认同、内射、自体表征、客体表征	自体客体、自尊、自恋、自大
冲突模型		
驱力-防御冲突、衍生物、妥协	内化的客体表征之间的冲突、特定的防御机制，如分裂、投射（projection）、内射	为获得健康的自尊而挣扎、丧失、由养育者所带来的沮丧和挫折
发展视角		
性心理的发展	客体恒常性	健康的自体
心理病理		
欲望之间的冲突、欲望与超我之间的冲突、发展出的让功能受到限制的妥协	自体表征的分裂、客体表征的分裂、关系中长期的冲突和焦虑、使用原始性的防御来应对内部冲突、解决关系冲突方面的功能失调	在强烈的自卑感和缺陷感（defectiveness）与自大之间摇摆、理想化（idealization）、在关系中贬低（devaluation）他人、无法容忍挫折
健康观（concept of health）		
形成有效的妥协，其能够将焦虑降到最低，同时还能够允许有弹性的功能和需求的满足	客体恒常性、更加全面而丰满的（well-rounded）自体表征和客体表征、稳定而令人满意的客体关系、冲突较少的认同	良好的自尊、强健的（vigorous）独断力（assertiveness）、容忍挫折的能力
心理治疗的焦点		
阐明冲突、防御和妥协，发展出更为有效的防御和妥协	对于自体表征和客体表征及其之间的冲突的觉知、分裂客体的整合、更加令人满意的关系、包含较少冲突的认同	发展跟治疗师的自体客体关系，在恰到好处的共情关系中修复自尊并且提升保持亲密的能力

短程动力取向心理治疗

早在精神分析刚刚成为一门学科的时候，出于对其复杂理论和漫长疗程的回应，一些人就开始致力于创建一种简短的精神分析性心理治疗。作为先驱，Ferenczi（1926），Rank（1929），Alexander 和 French（1946）倡导了一种积极主动的治疗姿态（stance），从而需要治疗师去加速对于潜意识材料的探索进程。然而，即使面对着这些学者的努力，大多数精神分析师和动力取向的临床工作者们依然会将短程动力取向心理治疗（brief dynamic therapy）视为一种退而求其次的选择，认为它不如长程动力取向疗法和精神分析。

直到 Malan(1976a，1976b)、Mann(1973)、Sifneos(1979) 和 Davanloo(1980)等人的出现，短程心理动力学疗法的治疗价值才真正获得了认可。Malan 认为，对于短程动力学疗法来说，小心谨慎地筛选来访者至关重要，而对于那些合适的来访者而言，也需要通过运用尝试性的释义（trial interpretation）以确定短程疗法所能起到的效果。而且，Malan 和 Sifneos 也在很早就倡议过界定和保持治疗焦点（therapeutic focus）的重要性。

为了简化那些常常被描述得又复杂又模糊的精神分析理论模型，Malan 明确地定义了心理动力学疗法的实质——双三角（two triangle）。"冲突三角（triangle of conflict）"的顶点分别是：防御、焦虑、冲动（或潜在的感受）。而"人物三角（triangle of person）"的顶点分别是：目前与现实中重要人物的关系、治疗中与治疗师的关系［移情呈现（representing transference）］，以及旧时与曾经的重要人物（如父母）的关系。

按照 Malan 的理论，治疗师的任务在于，去揭示那些一直被来访者用防御机制保护着的潜在感受和冲动，并且去阐明这些防御在降低那些由潜在感受所引发的焦虑的过程中所起到的作用。Malan 假定，来访者的那些隐藏的感受最初是在幼年跟父母的关系中体验到的，此后，来访者就会在跟生命中其他重要角色的互动中频繁地体验到这些感受，包括在跟治疗师的关系当中。在接受心理治疗的过程中，来访者必须要去理解这些隐藏在人物三角中的诸多关系背后的潜在冲动（impulse）。一种典型的情况是，来访者和治疗师先是领悟了来访者目前的关系（与某个重要人物或是与治疗师），进而再将这种领悟追溯到来访者旧时与父母的关系之上。Crits-Christoph 等人（1991）认为，Malan（1976a，1976b）、Mann（1973）、Sifneos（1979）和 Davanloo（1980）的著述可以算作是短程动力取向心理治疗的"四大传统"。

近30年以来，新一代的短程动力取向心理治疗师登上了临床领域的舞台。他们当中的佼佼者当属 Luborsky（1984）、Horowitz（1984）、Weiss（1986）、Strupp 和 Binder（1984）。如同那些不断涌现出的认知取向心理治疗师们一样（Beck，Rush，Shaw，& Emery，1979），这些新一代的短程动力取向心理治疗师对于实证研究和数据支持有着浓厚的兴趣，而这一点正是他们与前人的不同之处。或许是出于他们对于研究的兴趣，这一代治疗师详细而精巧地论述了他们的临床取向，而这对于那些正在接受训练和督导的临床工作者们来说显然是大为有益的，因为这些清晰的论述能够帮助他们恰当和正确地使用治疗技术。事实上，本书中的许多内容都具有治疗手册（treatment manual）的性质，而这些内容大多来源于这些新一代治疗师们的理论方法和与其相关的实证研究。

核心冲突关系主题

核心冲突关系主题（core conflictual relationship theme）（CCRT）疗法是由 Lester Luborsky（1977）所提出的，意在为来访者的核心冲突和中心问题进行概念化和定型（formalize），也可以作为综合动力学个案概念化的一

部分而存在 *。在研究领域，CCRT 备受瞩目（Luborsky，& Crits-Christoph，1998）。

CCRT 的关键在于获取来访者自发叙述的跟他人的互动信息。CCRT 有三个组成部分：来访者想从他人那里得到什么（愿望，wish）；他人如何进行反应（他人反应，RO）；来访者自己如何回应他人的反应（自身反应，RS）。下面的这个以 CCRT 进行概念化的例子是由 McAdams（1990）所提供的："这个男人最初的记忆是这样的，自己被母亲抱在怀里，结果母亲为了去抱他的弟弟而将他胡乱地放在了地上。成年以后，他的生命中总是充满了对于失宠的恐惧，而这也正是他无法信任自己未婚妻的原因所在"（p. 441）。在这个男人对于早年与母亲互动的叙述中，他的愿望（wish）是"想要在母爱中获得安全感"；母亲的反应（RO）是"拒绝"；而他对于拒绝的回应（RS）则是"不信任（mistrust）"（Thorne，& Klohnen，1993）。

CCRT 的组成部分（component）（愿望、他人反应、自身反应）会在一个人所处的众多关系中反复出现，从而构成了这个人的总体 CCRT。Luborsky 的假设是，这些反复出现的主题，通过捕获关系模式（relationship pattern）的中枢及获取关系图式（relationship schema）的控制权，主导着个体与他人相处的典型方式。这些根深蒂固的中心关系模式可以被看作是个体与其生命中的重要角色之间反复互动的产物，特别是个体早年与其父母之间情感互动的产物（Bowlby，1988）。因此，CCRT 可以被看成动力学性格结构的组成部分（Wiseman，& Barber，2008），它跟个案概念化的关系极为密切。

对于我们的实用主义取向，CCRT 和其他的短程动力取向心理治疗都有

---

* 再次，推荐《短程动力取向心理治疗实践指南-核心冲突关系主题疗法》一书。Lester Luborsky 教授是以科学的方法对心理治疗进行定量研究的奠基人，也是在实证研究方面反击 CBT 学者质疑的第一人。他于1977年所提出的"核心冲突关系主题"，即 CCRT，在理论背景上隶属于关系学派。CCRT 是历史上第一套真正意义上的手册化心理动力学疗法，也是第一个能够定量客观地研究和测量移情模式、治疗联盟和个案概念化信效度的模型。——译者注

着很大的影响，因为这些疗法不仅提炼出了精神分析传统中的精华——治疗中认知与情绪元素之间的相互平衡，以及治疗技术与新的关系体验对于来访者而言在重要性上的等同——而且明确地认可了人生叙述的价值（Strupp, & Binder，1984）。另外，许多短程动力取向疗法都会关注那些最为亟待解决的问题，因为在它们看来，有效地解决那些关键问题能够帮助来访者回到健康的发展轨道。

认知行为疗法

CBT（认知行为疗法）是一种行为疗法与认知疗法的整合，它同时强调认知和行为两个方面的改变。行为疗法的理论基础是 Skinner 和 Pavlov 的行为模型和学习理论，也就是将心理问题视作个体为了应对焦虑及其他不快体验而发展出的一种功能失调的行为策略。根据这一模型，心理治疗的焦点应该是症状而非那些潜在的情结和"疾病（disease）"。治疗其实是在以一种系统的方式来去除（dismantle）那些功能失调的行为，并且用一些更为有效和适合的行为去代替。为了让来访者能够去测试、习得、应用和熟悉这些新的行为，治疗过程基本都会围绕如下内容来进行：详细地审查种种行为及其背后的主观体验。

行为疗法是一种典型的情感式的、基于体验的心理疗法，因为在它看来，改变是由新的体验所促发的。人生叙述并不是行为疗法所必须的，因为该疗法不会去关注那些思维和感受对于来访者有着怎样的意义。在这个模型下，新的行为先于新的思维和感受而发生。因此，行为疗法既重视治疗技术又重视治疗体验，但不重视人生叙述。

行为疗法把行为放在首位，反之，认知疗法则以认知作为中心。从心理动力学的观点来讲，由 Aaron Beck 等人（1979）所创立的认知疗法似乎延续了自我心理学的传统，并且进一步突出了人类本性中的"理性"方面，而不强调其中的"非理性"方面。但是，对于 Beck 来说，非理性并非是潜意识力量的推动所造成的，而是那些能够被纠正的错误思维（faulty thinking）所导致的。不仅如此，Beck 让每次治疗会谈都具有明确的目标，而且会把自己的计划坦白地告诉来访者，从而在心理治疗中加入了两种新元素：主动性（activity）和透明化。Beck 最初的工作重心只是对于抑郁症的治疗，他会用一系列有效的行为干预让来访者变得积极，比如制定一个快乐活动日程表。Beck 最为著名的贡献在于，他通过系统的研究来证明和阐释自己的理论，并且用这些实验数据来评估干预的效果。近些年来，Beck 的认知疗法已经被成功地应用在了焦虑障碍、人格障碍，甚至是精神分裂（schizophrenia）的治疗当中（Rathod，Kingdon，Weiden，& Turkington，2008）。跟早期的精神分析相似的地方在于，认知疗法所适用的范围一直都在拓宽，现在已经可以用于治疗一些更为复杂和困难的问题了（J. Beck，2005）。因此，认知疗法并不一定都是短程的。

认知疗法与心理动力学传统不同的地方在于，前者十分强调认知和态度的重要性，认为它们是感受和行为的源头。不仅如此，Beck 还认为，改变认知最为有效的方法就是向来访者去提供新的信息和资料。认知疗法采用标准化的方法对来访者进行评估，关注治疗效果并对其进行分析，并且发展出了许多培训技术，这些都导致了当今心理治疗领域中现代实证主义（modern empiricism）的盛行。因为认知疗法十分看重以经验和实验进行效果确认的意义，所以它总是能够清晰地界定治疗目标，并且以有效的方法去处理很多心理问题。相比于心理动力学心理治疗，认知疗法在理论和技术上都更为偏重认知而非情绪。认知疗法更为依仗治疗技术而非治疗关系。还有，对于让来访者获得一种新的人生叙述这件事，认知疗法毫无兴趣。

CBT 其实是一个很大的概念，它涵盖了诸多类型的行为疗法、认知疗法，以及这两者的混合体。在本书中，我们大多使用 CBT 来泛指这些疗法，而较少使用认知疗法和行为疗法这两个术语，因为两者之间的整合是大势所趋。

举例来说，一些当代的行为主义者（Foa，& Rothbaum，1998）已经在用更偏认知的语言体系来表述自己的研究和工作了。值得注意的是，无论是行为疗法还是认知疗法，其实都很关注认知和情感，都很强调治疗的程序，也都很看重新的体验，但都忽视了让来访者发展出一种新的人生叙述的重要性。

心理动力学心理治疗与认知疗法之间的比较

因为 CBT 是动力取向疗法最主要的竞争者，所以我们十分有必要弄明白两者之间的异同。然而，因为 CBT 其实涵盖了许多亚种的理论和技术，为了让比较更有意义，我们决定只把焦点放在动力取向疗法与特定一种 CBT——认知疗法——的比较之上。心理动力学疗法和认知疗法的目标都是降低来访者的痛苦情感，两者都希望来访者能够说出那些从未得到澄清的经历，并且都力图让来访者获得更为准确的知觉。但是，两种疗法所采取的方法和途径却大为不同。以下，我们将对两种疗法在技术层面进行多个维度的比较（见表3.2）。

对于两种疗法来说，来访者对其自身处境的理解都是最为重要的资料和依据：来访者如何知觉自身的经历，如何加工自身的体验，又赋予它们怎样的意义？认知取向治疗师的工作焦点在于：识别核心信念（core belief），鉴别认知规则，确定认知假设，从而找到那些重复性的自动思维（repetitive automatic thought）。传统的动力取向治疗师关注的是：联想、感受、愿望、恐惧和幻想，而思维只是感受的附属，所以受到的关注较少。在动力取向治疗师的眼中，人际关系连同由这些关系所引发的感受都是价值连城的。然而，正如我们在前文中所提到的那样，在众多的动力学模型当中，确实也有一些相对来说更偏认知（如控制-掌控理论），而在众多动力取向治疗师当中，确实也有一些人比较强调认知。

对于认知疗法来说，**治疗关系**只是一种用以促进来访者学习进步的工

表3.2 心理动力学疗法与认知疗法之间的比较

认知疗法	心理动力学疗法
治疗关系	
• 很少把咨访关系作为讨论的焦点 • 用咨访关系来促进来访者的学习	• 咨访关系可能会成为讨论的重要焦点 • 用咨访关系来促进来访者的学习 • 在移情中观察来访者的模式 • 咨访关系是一种矫治性情绪体验
关注焦点	
• 自动思维 • 思维和认知 • 关于自己和世界的核心信念 • 图式 • 症状 • 关于他人的信念	• 联想 • 感受、动机 • 愿望和恐惧 • 幻想、创伤情境、防御机制 • 现在和过去，性格或长期存在的特质 • 人际关系模式
主要技术	
• 识别自动思维和图式 • 暴露 • 对信念的证据进行评估、作业 • 解决问题、发展技能	• 寻找重复模式 • 解释意义 • 对防御、阻抗和移情进行释义 • 理解、修通
治疗过程	
• 为了保持聚焦而高度结构化 • 透明化 • 教育，治疗师很坦率	• 为了接近潜意识内容而不太结构化 • 节制 • 只对治疗进行最低限度的教育
改变机制	
• 改变潜在信念 • 传授补偿性技能或策略 • 改变行为	• 增强自我觉知 • 修通，发展出新的知觉 • 改善关系，尝试新的行为
基本假设	
• 问题＝症状 • 消除症状＝解除问题 • 有时需要改变潜在信念	• 症状不见得就是问题之所在 • 提升对于冲突的适应才是正解

具，而其本身并不是治疗过程的焦点。正所谓"不破不修"，认知取向治疗师不太关注治疗关系，除非它受到了威胁，或是病理性信念（pathogenic belief）引发了关系裂痕。Beck 认为，有必要在治疗中与来访者进行良好而持续的合作，他把这叫做"协同检验（collaborative empiricism）"（Beck et al.，1979，p. 7）*。对于动力学疗法来说，治疗师需要以一种积极的心态去对于治疗关系保持兴趣和关注。因为，这不仅是对于来访者重复模式进行观察的良机，还能让来访者有机会得到一次全新的关系体验。在贝丝的案例中，贝丝在听到治疗师对于男友的建议时突然感到了巨大的怀疑，而治疗师却对此很感兴趣。整个事件变成了一扇窗口，让我们可以从中检视贝丝的那种习惯性的倾向：想要依赖别人，却又对此感到愤怒和不信任。随后，治疗师小心翼翼地给了贝丝的情绪继续发酵的机会，从而对其进行探索。如果贝丝接受的是认知疗法，那么，出于维护合作关系的目的，治疗师很可能会去鼓励来访者仔细地评估一下她的这种不信任是否真的现实；从认知疗法的观点来看，良好的评估关系的能力是一种重要的社交技能（social skill），而治疗的目的之一就是帮助来访者去发展这种能力，尤其是对于那些面临着关系问题或社交恐怖症（social phobia）的来访者而言。

认知取向和心理动力学取向**关注的**是个体精神生活的不同方面。认知取向治疗师关注的是自动思维、认知、核心信念，而动力取向治疗师关注的则是联想、感受、动机、愿望、恐惧。对于 CBT 来说，图式是旧时经历留给个体的遗产，它引导着个体当下的知觉和观念，塑造着个体的关于他人的信念，从而带来了症状。相比之下，对于动力学疗法来说，通过观察个体的幻想、冲突和防御，治疗师得以了解到旧时经历对于来访者现今生活的影响，因为正是它们决定了个体成年以后的性格、态度和关系。在贝丝的案例中，治疗师

---

* 协同检验意为，咨访双方通过协作把来访者的负性自动思维当作一种假说加以检验。——译者注

让她进行联想，并且在一定程度上听任着她的思维和感受继续流淌，让它们去构架出每次会谈的动力和进程。如果贝丝接受的是认知疗法，那么治疗师也许会控制住时间，通过一系列活动来呈现出贝丝的病理性图式（pathogenic schemas），并且让她看到跟这些图式所对应的自动思维，从而帮助她去获得纠正这些思维的能力。

如果我们看一看认知疗法每次会谈的内容，看一看认知取向治疗师给来访者留的行为作业，看一看治疗中所用到的那种特殊的三栏记录表（triple-column thought record），那么就会发现，认知疗法的主要**技术**其实就是鉴别自动思维和识别病理性思维模式（pathogenic thought pattern）。通过揭示这些思维模式的存在和内容，咨访双方可以进一步去评估它们的准确性和现实性（reality），从而削弱它们的力量。一旦揭示了自动思维，认知取向治疗师就会马上提出三个基本问题：（1）这种信念所需的证据是什么？（2）是否可以用不同的方式来看待这种情境？（3）这种信念的含义和影响（implication）是什么？认知疗法也会使用一些行为技术，举例来说，行为激活（behavioral activation）任务的作业能够帮助来访者降低抑郁 *，而让来访者暴露在其所惧怕的刺激面前则被用于降低焦虑 [具体通过脱敏、习惯化，或认知重构（cognitive reframing）来实现]。相比之下，心理动力学治疗师会在治疗中寻找那些痛苦的情感，引导来访者说出与这些痛苦情感相关的思维、感受、记忆和经历，探寻重复模式（repetitive pattern）并揭示出其背后的意义和历史根源（historical root）。动力取向治疗的目的在于：通过对阻抗、防御和移情进行释义，让重复性病理情景（repetitive pathogenic scenario）得以从潜意识进入意识层面，从而使来访者能够修通其过去的经历，进而改变自身的感受、知觉和行为。在贝丝的案例中，整个治疗所围绕的焦点在于，促进贝丝理解

---

* 作为 CBT 的一种策略，行为激活的主题思想是通过为来访者安排愉悦感和掌控感较高的活动来激活他们的行为，增加他们生活中的积极强化，减少回避和退缩，从而使他们能够重新投入到正常的生活状态当中。——译者注

自己的那种跟危险的男人和虐待体验相关的反复性情境。她逐渐意识到了自身的重复模式，明白了这种模式给自己的亲密关系所造成的影响。为了获得上述领悟，治疗师不断地观察贝丝的联想和回忆，同时也帮助她梳理自身用以应对过往痛苦回忆所使用的诸多防御策略。当然，认知取向治疗师有可能也会把这些重复模式视为治疗对象，但是，他们会把这些模式理解为一种思维扭曲，进而使用认知技术来纠正这些错误的思维。

相比 PPP，认知疗法的结构性更强。而且，通过进行直白的教育，认知疗法会对于治疗**过程**保持透明。相对来说，心理动力学治疗师则倾向于让治疗过程不那么具有结构性，倾向于通过支持和共情去让来访者在充裕的时间和空间里靠近自己的潜意识。在动力学的传统中，节制和中立的意义正在于此，而这也正是动力学治疗师尽可能不对治疗的程序和机制进行解释的原因。在贝丝的案例中，治疗师提供了足够的支持，从而让她能够放松地表达自己内心深处的那些不太理性的感受；治疗是开放的，也是非结构化的，所以她才有机会适当地退行（regression），从而让移情得以呈现。另外，治疗中没有多少对于疗法及其配套技术的教育和描述——治疗师希望咨访关系能够自然地展开。如果贝丝接受的是认知疗法，那么治疗师将会清楚地告诉她治疗的任务（task）是什么，以及设定这些目标的原因何在。

按照认知疗法的理论假设，**改变的机制**（mechanism of change）主要在于修正（modification）那些潜在的（underlying）信念和假设。于是，自身情绪的改变，以及对于自己和他人的知觉的改变，在理论上都源自核心信念（core belief）和表面信念（surface belief）的改变。之所以要教授来访者一些补偿性（compensatory）技能和补偿性策略（Barber, & DeRubeis, 1989, 2001），也是为了支撑那些新的更具适应性的正确信念（accurate belief）。对于 CBT 来说，总体上，症状就是问题之所在，所以，如果症状被消除或减轻了，来访者的问题也就解决了。然而，某些 CBT 理论认为，为了预防复发（relapse），潜在的图式也需要得到改变，大多数关于 CBT 的研究报告也都提到了这一点

(J. Beck，2005)。对于心理动力学心理治疗来说，改变的机制主要在于：增加来访者对于自身重复模式的觉知，让来访者意识到自己和他人在模式中所扮演的角色，从而减少痛苦的情感，促发更具适应性的新的人际知觉和人际行为（尤其是带来人际关系的改善）。于是，由症状所折射出的那些强有力的，旧时的，并且在一定程度上是潜意识的重复模式才是问题之所在。所以，症状的减轻并不意味着问题的解决，只有削弱了那些适应不良的模式的力量才意味着真正的成功。因此，从某种程度上讲，认知疗法与 PPP 具有相似之处，因为前者同样看重深层结构的改变，比如那些核心信念和潜在假设。不过值得注意的是，尽管某些 CBT 理论认可了图式改变的重要意义，但是，这一说法目前尚未得到多少实证研究的支持（Barber，& DeRubeis，1989）。如果贝丝接受的是认知疗法，那么她的问题极有可能会被视为抑郁。而在心理动力学疗法中，她的问题会被解读为：早年的创伤经历造就了一些痛苦的感受，这些感受会在随后的亲密关系中被激发，从而带来痛苦的情绪和对于关系的破坏；只有修通这些感受才能让贝丝走出抑郁并且获得良好的亲密关系。

人际心理治疗

人际心理治疗（interpersonal psychotherapy）源于由 Harry Stack Sullivan（1947）所提出的人际精神分析理论（Klerman，Weissman，Rounsaville，& Chevron，1984）。这种疗法最初是建立在治疗抑郁的经验上的，因为一些治疗师迫切地想要找到治愈抑郁的关键因素。按照人际心理治疗的理论，抑郁是由以下两种因素导致的：（1）神经生物学上的易感性（vulnerability）；（2）需要弹性和适应性才能实现的角色转换（role transition）。这种疗法包含了关于抑郁问题的心理教育，而且这种教育是为了有抑郁问题的来访者专门设计的。一些人把人际心理治疗视为焦点心理动力学心理治疗（focused psychodynamic psychotherapy）的一种改良形式，而其他人则将其看成一种独特的治疗形式。作为人际心理治疗的重要组成元素之一，来访者不仅要进行叙述，而且所有的来访者都要遵循特定的叙述模式：这位来访者得病了（抑郁），而这种病对于她生活的诸多方面造成了负面影响，这位来访者遭受了丧失，而为了能够以新的方式适应新的环境，她必须进行哀悼（mourn）。人际心理治疗同时涉及认知和情绪这两个方面的元素，它强调治疗技术甚于强调让来访者获得新的体验。如果贝丝接受的是人际心理治疗，那么她的抑郁问题将被认为是源于她生物学上的易感性，以及她与男友的分手。于是，治疗的焦点就成了帮助她发展出一种对于单身生活的适应能力。

人本主义心理治疗

　　人本主义疗法包括众多的模型和流派，如 Karl Rogers（1959，1961）创立的来访者中心疗法（client-centered therapy）、催眠大师 Milton Erickson 所使用的独特技术（Erickson，& Rossi，1981）、格式塔疗法（gestalt therapy）（Perls，Hefferline，& Goodman，1951；Greenberg，& Watson，2005）、体验疗法（experiential therapy）（Elliot，2001）、存在主义心理治疗（existential psychotherapy）（May，1969a，1969b；Yalom，1980），它们都对心理治疗界产生了巨大的影响并且引发了广泛关注。许多从业者受到了这些治疗取向的影响，但是它们似乎始终都没能以各自的一己之力去成为主流。一些它们的思想被整合进了折中（eclectic）疗法 *，而另一些则被其他的疗法所采纳。举例来说，来自治疗师的共情至关重要，沟通时要保持真诚，对于来访者要接纳，以上三点其实正是来访者中心疗法留给我们的宝贵遗产；而 Erickson 学派的传统则鼓励我们在治疗中保持灵活、积极、主动、卷入、幽默和游戏感

　＊　就心理疗法而言，"折中"不同于"整合"，即 integrative，两者都是将不同取向和流派的理论技术相结合，但前者更类似随意拼凑，而后者则是有机和系统的结合。——译者注

(playful)。同样，体验疗法，也包括格式塔疗法，十分看重当下体验的力量，受其影响，一些治疗师开始越发关注来访者在治疗中获得的体验。在最近的一二十年里，不少临床研究者对于体验疗法的过程产生了巨大的兴趣和热情，为其提供了不少实证支持（Greenberg，& Watson，2005）。存在主义心理治疗成功地鉴别出了个体人生体验中的一些具有普遍意义的方面，但是，除了 Frankl（1946）的意义疗法（logotherapy）* 和 Yalom（1980）的团体存在主义疗法（group existential therapy）以外，大多数存在主义取向的疗法并没有获得广泛的支持和拥护。

系统理论、伴侣治疗和家庭疗法

系统理论（systems theory）及其对于婚姻治疗（marital therapy）**、伴侣治疗（couple therapy）和家庭治疗（family therapy）的影响，代表着当代心理治疗界的另一项重大发展。系统性心理治疗模型的形成得益于人们对于如下观点的认可：功能失调和心理病理皆可存在于人与人之间的关系中，而非仅仅存在于个体的内心。系统治疗包括以下流派：（1）结构式家庭疗法（Minuchin，& Fishman，2004），其旨在通过变换家庭成员的角色以改变家庭系统及其所属个体；（2）家庭支持（family support）和教育模型（educational model）；（3）面向伴侣和家庭的心理动力学取向的心理治疗。目前，这些方法作为一种主导疗法和作为一种支持其他个体治疗的配合疗法，均展现出了强大的效力。当然，不同流派的系统治疗对于认知和情绪各有偏重，但是它们都看重来访者的治疗体验（不一定是治疗关系）甚于具体的技术手法。另外，这些流派都把发展出一种对于家庭系统的新的叙述视为一个重要的治疗目标。

---

* 一种旨在鼓励和帮助来访者在当下的生活和过去的经历中寻找意义的疗法。——译者注

** 在广义上，婚姻治疗与伴侣治疗是等同的。——译者注

新近趋势

近年来，人们越来越关注诊断特定化（diagnosis-specific）的心理治疗的发展。这类疗法并不看重那些能够有效适用于全部来访者的治疗技术，反之，其力图探索那些针对特定病理的关键问题，旨在设计出针对特定问题的疗法和技术。在这一趋势中，比较著名的例子有：用于治疗抑郁问题的人际心理治疗（Klerman et al., 1984）、用于治疗 PTSD* 的延长暴露疗法（prolonged exposure treatment）（Foa, & Rothbaum, 1998）、用于治疗慢性抑郁的认知行为分析系统心理治疗（cognitive behavioral analysis system of psychotherapy）（CBASP）（McCullough, 1999）。动力取向疗法也加入了这一趋势，比如大家所熟悉的 Kernberg 等人（1989）的关于边缘型人格障碍（borderline personality disorder）的研究，又比如 Crits-Christoph 等人（2005, 2006）发展出的对于广泛性焦虑障碍（generalized anxiety disorder）的疗法。

当然，没人能够抛开精神科药理学所起到的作用而单独地去讨论现代的心理治疗。每一项精神科药理学领域中的发展都推进了我们对于人类心灵（mind）和心理治疗的思考。精神科药物的显著效果及其在临床领域中的频繁使用挑战着心理治疗的理论和技术，人们不断地质疑着心理病理学的本质，审视着到底哪种模式的干预才是最有效的，探索心理治疗与精神科药物治疗相结合的方法。然而，无论是在实践上还是理论上，关于心理治疗与精神科药物治疗的优化与组合的问题至今都还未尘埃落定。支持联合治疗的研究证据少得异乎寻常（Keller et al., 2000；Thase et al., 1997）。事实上，甚至有证据表明，对于焦虑障碍来说，CBT 与药物的联合治疗在疗效的持久性上

---

* PTSD，即"创伤后应激障碍"，是指个体经历、目睹或遭遇到一个或多个涉及自身或他人的实际死亡，或受到死亡的威胁，或严重的受伤，或躯体完整性受到威胁后，所导致的个体延迟出现和持续存在的精神障碍。——译者注

不如单纯的 CBT 疗法（Barlow，Gorman，Shear，& Woods，2000）。

总　结

为了呈现 PPP 所诞生和所处的历史背景，展示 PPP 在诸多心理治疗的取向和流派中的位置，我们纵览了心理治疗在过去 100 年里的发展和演变（见表3.3）。在我们的回顾中，有一种趋势清晰可见：针对特定心理问题的技术取代了广泛适用的技术，得到了人们越来越多的关注和投入，也就是说，面对种类繁多的诊断和症状，"一招鲜，吃遍天"和"以不变应万变"的治疗理念正在让位于"私人定制"和"术业专攻"的思潮。偏重于情绪和情感的疗法，聚焦于认知和思维的疗法，两者并驾齐驱不分伯仲，似乎分别都有自己的依据和强项。有的疗法强调具体明确的治疗技术，而有的疗法则突出来访者在治疗关系和治疗设置下获得的体验。直捣黄龙和消除症状确实已经成为了一种潮流，而"拒绝深刻探索，远离综合解读"也已经成为了某些人的口号。对于一些心理疗法来说，人生叙述具有着重大的作用和意义，但是对于那些以症状为焦点的疗法而言，来访者的生命故事就没有那么地值得去关注和在意。

表3.3　心理疗法的要素

心理疗法	认知 vs 情绪	过程 / 技术	人生叙述的意义
实用主义动力取向心理治疗	认知＝情绪	体验＝技术	＋＋
Freud 式的精神分析	认知＝情绪	体验＜技术	＋＋
自我心理学	认知＝情绪	体验＜技术	＋＋
客体关系	认知＜情绪	体验＝技术	＋＋
自体心理学	认知＜情绪	体验＞技术	＋＋
短程动力取向心理治疗	认知＝情绪	体验＜技术	＋
认知疗法	认知＞情绪	体验＜技术	＋
行为疗法	认知＜情绪	体验＞技术	
人际心理治疗	认知＝情绪	体验＜技术	＋＋
伴侣及家庭系统疗法	认知＝情绪	体验＞技术	＋
团体疗法	认知＜情绪	体验＝技术	＋
人际精神分析	认知＜情绪	体验＞技术	＋＋
格式塔疗法	认知＜情绪	体验＞技术	＋
人本–Rogers 式心理治疗	认知＜情绪	体验＞技术	

第二部分

开 始 治 疗

第四章

治疗联盟
目标、任务和联结

跟你说话让我感觉受到了庇护。

——Emily Dickinson

在以往的研究文献中，有大量的证据显示，治疗联盟对于治疗效果的好坏起到了决定性的作用；另一方面，抛开这些数据，治疗联盟这一概念凭借其自身独特的魅力也吸引着无数从业者的关注。鉴于以上两点，我们将治疗联盟称作心理治疗领域中的圣杯，这一点都不过分。对于大多数类型的心理疗法来说，治疗联盟指的是来访者与治疗师之间建立的关系。治疗联盟甚至早在来访者与治疗师的首次接触之前就存在了，它始于咨访双方对于彼此的感受和幻想。正如 Garrison Keillor 口中的乌比冈湖（Lake Wobegon）镇的居民们那样*，我们这些临床工作者们都认为自己有着高于平均水平的建立治疗联盟的能力；毕竟，我们中的大多数都在成为治疗师之前，就常常被别人评价为"好相处，人缘佳"。

什么是一般性的人际技能（generic interpersonal skill）呢？这种技能可以被讲解和传授吗？我们认为，建立治疗联盟的能力的基础是治疗师所具备的社会智力（social intelligence）和情绪智力（emotional intelligence），Gardner（1993）在其多元智力理论（multiple intelligences theory）中定义了这两个概念，后来 Goleman（2006）又对它们进行了更为详细的阐释。具体来说，这包含个体读懂他人情绪的能力、鉴别他人的动机和冲突的能力，以及对于情绪的感受和反馈的能力。拥有这些技能会让个体获得积极的（positive）人际体验。

燕雀**需要在特定的关键期聆听其他燕雀的鸣叫才能让自己学会歌唱，与此类似，我们需要在自身早期的关系共鸣（relationship attunement）和后续的人际互动中发展和磨炼这些技能。另外，建立治疗联盟的能力也有其神经生物学上的基础。在近期对于自闭症（autism）、阿斯伯格综合征（Asperger's syndrome）和非言语学习障碍的研究中，学者们确认了大脑中存在着的一些与生俱来的结构和区域，它们与面孔识别的能力和"心理理论（theory of mind）"（个体在头脑中将他人理解为一种具备独立思想，能够解决问题，拥有情绪情感的实体的能力）的发展关系密切（Baron-Cohen，1997）。当对他人进行共情的时候，我们的大脑中与他人大脑中激活（fire）区域相对应位置的镜像神经元（mirror neuron）也会被激活，这一发现不仅意义重大而且发人深

---

* 乌比冈湖效应，源自 Keillor 在其电台节目中虚构和讽刺的草原小镇。镇上的人们往往自我感觉良好，号称"女人都很壮，男人都特帅，小孩的学习成绩都在全镇的平均水平之上"。这种统计学上的荒谬恰恰反映出了社会心理学中的一个现象，即人们往往倾向于过高地评价自己。——译者注

** 一种叫声婉转动听的鸟。——译者注

省（Rizzolatti，2005）。社会智力和情绪智力正是在上述这些能力的基础上建立的。

但是，就算一个人在面对陌生人和旧情人的时候能够表现得善于调情，容易交往，通情达理，能谋善断，那么他也不一定能够在面对来访者的时候发展出良好的治疗联盟。想要跟来访者保持健康和牢固的治疗联盟，治疗师需要能够很好地平衡亲近（closeness）与分离（separation），滋养（nurturance）与反思（reflectiveness），抱负（ambition）与接纳（acceptance）。在我们看来，学习发展治疗联盟就像是学习一项体育运动；你首先必须具备一定的身体素质和运动器械，但是只有长时间的钻研和练习才能让你的能力得到提升。对此，我们曾经发表过一篇论文专门进行阐述，并于其中提供了一些数据和研究方面的支持（Summers，& Barber，2003）。

通常，如果治疗联盟发展得不顺利，那么治疗师就能够清楚地感觉到事情出了问题。互动枯燥，沟通不畅，理解困难。你会觉得自己无法靠近来访者，无法满足她的需求；或是来访者表现出不满，但你却不明所以；又或是你觉得自己做不了什么，也帮不了来访者。

在本章中，我们将会对于治疗联盟这一概念进行综述，运用临床案例加以示范，回顾有关发展治疗联盟的文献，然后总结一下行之有效的具体的方法和技术。

治疗联盟的概念

在不同情境之下，治疗联盟（therapeutic alliance）也会被称作工作联盟（working alliance）或帮助联盟（helping alliance）。Freud（1912b）曾经描述和评论过在医生与来访者之间所形成的那种积极正面的感受，正如他暗示的那样，治疗关系对于治疗的成功与否至关重要。后来，Greenson（1967）和Zetzel（1956）等其他一些精神分析师在他们的著作中将这一概念进行了更为详尽的阐述，并且区分了治疗联盟的两个侧面："真实的"具有适应性的方面，以及移情性的载满幻想的方面。在 Rogers（1965）关于来访者中心疗法的论述中，他确认了来访者与治疗师之间的共情联结（empathic bond），将其看作是一种极为关键的具有治疗性的媒介和动因（agent）。

尽管在历史上，治疗联盟这一概念初见于心理动力学领域的文献中。但是，众多心理治疗的流派几乎都认可了这种咨访双方之间的合作关系的重要价值。连同 Beck 等人（1979）在内，大多数理论家都强调，咨访关系的建立对于心理治疗来说是至关重要的第一步。证据显示，联盟关系对于心理治疗的重大影响具有跨取向和跨疗法的一致性（Barber，Khalsa，& Sharpless，出版中；Martin，& Garske，2000，Horvath，& Symonds，1991），只不过有时会因为评测方法的不同而让结果显得略有差异（Martin，& Garske，2000）。

目标、任务和联结

为了能够让治疗联盟这一概念具有可操作性，使其能够被更为广泛地应用于各种类型的心理疗法当中，Bordin（1979）鉴别和确认了治疗联盟的三大成分：目标（goal）、任务（task）和联结（bond）。他把治疗联盟看作是一种由来访者和治疗师共同构建出的产物：（1）咨访双方享有共同的目标；（2）接受并认可各自在关系中需要履行的责任和义务；（3）彼此之间形成的一种依恋联结。在 Bordin 看来，治疗联盟是在咨访双方之间的关系中发展而出的，它是心理治疗借以发挥效力的工具和媒介。他还注意到，不同的心理疗法会在不同的治疗阶段从治疗联盟的不同侧面中获得帮助和支持。

Bordin（1979）的论述使得治疗联盟这一概念由晦涩模糊变得清晰明确，从而促进了人们关于如何提升自己发展治疗联盟能力的思考。有趣的是，至今为止，关于如何培养治疗师发展治疗联盟能力的研究仍然很少（Crits-Christoph et al.，2006）。相对而言，就治疗联盟来讲，目标和任务这两个成分的发展更像是一种程序化的技能,对于它们进行学习和练习的方法还比较容易让人理解。然而,想要提升一个人发展联结的能力就要复杂得多,这需要治疗师对自身进行更多的情感探索,也要求治疗师在自己的人生中经历过一些正面的亲密关系,体验过许多积极的人际互动。

乔治是一位42岁的男性,由于人生遇到危机而前来寻求咨询。他的妻子比他大3岁,跟他结婚已经15年了。妻子曾经告诉他,说她跟一位工作上的老同事有了外遇,他们时常要一起开会,一起加班到傍晚。乔治对于妻子与同事的关系感到伤心和烦恼,在过去的几年里,他没少为这件事跟妻子讨论。他的妻子以前常常安慰他,说自己和同事的关系是柏拉图式的。然而最近,她袒露说,她还有另一段外遇,而且已经跟那个人上床了,她想离婚。乔治和妻子在照顾孩子这方面做得很好,他们十分关爱三个年幼的女儿。

乔治在初始访谈(initial interview)中表现得开放、诚实和亲切。面对他的处境,共情几乎是自然而然的。在访谈中,他满含泪水、义愤填膺、惊惶不安。他义正言辞地表达了自己对于妻子过错的愤慨,而且似乎能够以一种现实和勇敢的态度来面对自己婚姻的破裂。他非常生气,但婚姻的终结好像不可避免。每当想起这件事对于孩子们即将造成的影响,他都会感到发狂。乔治的父亲在他10岁的时候就去世了,他是在单亲家庭中跟母亲长大的。

乔治非常愿意敞开自己,在头两三次治疗会谈中,他提供了大量的信息,展现了丰富的情感。我能感觉到,这位来访者以一种积极和卷入的态度进入了治疗,但我总会有这样一种感受:每次他说完一个话题之后,我都要先停顿很长一段时间才能再问他下一个问题。我不确定该问他什么,也不知道该探索什么。

乔治告诉我他有一位终身好友,乔治经常跟他聊天,告诉他自己正在经历的事情。他不确定自己前来接受治疗是不是就只是为了表达自己的感受；其实他在治疗之外就已经跟他的好友表达过不少了。他认为自己的婚姻已经无法挽回，就算还有挽回的余地，他也非常清楚妻子其实并不想要挽回。他觉得自己将会跟妻子一起去竭尽全力地降低这件事情对孩子们的影响，而且他准备跟妻子商量一个在分居以后共同抚养孩子们的计划。

我禁不住问自己：我们的咨询到底是在干什么呢？他接受了他的丧失，他能得到许多支持，他看起来社会功能良好，他以一种实际和现实的态度在盘算着女儿们的未来，而且他能把上述这些内容都讲出来。是不是他的自我调适能力有点太强大了，以至并非真的需要接受心理治疗？还是我们错过和忽略了什么？

从 Bordin 的观点来看，对于这段治疗关系来说，目标、任务和联结的状况如何呢？**任务**指的是治疗师和来访者在咨访二元关系中各自扮演的角色。来访者的工作是：前来赴约，诚实和开放地描述自己的想法和感受，进行反思，努力去聆听和接纳治疗师的观察和评论，并且在合适的时候将自己从治疗中所获得的理解付诸于身心上的改变。治疗师的工作是：调动自己全部的资源去理解来访者，不带歧视，搁置偏见，并且有效地将自己的解读分享给来访者（Luborsky，1984）；促进来访者去获得新的知觉，去用新的方法处理问题，以及去考虑和尝试新的行为；务必以开放和投入的姿态面对来访者，并且提供帮助和支持。

对于乔治来说，在工作关系中，他的任务完成得不错。甚至可以说，他做到了治疗师所希望的一切。他描述着生活中正在发生的事情，情感丰富却又不失冷静务实，他努力地理解着每件事，并且对于治疗师的话语保持着一种开放和好奇的态度。

联结指的是来访者与治疗师之间的依恋和连接。它是一种情感上的纽带。来访者在治疗中能够感觉到安全吗？来访者能够从治疗师那里感觉到温暖和共情吗？从治疗师的角度来看，能否感受到情感上的投入和契合？能否感觉到自己对于来访者的关爱和挂念？能否保有一些距离以使双方能够在分离中做好自己的工作？对此，乔治和治疗师似乎都做得不错。他也表达了自己在治疗中所感受到的舒适和对于治疗师的信任，看似也能感受到治疗师对他的喜爱、关心和投入。

目标指的是治疗师与来访者所共享的治疗目标。来访者努力的方向是什么？他想要理解什么？想要做出怎样的改变？想要通过治疗获得什么？想要聚焦在自己生活的哪个领域？治疗师务必要理解来访者的目标，并且跟来访者一同朝着它努力。举例来说，如果治疗师认为问题在于抑郁和亲密关系方面的障碍，而来访者却觉得问题在于孩子不好带和老公不尽责，那么不仅咨访双方对于事情的看法会不同，他们对于目标的设定也会不一样。治疗师也许会因此谈论抑郁的问题，期待其他的问题会随之而得到改善，但是来访者也许会因此而感到自己正在被治疗师所责备和误解。

　　我意识到，在发展治疗联盟的过程中，缺失的正是对于乔治的治疗目标的澄清。他的目标是什么？他到底想要做什么？我曾经在第一次会谈中询问过他对于心理治疗的诉求，他说他需要在别人的帮助下"好好谈谈"，从而摆脱当下的折磨。我当时同意了，觉得这个目标是合理和明智的，但是现在想来，我们对于这一目标其实有着不同的解读。

　　从第二次会谈末尾开始，我先后在几次会谈中给出过评论，说他看起来已经对妻子忍了很多，忍了很久。他说他知道自己的婚姻有点问题，他也知道妻子跟同事的外遇只不过是自己婚姻问题的一种表现。可是无论他如何反复地表达自己的顾虑，妻子还是会跟别的男人保持关系。我告诉他，我惊讶于他竟然可以在烦恼和沮丧中忍耐妻子的外遇这么多年。为什么会这样？这些年来他一直都在担心却又视而不见的到底是什么？他对于妻子的失望是什么？他在这段不幸婚姻中所扮演的角色和应付的责任又是什么？为了解决问题，有什么事是他觉得在曾经或将来可以做的？

当听到我说自己看法的时候，他突然变得警惕起来，直直地看着我的眼睛。在此之前，他确实一直都在谈论自己的问题，但是现在看来那些话好像并不是真的冲着我说的。当我大声说出自己的迷惑时，当我询问他对于婚姻破裂的感受时，当我好奇他在婚姻问题中所扮演的角色时，他回应说他不太明白我的意思，但好像又觉得我说的有点道理。他说他一直都是个好相处和好脾气的人，也许有些过于迎合妻子的需求了，也许他在日常生活中跟人交往的时候一贯如此，可是这又如何呢？

到第四次会谈的时候，治疗联盟似乎变得更加稳固了。看起来，发展出清晰而一致的治疗目标在一定程度上对于联盟起到了巩固的作用。心理治疗的意义部分在于让乔治表达自己正在经历着的痛苦、丧失和恐惧，但是也应该聚焦在乔治体验关系的模式之上，聚焦在他应对烦恼的特有方式之上，以及以上这些跟他的童年经历之间的联系之上。于是，我和乔治有了一个新的共同目标，那就是去理解为什么他在知道了妻子的这些外遇之后还能够让婚姻继续。

上述案例告诉我们，治疗联盟的意义不只是跟来访者建立关系那么简单。在这个例子中，三大成分彼此之间的密切联系一览无余，而澄清目标对于治疗联盟的巩固作用则清晰可见。有效地履行自己的职责，切实地确立共同的目标，做到以上两点就能够让来访者感觉到亲近，进而加强与治疗师之间的联结。转过来，联结又可以促进任务和目标的发展，因为当来访者觉得更加安全的时候，她就会表达出自己更为深层的困扰。并且，因为紧密的联结可以帮助来访者有能力在治疗中去面对更为困难的任务，忍耐更为强烈的情感，所以更为远大的目标也就有机会浮出水面了。

下面的这个案例将会向我们呈现治疗联盟中的任务这一成分，向我们展示帮助来访者说出当下心里的想法有多么重要。

珍是一位29岁的女性，风姿绰约，长发乌黑，穿衣打扮却略显凌乱。在第一次见面的时候，她看起来就像是一位要赶着上早课的女大学生，但其实她已经从法学院毕业4年了。

珍曾经在一所著名的律师事务所任职，后来由于公司的经济状况不良而被解雇。没过多久，她就出了车祸，浑身多处受伤，需要接受长期的康复训练（rehabilitation）。在康复过程中，她开始变得抑郁、酗酒和消沉（demoralization）。在刚来接受治疗的那段时间，她看起来同3年前的那位风生水起年轻有为的律师判若两人，我甚至觉得她就像是一个林黛玉版的"土肥圆"——从山顶上摔倒又滚到了山脚然后就再也站不起来了。离职、车祸、康复，现在的她似乎已经时光已逝永不回，往事只能回味了。她故意跟以前的朋友们保持距离，现在甚至都不确定他们是否还能算得上是自己的朋友。目前她跟一个退休的姑妈一起生活，靠找父母啃老勉强维持生计。她简直无法想象在这些插曲之后自己还能回到原来的律师岗位。在听她说这些的时候，我心里始终都萦绕着一个挥之不去的念头，甚至会觉得她是在暗示我：那场车祸只不过是她为这次命中注定的崩溃所提供的契机而已。就算没有这场车祸，也总会发生别的什么事儿。我怀疑她是否有物质滥用方面的问题，但是她否认说目前没有。

在一起讨论治疗目标的时候，珍迅速表示她希望能够恢复如初和重新振作。她能够意识到这个目标的难度，但是她说在大学的时候自己曾经接受过一位德高望重且经验丰富的治疗师的帮助，他的建议让她受益匪浅，他的发现让她对自己有了深刻的领悟。她认为心理治疗能够再次帮助她脱离苦海。我温柔委婉地暗示她，他也在治疗中承担着责任，她才是那个能够主导自己生活的人，而她也需要克服困难，重新工作。我不太确认自己与珍之间是否能够发展出一种情感连接（affective connection）；她很消极，并且对于我将要给她的帮助和指引充满了魔幻般的期待，这让我有所警惕。

我只是做好我的本职工作：询问问题，努力理解，保持思想开放，不带个人偏见。珍似乎也很好地履行着她的责任：她能言善道，自我探索，表现出了令人吃惊的自我觉知。她知道自己应该重新开始工作，但却不是什么工作都能凑合；一定得是一份不错的工作才行。她觉得自己与别人相处得都还不错，但就是不太能容忍笨蛋，如果她觉得对方不聪明或不懂事，她就会变得很烦，变得苛刻。她就像是一辆性能卓越的跑车；如果油量足够，保养得当，那么她就能奔逸绝尘风驰电掣；但是如果只给她加劣质油，从来不做检修，那么她就会抛锚爆缸、寸步难行。

为了进行充分的评估，首次访谈在时间上有所延长。在进行到1小时50分钟的时候，珍看着我说，"好吧，我觉得你这人看起来还算老实聪明，那我就把剩下的事儿也告诉你吧。我可不希望你站出来对我指手画脚和妄加评判，虽然你有可能真会这么干，但是我还是觉得你不太像那种人。"结果我才知道，在她康复的过程中，发生了一些十分关键的事情。在身体难受的时候，她会服用止疼药和镇静剂，在这种情况下，她偷了姑妈的珠宝去卖，得到了一大笔钱，然后还为此伪装了自己的行踪。

珍终于决定要履行自己作为一位来访者的责任和义务了——诚实地袒露自己的历史，坦白那些生活中的细节，就算是那些让人觉得羞耻、难看或痛苦的内容也不例外。当然，她的坦白让我变得警惕，对于她的破坏性行为（destructive behavior）和物质使用（substance use），我感到了更多的怀疑。

在这一案例中，尽管来访者从一开始就暴露了一些反社会特征，但我们还是能够从中看到治疗联盟中的任务成分的发展，看到来访者在承诺和投入方面的演变。之前的案例则向我们示范了共同目标的发展。那么治疗联盟中的联结成分又是怎么回事呢？根据我们的经验，在学习心理治疗的过程中，受训者们通常会倾向于更为关注联结这一成分，尤其是在最一开始的时候。初学者们渴望得到来访者们的好感，特别关注自己是不是"喜欢"来访者，而来访者又是不是"喜欢"自己。或许，这反映了人类希望被喜欢和被爱的本性。每当遇到联结得不错的来访者，初学者们往往会变得兴高采烈，热情投入，在接受督导的时候报告说"事情进展得十分顺利。"但是，对于治疗师来说，联结究竟应该是怎么一回事呢？

在形成良好坚固的治疗联盟的时候，尤其是在联结很强健的时候，治疗师会对这位来访者产生一种特殊的感受。对于来访者，他会感受到强烈的卷入感，非常在意她身上发生的事情。对于来访者的力量品质、优点、坚韧、努力、天赋，以及才华，治疗师将会感受到爱和尊重。来访者当然也会有弱点、过失、局限、毛病，甚至恶习，但是治疗师却不会为此而烦恼。对于治疗师来说，想象别人（如朋友、家人和伴侣）对于来访者的印象和感受将不再成为难事。治疗师根本不需要真的走出办公室去跟那些人进行交谈，不需前往来访者的家庭去进行拜访，也不需亲自出席来访者家人的婚礼，就能够体会到来访者正在经历着的生活。

然而，如果治疗关系中没有距离感和分离度（separateness），那么治疗师的感受可能就没有那么亲近和那么积极了。如果是办公室外的普通关系，治疗师就有他自己的需求需要被满足。来访者自身的局限有可能会让治疗师感到沮丧，而来访者的优势也有可能会引发治疗师的竞争感。作为一名心理治疗师，最为神奇的事情莫过于那种阅人无数的机会，而且这些形形色色的来访者与你生命中通过正常渠道能够遇到的人又是那么的不同。你是那么的了解他们，能够以最佳的方式去观察他们，还能以一种有利的位置去跟他们建立关系。

那么，联结到底应该怎么去发展呢？它需要的不只是时间，它所建立的基础是来访者信任关系的能力，是治疗师温暖友爱的能力。如果咨访双方都能够认真有效地履行任务，齐心协力地奔向目标，那么联结就会变得更强。对于来访者的正面感受往往是一个禁忌的话题，当然，这是因为情感会导致违犯边界（boundary violation）的发生，这种情况太常见，太具有毁灭性了。尽管如此，对于治疗师来说，温暖、爱、兴趣、接纳和共情，这些确实都是联结发展的必要条件。

治疗联盟与心理动力学疗法

到目前为止，我们讨论了一般情况下咨访之间的治疗联盟的发展，却还没有具体地针对心理动力学疗法说过什么。尽管 Bordin 的观点是建立在精神分析的概念之上的，但是它的应用范围却非常广泛。上文中提到的几个案例都只是描述了最开始几次治疗会谈的情况，而对于长程治疗的中后期阶段，事情又会是怎样的呢？针对心理动力学疗法来说，在理论上和概念上，除了治疗联盟之外，咨访关系中还存在哪些额外的成分呢？

Greenson（1967）区分了来访者与治疗师之间关系中的三个维度（dimension）：治疗联盟、移情（transference）和真实关系（real relationship）。在本章中，我们已经讨论了不少关于治疗联盟的内容。在来访者对于治疗师诸多的感受、思维、知觉和幻想中，有相当一部分是基于他们早年的人生经历而产生的，尤其是基于他们在童年时对于自己主要养育者的体验而产生的，这就是移情的含义。就动力取向心理治疗而言，移情就像是金矿一样宝贵，而对于移情的理解就像是对于金矿的开采一样具有价值。因为，移情就像是一种来访者旧时的反应在治疗室中此时此地所进行着的重复，借助对于移情的观察和理解，来访者和治疗师就能够一起体验到那些发生在过去的互动和经历。治疗联盟是由来访者与治疗师在此时此地共同建构出来的，其所依仗的是成人之间的那种朝向共同目标，肩负各自的任务，具有彼此联结的合作关系。与之相对，移情不属于当下，不贴近现实；它的基础是来访者以往经历过的关系。

Greenson 认为，治疗联盟的第三个维度是真实关系。这指的是具体某位治疗师与具体某位来访者之间的特有的关系和真实的互动，其可以跟治疗任务无关。举例来说，治疗师的英语口语有口音，来访者也有，这一事实就算是他们真实关系的一部分。真实关系有可能对于治疗联盟具有促进（或损害）作用，也有可能会引发移情反应，但从本质上讲，真实关系并不属于治疗联盟或移情反应的一部分。又比如，治疗师个人的工作安排和休假日程，治疗师的办公室（或住处）与来访者的住处之间的距离，咨访双方之间一起在治疗中度过的时间长短，这些现实因素都算是真实关系的组成部分。真实关系显然是存在的，它是治疗联盟得以发展的素材，它也一定会对移情反应造成影响。对于刚刚入行的治疗师来说，跟来访者在现实中的接触往往会引发巨大的担忧和焦虑：如果在电梯里遇到了来访者该怎么办？如果在吃饭时见到了来访者该怎么办？如果春节长假孤身一人境外旅游，夜半三更遭遇劫匪，钱财尽失、饱受毒打、手机停机、信用卡透支、大雨瓢泼、饥寒交迫、大病将至、投宿方圆百里唯一一家青年旅社，推门一看，猛然发现躺在下铺睡眼迷离、举头观望的二人间室友鬼使神差地恰恰就是目前正在接受自己治疗的来访者，然后别的房间全部客满，这可到底该怎么办啊！除了最后这种情况之外，其他的情境其实也没什么大不了的，这类事件也往往不会对治疗造成什么极为强烈的正面或负面的影响。

　　确实有一些力量能够阻碍治疗联盟的发展。来访者会有一种想要对其早年经历进行重复和活化的潜在冲动，而这自然会与治疗联盟的发展相互冲突。而这种冲突又涉及了阻抗这一概念。阻抗这一术语其实是有点文不达意的，因为它似乎在暗示来访者在意识层面持有一种对于心理治疗的负面态度，然而事实上，阻抗主要是发生在潜意识层面的。来访者也许真的在努力建立跟治疗师之间的治疗联盟，但是与此同时，那些基于旧时经历的感受、知觉和思维却又在阻碍着联盟的发展。举例来说，一位来访者也许会在一开始就觉得治疗师具有闯入性（intrusive），过分苛求（demanding），自我中心，而这位治疗师实际上一直都在对她保持共情和尊重。对于这位来访者来说，在被别人提问的时候，她内心储藏着的被闯入感就会被激起，这种感受是如此地强烈以至治疗联盟的建立将会变得十分困难。

　　在心理治疗的早期阶段，治疗联盟需要得到密切的关注。随后，当联盟已经变得稳固了，更多的精力就应该被投入在对于移情的探索上。根据我们的观察，不少受训者往往会过早地对于移情进行评论，这是错误的，因为此时的治疗联盟尚未充分建立，来访者很可能会因此在早期就发生脱落（dropout）。另一方面，许多受训者却迟迟不肯指出来访者的移情，因为害怕这会让来访者觉得他们自我中心，狂妄自大。

　　正如你能理解的那样，在某种程度上，阻抗这一概念其实就是对于移情的另一种描述，因为无论是阻抗还是移情，其实都体现了在治疗关系中所存在着的冲突。**阻抗**这一术语强调的是：旧时的冲突在治疗中阻碍了来访者对于自己所关心的问题的讨论。**移情**一词指的是：跟早年亲密关系相关的那些感受、思维和知觉在与治疗师的互动中进行了重现。从某种角度上讲，移情和阻抗说的是同一件事，只不过移情更为侧重旧时关系的重现。

　　治疗联盟和移情往往是共存的。优秀的治疗师会用两根手指同时去把握它们的脉动，寻找它们各自在治疗中显现出来的迹象。在贝丝的案例中，她小时被父亲拐骗过，所以治疗联盟在最初的几个月中发展得相对缓慢，不过也不算太糟。她与治疗师之间的合作还算良好，直到有一刻她突然疑心大作，开始猜忌治疗师劝阻她回到男友身边的动机。此时，很明显这是她的负性移情（negative transference）反应，而这种移情的源头正是她与父亲之间的关系。在此之前，也有一些未被识别的正性移情（positive transference）或许反映了孩童时期她与母亲之间的信任关系。动力取向心理治疗的一个显著特征就是，其假设阻抗和移情都将不可避免地出现在治疗关系当中，而两者又都可以被转化为帮助来访者理解自己的工具。

　　活化指的是早年经历在治疗关系中的重演（重现）。引入活化这一概念的目的在于，帮助治疗师察觉到那些微妙却重要的移情和反移情。移情指的是来访者在其以往关系和旧时体验的作用下所产生的感受和反应，而反移情反映的则是治疗师对于来访者旧时剧本的参与和卷入。有时，来访者和治疗师各自的潜在想法和潜意识反应彼此契合，于是对于它们的觉察就会变得非常困难。这就叫做活化。比如，治疗师觉得自己像个检察官，而来访者感觉自己是个受害者；又比如，来访者显得特别理所当然地该得到优待，而治疗师表现得像是她的一位仰慕者。每当活化发生的时候，咨访双方显然是在扮演着某些角色，移情和反移情在旁观者眼中几乎是一目了然的。"为什么我会在这次会谈中有一种特别的感受？""为什么我与这位来访者之间的关系让我觉得既不舒服又不正常？"为了回答内心中浮现出的这类问题，治疗师需要去认真地思考治疗中正在发生着的活化究竟是怎样的。另外，活化这一概念还提醒我们，我们对于来访者的反应并不只跟现实有关，还跟我们自身本来就具有的情感有着千丝万缕的联系，这些联系并不一定都是草蛇灰线的，它们也有可能会是昭然若揭的。在心理治疗的过程中，源自来访者个人情节的感受，跟基于治疗师本人经历的感受相互交织，盘根错节，在治疗师的心中形成了一种新的情感。心理治疗宛如一场陌生人在旅途中的相遇，两位当事人在人生初见之时就已背负了各自以往沉重的行囊。

　　下面，我们将通过一个案例来梳理一下治疗联盟和移情（包括阻抗和活化）这两个概念。从概念上区分联盟与移情并非难事，但是在实践中这种辨析却要困难得多。然而，无论如何，对于治疗师来说，捕捉两者各自在治疗关系当中的发展和演变都是至关重要的。

　　艾德是一位如春风般宜人且如阳光般灿烂的年轻外科医生，他来接受心理治疗的首要目的是想要修复那段因为自己的外遇风波而已经变得支离破碎的婚姻。他的另一个问题在于，他总是会非常焦虑，害怕患者在接受了自己的手术之后会出现并发症（complication）。

　　艾德是家里的三个孩子中的老二，有一个哥哥和一个弟弟，父亲温暖慈爱，母亲却好强气盛。他的童年充满了复杂的情感——一方面，他能够感受到关爱和支持，但另一方面，他却总是觉得自己在家中的位置没有保障。他觉得只有通过努力的竞争才能够得到接纳和注意，尤其是从母亲那里。他曾经是一位优秀的运动员，他回忆说，有一次自己参加小联盟 *，因为迫切地想要赢得比赛，他当众跟人斗勇比狠，所作所为完全违背了体育精神，结果丢人出丑，颜面尽失。

　　这位年轻医生从来都很看重自己对于女性的吸引力，婚前可谓是寻花问柳阅女无数。女人们都觉得他潘驴小闲，而他却总觉得自己好像每次都是毫无选择余地就陷入一段段如同《日出之前》（*Before Sunrise*）或《感官世界》（愛のコリーダ）般的男女关系当中。尽管迎娶了一位事业有成的白富美，他却在此后的几年里饱受一位欲求无度且高傲蛮横的女同事百般的勾引和魅惑，最终跟她发生了一段如朝露般短暂的恋情。在他挣扎着结束了这段关系之后，

---

　　* 美国少年棒球联合会的赛事。——译者注

那位被拒绝的少妇在情急之下找到了他的妻子，将事情和盘托出。妻子对艾德情深意重，希望能够让婚姻破镜重圆，艾德本人也是这么想的。

在跟艾德进行的治疗当中，焦点是去理解他出轨的动机，同时也是去探索他对于来访者术后并发症的焦虑。在平时的工作中，艾德时常会感到强烈的担忧和愧疚，总觉得自己好像是不小心犯了错，或者干脆就是从根本上能力不足。他确信自己早晚会被起诉，会被证实有罪，会在同事和患者面前蒙羞。上述这些忧虑在他的脑海中挥之不去，让他感到筋疲力尽。此外，艾德也十分想要得到别人的尊重，受到别人的欢迎。

在接受评估和随后治疗的过程中，艾德表现得劲头十足，顺从配合，能说会道，而且对于治疗师给出的反馈和评论都兴趣盎然。相比之下，他总是更愿意去谈论那些令他担忧的内容（被起诉或是惹麻烦），而不是那些他想要得到的东西（成功、胜利、钦佩、美慕）。在我们二人之间，基本没有冲突和误会，他觉得我积极、友善、和蔼，能够给他带来帮助。治疗看起来是轻松自在和富有成效的。但是，我好像总觉得有什么事情不对，毕竟天下没有十全十美一帆风顺的事情，如果真让你遇到了，那么背后通常都会隐藏着那么几只不为人知的幺蛾子。

艾德的核心问题是低自尊，此外，治疗中还浮现出了两个相互勾连的主题。首先，艾德渴望被爱，所以无论何时何地面对何人何事他都会竭尽所能去让别人喜爱他，对他感兴趣，尤其是在女人面前。在他的浪漫关系中，在他跟异性的交往中，当然，以及在他与母亲的互动中，这一点几乎是一览无遗的。其次，艾德也是一个特别争强好胜的人，总想做得比别的男人更好，却又时时觉得自己不够好。他害怕别人会发现自己能力不足，害怕自己会因为太想成为一个男子汉而被别人所驱逐和惩罚。无论是他的外遇还是他的职业抱负，其实都来源于他内心的需求：想要证明自己是值得别人去爱和重视的。对于自己强烈的愿望（想要在男欢女爱和职业发展上双丰收），艾德觉得愧疚，也觉得担心，不想自己在这些愿望的驱使下做出种种伤害别人（妻子、情人和父母）的事情。

艾德与治疗师之间形成了一种有效的治疗联盟——他规律且稳定地参加治疗，向着目标而努力，完成自己的本职任务，与治疗师之间保持着牢固的联结。他知道自己想要得到爱和赞美——从母亲、妻子、女友、父亲、同事和治疗师那里。但是，他跟男性关系中的竞争主题也在微妙地呈现着。艾德的表现已经构成了治疗中的阻抗，因为他不愿直接地去讨论一些主要冲突；他可以轻松自然地谈论他的恐惧，但却总是隐藏着他的那些跟竞争有关的感受。这也是一种移情，因为这涉及了他与父亲之间关系的主题（回避冲突）。他从不与治疗师进行直接的竞争，但却表现出了一定的过分尊重，不如大多数来访者那样能够以合作的态度与治疗师交换意见。这就是活化之所在。当治疗师意识到了这一点并向艾德指出的时候，艾德明白了自己是想要被治疗师看作一名忠诚的学生。他也承认，自己偶尔会有竞争感，想要超过治疗师，就像自己想要比同事们做得更好。他所表现出的忠诚和取悦的行为其实是他用以处理内心冲突的技术，即争强好胜与渴望被爱之间的冲突。也就是说，如果他让人喜欢，那么他就不会被认为具有攻击性，而如果他没有攻击性，那么他就会得到爱和赞美。

不过，我们也应该能够认识到那些跟阻抗、活化和移情并存着的来访者的力量品质。在鉴别出冲突的同时，我们看到的是一位健康成熟的男性，他面向现实并且关注当下。也就是说，尽管存在着一些问题，艾德却仍然拥有着准确的知觉模式以及良好的问题解决技能。

积极与消极的情绪

就心理治疗而言，积极情绪（positive emotion）与消极情绪（negative emotion）在治疗联盟当中是共存的。从本质上讲，联盟是一种新型的关系，而那些过去的、痛苦的情绪将会与那些新鲜的、积极的情绪在其中同时存在。联盟反映了治疗师对于来访者的尊重、关爱和兴趣，进而使得来访者对其自身也产生尊重、关爱和兴趣。崛起于20世纪90年代的积极心理学引发了众多研究者们对于积极情绪的关注。按照 Fredrickson（2001）所提出的拓展-建构理论（broaden-and-build theory），积极情绪具有着进化意义上的价值。Fredrickson 尝试性地解释了积极情绪存在的意义，及其可能对于个体的生存所具有的价值。如果焦虑能够帮助个体保持警觉从而增加存活概率，如果抑郁反映了丧失和依恋，那么幸福和快乐的作用又是什么呢？按照 Fredrickson 的理论，积极情绪的意义在于帮助个体建立关系，提高心理弹性和问题解决的能力。更具体地说，Fredrickson 指出：（1）积极的情感状态能够促进和提升问题解决的能力；（2）先前的（prior）积极情绪体验能够增加个体在面临新问题时的心理弹性；（3）积极的情绪体验还能够增加人际联系，从而丰富个体的社交资源（social resources）。因此，对于个体来说，积极情绪可以丰富其应对危机的策略，拓展其解决问题的技能（Fredrickson，2001）。

我们认为，对于治疗联盟来说，积极情绪体验和跟来访者问题有关的消极情绪体验同样重要，都是构成联结的关键部分。或许我们可以说，这种积极情绪与消极情绪的混合对于治疗关系来说必不可少，也正是它使得治疗关系与其他关系如此不同的原因。如同所有类型的依恋关系一样，这种新发展出的治疗关系一定要含有某些积极元素。拓展-建构理论提供了一个概念框架，帮助我们理解了那些在治疗联盟中人所共知但却极少谈及的方面。

在传统心理动力学的文献中，支持性干预（supportive intervention）与探索性干预（exploratory intervention）之间形成了鲜明的对比：那些起到支持、确认和鼓励作用的评论虽然有用，但却与探索和深刻的理解南辕北辙。然而我们却认为，那些积极评论、鼓舞激励、幽默分享、直接表扬、乐观表达、对于力量品质的认可，都可以用于引发来访者的积极情绪。这些积极情绪并不会抑制（suppress）消极情绪，也就是说不会增加探索冲突的难度。反之，这些积极情绪可以与那些驱使着来访者前来咨询的消极情绪彼此共存，事实上，有证据显示，积极情绪与消极情绪之间并不存在着高相关性（Watson，Clark，& Tellegan，1988）。我们相信，就像 Fredrickson 的拓展-建构理论所认为的那样，积极情绪体验对于治疗联盟有加强作用，并且可以增加来访者的问题解决能力。在体验到更多积极情绪的时候，来访者将会拥有更强的把自己与那些痛苦感受分隔开来的能力，更加善于对那些感受进行反思，从而以更具创造性的方式去应对它们。随着来访者不断地体验到这种成功的自我反思，咨访双方之间的治疗联盟也会变得更加具有顺应力和恢复力，从而使来访者更有勇气去探索那些令人苦恼和痛苦的内容。

如何提升发展治疗联盟的技能

怎样才能促进治疗联盟的发展呢？我们又怎样才能传授给别人发展治疗联盟的能力呢？对于这一话题，目前相关的资料和数据十分匮乏（Summers，& Barber，2003）。就影响治疗联盟发展的诸多因素而言，有一种公认的比较宽泛的分类方法：来访者的品质（quality）、治疗师的品质和治疗师的"技术活动（technical activity）"。Moras 和 Strupp（1982）发现，对于来访者在治疗中的参与和合作来说，25% 的变异（variance）与来访者自身的品质有关，比如她在其他人际关系中所表现出的本性和才能。另外，Satterfeld 和 Lyddon（1995）也发现，治疗师先前的依赖性关系（dependent relationship）预示着其与来访者之间较差的治疗关系。

来访者对于进步的期待预示着较好的早期治疗联盟，而来访者在以往关系中表现出的敌意则预示着较差的治疗联盟（Connolly-Gibbons et al.，2003）。当然，对于治疗师来说以上两点也同样成立。Dunkle 和 Friedlander（1996）发现，如果治疗师的自我敌视（self-directed hostility）较少，如果咨访双方都拥有较多的社会支持以及对于亲密关系的舒适程度，那么治疗联盟中的联结就会较强。

治疗师的"技术活动"指的就是治疗师在治疗中究竟做了什么。它或许代表了治疗联盟中最可传授的成分。Grace，Kivlighan 和 Kunce（1995）证实，相比于那些仅仅会表达共情的受训者，那些在受训过程中学习过对于来访者的非言语交流（nonverbal communication）进行坦率讨论的咨询师（counselor）在治疗联盟一项的得分中有更大的提高。Weiden 和 Havens（1994）鉴别出了一些可以在跟严重心理失常的（severely disturbed）来访者工作时用来促进治疗联盟的特定行为技术。Crits-Christoph、Barber 和 Kurcias（1993）报告，在治疗早期，对于来访者的核心冲突的准确释义能够带来后续治疗中治疗联盟的提升。Safran，Crocker，McMain 和 Murray（1990）发现，对于治疗关系的加强来说，修复那些不可避免的关系裂痕的能力是不可或缺的。

另外，治疗联盟的技能或许会随着临床经验和受训经历的增加而得到发展。基于 Bordin 所提出的模型，Mallinckrodt 和 Nelson（1991）测量了受训背景与治疗联盟之间的相关，结果显示：丰富的经验与目标一项的得分具有相关性，与任务一项的得分关系较小，而与联结一项的得分无关。Dunkle 和 Friedlander（1996）发现，更多的受训经验并不能预测出目标和任务两项中更高的得分。Davenport 和 Ratliff（2001）研究了家庭治疗领域中的受训者，结果发现治疗联盟发展的好坏与治疗师在以往接待来访者的累计小时数相关。最近，Crits-Christoph 等人（2006）找到了一小群经验尚浅的治疗师，通过一种所谓的"联盟促进疗法"对他们进行训练，让他们跟一群患有重性抑郁症的来访者进行为期16次会谈的心理治疗。其中，治疗师需要进行人际

心理动力取向（interpersonal-psychodynamic）的干预，并且使用一系列基于
Bordin 模型的联盟加强技术。结果显示，通过此次训练，这群治疗师在来访
者对于治疗联盟的评分上获得了提升，其统计效应（effect size）至少是中等
程度的（moderate）。

　　Kurcias（2000）对于临床心理学领域中的治疗师们进行了质性研究
（qualitative study），结果显示，受训者及其督导对于治疗联盟这一概念理解
得越清晰，贯彻得越彻底，受训者们在工作中所获得的进步也就越大。随着
受训者在督导的帮助下对于治疗联盟越来越理解，他们对于来访者和治疗联
盟有了更深的认识，能够更加从容地去讨论咨访关系中的问题，对于缓慢的
改变有了更多的耐心，也更善于去处理治疗中的关系裂痕。

　　在对于传授治疗联盟技能所做的文献综述当中（Summers，& Barber，
2003），我们提倡为受训者提供更多的有针对性的学习机会，呼吁督导们
对此给予更多的关注，并且鼓励受训者尽量去使用治疗联盟评分表（rating
scale），因为这种评分机制能够帮助受训者更好地了解到来访者们对于他的
印象，以及对于联盟的感受。

促进治疗联盟的策略

　　我们已经在本章中大体描述了治疗联盟的概念及其关键成分，并且为每
个成分都配上了示例。对于该如何学习发展好治疗联盟这一主题，我们也进
行了多个侧面的回顾。接下来，我们将会提供一些关于促进治疗联盟发展的
实用小提示（practical tips）：

1. 对于心理治疗的程序和方法进行简短的解释，比如："我们以后每周
　　见一次，谈论你的感受，你的困境，为的是让你能够更好地理解它们。
　　随着你对当下正在发生着的事情有了越来越深的理解，你就越发能够
　　明白在那些当下的境遇中有哪些部分是源自你的过去的，就像是你从

童年背负到如今的行囊一样，而又有哪些部分才是真正属于现在的。从而，你就能够把周围的事物看得越发清澈明了，越发明智地做出决定，越发从容地进行应对。"

2. 在与来访者的关系中，始终保持一颗好奇心，始终进行自我觉察。如果你能发现自己和来访者的盲点，哪怕只是努力去尝试，那么来访者就会在你的影响下获得勇气，从而也会试着去探索那些未被揭示的领域。

3. 请相信，如果你能够以一种温暖、热情、支持、共情却又不失怀疑的心态去思考来访者的那些应对策略，那么来访者就也会对自己的那些问题和模式给予越来越多的兴趣和关注，从而你们之间的治疗联盟也就得到了真正的发展，变得越发有效，越发牢固。

4. 寻找来访者身上的那些让你喜爱的品质，每隔一段时间就向来访者表达你对她的这些品质的认可和欣赏；不要去挖掘来访者身上那些让你讨厌的缺点，因为在她的生命中已经有足够多的人在这样做了。

5. 持续地关注你的感受，运用它们去理解那些可能存在着的反移情，以及那些正在浮现出的活化。在最大程度上用你真实感受到的善意和兴趣去促进与来访者之间的联结。对于治疗关系来说，咨访双方之间的积极情绪体验是一个至关重要的组成部分。你必须要主动地参与到这类情绪的构建当中。积极情绪可以放大你所给予的共情，从而强化你与来访者之间的联结。

6. 坚守你的职责，履行你的任务：倾听、理解、反思、共情。循循善诱地让来访者明白她在治疗中所肩负的任务：诚实、说出自己的想法和感受、捕捉那些苦恼和焦虑的感受、按时赴约、保持好奇心。鼓励和建议来访者保持耐心，学会克制。

7. 努力去理解来访者的目标，无论是其在外显还是内隐层面的含义，从而与来访者发展出一种对于未来工作方向的确认和默契（这一点将在第八章进行深入讨论)。

8. 在思考与来访者之间关系的发展时，注意去区分咨访关系中的那些与治疗联盟有关的内容，以及那些与移情和阻抗有关的内容。阻抗和移情是不可避免的，而你对于它们的态度应该是好奇和关注，绝不是评价和批判。

9. 每当你想要对于阻抗进行评论的时候，务必要在其之前先加上一个共情，暗示你对于来访者此时痛苦的理解，比如，"当你在谈论你跟丈夫之间的争论的时候，你似乎关注的都是那些他对你的伤害，你对他的愤怒。这真的是完全可以让人理解的，因为这种事确实太让人难受了。但是，如果一直这样，似乎你也就没办法退后一步，没办法心平气和地去审视整件事，从而去理解你的反应是什么，你是怎么跟他互动的。"

10. 如果你感觉到了太多的压力或焦虑，那么请你对此保持警惕和关注。这种情况往往暗示着活化的存在，而你必须要理解这种活化，才能帮助来访者进行自省，反思自己给别人带来的影响。

11. 请注意，治疗关系会出现破裂（disruption），这是不可避免的事（Muran, & Safran, 2002）。在这种情况下，向来访者询问这件事，确认裂痕的存在，努力去理解正在发生着的事，不要因为害怕而不去道歉。把这次关系的破裂，连同你们的理解，与那些正在浮出水面的来访者的核心问题和核心冲突联系起来。

12. 看到人性中最好的一面，对于来访者独特的艰辛和磨难保有一颗共情之心，但是，也不要让来访者忘记在给别人带来的影响中自己也负有责任。毕竟，你的来访者需要面对现实，而她自己也知道这一点。她会期待你去明智且谨慎地提醒她这一点。

13. 一些关于该如何与来访者接触和靠近的小提示：
   ● 在行为举止方面，总体上，你的表现应该像是把她当作一个在愉快的晚宴中坐在你旁边的人来对待。

● 注意治疗中的焦虑指数（anxiety thermometer）；焦虑太少会让谈话变得愉快，但对于治疗却没有好处，焦虑太多则会让来访者感到过于不适。

● 理解来访者对于每次会谈有着怎样的情绪上的期待，确保她能够得到一点满足。

● 跟来访者身上健康的那一面结成同盟，也就是那些被她目前的行为和感受所损害了的力量品质和优点。

● 让治疗保持在合理的聚焦水平之上，这种聚焦要足够让焦虑的来访者感觉到自己正在从每次会谈中得到某些特定的东西，却又不能聚焦到让来访者觉得自己受到了预先安排好的日程的束缚。

● 不要在每次会谈中工作得太辛苦，也不要一直被动地无所作为。

● 不要鼓励来访者去喜欢你，但是要让她尊重你。

以上的这些策略能够帮助治疗师建立较好的治疗联盟，同时也观察到治疗关系的展开（unfold）。核心问题、冲突、阻抗、活化、移情，自始至终都在治疗中不断地呈现着。在学习成为一名优秀的动力取向心理治疗师的道路上，你需要像走钢丝一样去保持如下两个方面之间的平衡：在对来访者的那些冲突进行工作的同时，也要注意去巩固与来访者的治疗关系。

总　　结

治疗联盟对于心理治疗的效果来说至关重要。联盟的三个成分——目标、任务、联结——各自都需要治疗师给予足够的关注。对于联盟来说，潜在的裂痕不可避免，但重要的是要去修复它们。共情、共鸣、教育、尽早识别来访者的核心问题、作为治疗师的专业举止，这些都能够帮助你去建立一个更好的治疗联盟。此外，还有一系列特定而具体的技术和小提示也可以使联盟得到巩固和加强。

第五章

核心心理动力学问题（Ⅰ）

在为战斗进行准备的过程中，我总会发现计划是毫无用处的，但我也会发现制订计划这一步骤是不可或缺的。

——Dwight D. Eisenhower

这是一位50岁出头的充满活力的女性，深色的头发显得不太整齐，警觉的双眸迅速地扫视着办公室内的环境。她的丈夫宣布说自己正在考虑离开她。这件事让她感到震惊；她完全陷入了慌乱之中。她觉得害怕、羞耻、愧疚和气愤。她说，"只要他能回心转意，就算当牛做马赴汤蹈火，我都心甘情愿。"她快速地描述了一下自己与丈夫之间的关系，讲述了她为了丈夫和家庭所做的一切。她说出了对于丈夫、自己和孩子们的担忧，谈论了典型的家庭争论，与金钱有关的问题，以及一个孩子的健康情况。在她的眼中，这些苦恼都是具体而又独特的。

人类所面对的问题成千上万，可它们是否彼此皆不相同？还是说它们可以被简并为有限数量的若干基本类型，而剩下的只是一定程度的个体差异？如果想要成为一名优秀的心理治疗师，那么你就需要能够对每一位来访者都给予细腻而敏锐的关注，共情每一段他们谈论到的体验。但是，你也必须找到一些共同的基本模式，从而不必为了每段治疗关系都重新创造一种疗法。有的来访者会对治疗师说，"我知道你以前肯定听到过类似的事情，现在听我说这些你一定觉得无聊。"这种说法是错的，因为没有人可以像她一样去感受和观察这个世界，因为听别人真诚地谈论自己永远都是一件有趣的事。但是有一点她是对的，那就是她的问题可能就是某种普遍问题的一个版本，而对于这种普遍问题的识别能够帮助治疗师对于她的问题拥有更好的理解和准确的预期（anticipate）。

究竟哪种类型的来访者最适合接受动力取向心理治疗呢？这个问题至今尚未有定论。学生们会有这样一种感觉：在动力取向治疗师的眼中，所有的问题都是心理动力学层面的问题，而所有的心理动力冲突也都会引发问题。如果这是真的，那么动力取向疗法的边界和局限究竟在哪里？而它最适合解决的问题到底又是什么？对于哪些诊断，哪些人格类型，哪些症状，哪些情境，动力取向疗法是能够胜任的？从业者们本着有教无类和不挑不拣的精神接待着各式各样的来访者，炯炯有神地寻找着他们身上存在着情感冲突的证据，竭尽全力地搜索着值得进行治疗性探索的潜意识内容。对此，我们秉持着不卑不亢的态度：既不认为领悟和洞察足以作为一种包治百病的万灵药，也不承认动力取向疗法对于那些本就"每日三省吾身"的来访者而言就略显多余。我们的观点是：核心心理动力学问题在数量上是有限的，在内涵上是可以被定义的，在临床上是普遍存在的，在意义上是极为重要的。

根据我们的研究，抑郁（depression）、强迫（obsessionality）、抛弃恐惧（fear of abandonment）、低自尊（low self-esteem）、惊恐焦虑（panic anxiety）、创伤（trauma），这六大基本问题（见表5.1）大体可以涵盖80%～90%的适合接受动力取向心理治疗的来访者的情况。动力取向疗法对于上述所有这些

表5.1　核心心理动力学问题

- 抑郁
- 强迫
- 抛弃恐惧
- 低自尊
- 惊恐焦虑
- 创伤

常见的心理动力学问题都是有效的，其效果要么在实验数据上得到了明确的支持（抑郁、惊恐焦虑、抛弃恐惧），要么在临床实践中得到了广泛的认可。我们试图通过列出这六大基本问题达到两个目的：（1）明确我们应该从来访者身上去寻找什么，以及能够在治疗过程中去治愈什么；（2）辨别哪些问题能够在动力取向治疗中得到明显改善，而哪些问题往往会收效甚微。当然，这并不是说动力取向疗法就只对这六大问题有效，但它们确实是最为常见的适合动力取向疗法的心理问题。另外，对于这六大问题，我们无意声称动力取向心理治疗是最为有效或最为适合的疗法，因为我们知道其他一些疗法，如 CBT 和药物治疗，至少在效果上看来是毫不逊色的。还有，尽管动力取向疗法的效果在一定程度上取决于来访者的诊断，但是它也跟来访者自身所拥有的品质有关，如动机和心理学头脑（psychological-mindedness）等（我们将会在第八章对于这些因素进行讨论）。

尽管把列表中的这六大问题简单地描述一遍并非难事，但是在真实的心理治疗中想要寻找并识别出这些问题可就没那么简单了。一些来访者很容易就能套用上某个问题的特征，但是另一些来访者却可能拥有着两三个问题的特点。

每个核心问题都包含着若干个特定的模式和典型的表征。尽管 DSM-IV-TR 的诊断标准能够为我们指明这些问题所在的方向，但是我们仍然需要从表面现象（surface manifestation）和深层特征这两个维度来对这些问题进行系统地建构和描述。

有人说，精神分析亟须接受"理论切除术"，即像用外科手术切除病变或多余的组织一样，去精简掉那些无用和错误的理论部分。在超过100年的发展过程中，精神分析在理论上的繁荣却带来了其在概念上的重叠和烦琐，旧有的理论遍地狼藉而新近的理论却龙蛇混杂。每当谈论起临床诊断和障碍类型的时候，上述现状就尤为令人感到无奈。不同的治疗师会以不同的方式去对来访者的问题进行描述，使用不同的诊断术语，基于不同的理论模型，而这些方式、术语和模型却又是如此地纷繁复杂和让人眼花缭乱。因为存在着太多的观点和太多的争议，极少有人真的去尝试系统地去除掉那些意义较小的术语和理论。举例来说，**自恋**这个词在口语中指的是自私，在诊断上指的是异常脆弱的自尊，在理论上指的是人性中的一个正常而普遍的问题，而从发展的角度讲则是定义了自体在一生中不断变化的一个方面（Pulver，1970）。

一个世纪以来，众多先辈们对于诊断分类的理论和概念进行了大量的工作，而这些工作的目的通常是为了细分而非归类。面对以上事实，在界定核心问题列表的过程中，我们始终都保持着谦虚和卑微的心态。然而，这并不会影响到我们对于归类还是细分的倾向——我们坚定地站到了归类者的队伍中，所以我们的列表才会显得简洁朴素，而问题之间才会显得泾渭分明。尽管我们的分类将会从各个角度受到来自其他分类方法的支持者的攻击，而且那些分类方法显然具有各自的优点，但是，我们坚信：在学习心理动力学心理治疗的道路上，相比之下，最大的障碍永远都不会是那些试图简化和澄清却略乏细腻的合并归纳，而只能是那些连篇累牍且浩如烟海的精细分类。

对于这些"心理动力学问题"，我们从动力取向疗法的角度分别赋予了它们相对通俗易懂而又顾名思义的术语称谓。在历史上，精神分析师们有着一套他们自己对于精神分析性诊断的叫法——例如，强迫性神经症（obsessional neurosis）、歇斯底里性人格（hysterical character）、恐惧神经症（phobic neurosis），等等。这些诊断名称定义清晰，对应各自的特征症状，也有其假定的病原（etiology）。但是，精神分析的诊断系统缺乏可靠性，并且难于在临床上进行应用，因为这一诊断系统在使用上高度依赖于治疗师个人所做出的推理。同样的症状，对于这个人是强迫，而对于那个人就是恐怖症。

一些经典的精神分析性诊断确实是有用的，符合直觉的，而且是相当易于观察的，但是它们却承载了某些难辨真伪且过于烦琐的理论假设。举例来说，经典神经症的起因是发展固着（developmental fixation），也就是在特定发展期所经历的创伤。根据推测，发生在个体幼年中某一发展阶段的重大事件注定要引发其生命后续阶段中的神经症候群（neurotic symptomatology）。但是，是不是每一个患有强迫问题的来访者都在肛欲期（anal-phase）遭遇过创伤呢？是不是所有的进食障碍（eating disorder）都源于患者在幼年经历过的喂养问题（feeding problem）呢？尽管这类精神分析的观点在理论上显得十分优雅，从直觉上似乎很有道理，但是，这种将早年发展经历凌驾于基因缺陷、环境因素和后续人生的极端思想却并未得到过研究和数据的支持。总而言之，在诊断方面，经典精神分析主要基于动力学上的推理，将个体幼年的关系体验视为决定性因素。这种视角饱受质疑和批判，因为其不仅缺少实证，僵化刻板，而且背负着过多的假定和设想。

DSM-Ⅲ是第一部围绕着（相对来说）可观察到的症状所构建出的，试图避开关于病因的理论偏见的精神病分类体系（psychiatric nosology）。在跟前版一脉相承的基础上，DSM-Ⅳ在分类上进行了适当调整，对于诊断进行了重新安排。在心理健康界，人们对于DSM体系的缺点有过大量的讨论（Sadler，2002），例如：其对于心理问题的分组所基于的是现象学上的特征（phenomenological feature），而非症状背后的本质或隐而未现的疾病；其带有偏见地暗示着"症状本身就是疾病，症状减轻即是治愈"。《**心理动力学诊断手册**》（*Psychodynamic Diagnostic Manual*）（PDM Task Force，2006）和《**操作化心理动力学诊断手册**》（*Operationalized Psychodynamic Diagnosis*）（OPD Task Force，2008）都是新近推出的动力取向的诊断系统；可是至今为止它们的应用还尚未普及，其效果也有待验证。

我们所提出和关注的六大核心问题在形式上属于心理动力取向（以及精神分析取向）。为了便于读者理解，我们给每个问题都配上了基于真实案例的个人化叙述。为了弥补案例叙述这种方式在实证精度方面的不足，我们还将以夹叙夹议的方式进行解释和归纳。作为一份有益有效的心理动力学问题列表，除了能够帮助从业者更好地理解和治疗来访者之外，它同样也应该具备如下两点特征：（1）摒弃过多的对于经典精神分析理论的笃信；（2）远离过度的关于 DSM 肤浅标准的教条。

相比之下，我们所使用的分类方法是启发式的（heuristic），一切以其在实际的临床教学和临床应用中的效果为首要准则。对于每个核心问题，我们都会从如下几个维度进行描述：关键心理动力冲突、历史观点（historical conceptualization）、最有助于对其理解的精神分析模型、受其损害最重的性格力量品质（character strength）、常见治疗目标。它们对于治疗师和来访者而言都是可识别的。它们都是可以在治疗中被理解和被治愈的，但不一定是真实存在的疾病实体（entity），也不一定具有理论上的病原、结构、病程（course）等等。在真实的临床工作中，这些问题既可以单独呈现也可以相互组合，还可以在来访者的一生中（或治疗历程中）此消彼长和相继发作。对于学习心理治疗的学生来说，为了获得最佳的学习效果，理性上的认识与感性上的理解缺一不可。在学习过程的早期阶段，为了寻找模式、识别问题，学生们往往需要深思熟虑，辛苦努力，有意识地去进行推理和思考；而随着经验的不断积累，慢慢地，学生们的判断将会越发迅速，越发凭借直觉。

在对于各个核心问题的描述中，我们引用了一定数量的相关文献以供参考和佐证。但是，面对浩如烟海的实证取向研究和精神分析论文，而这些文献所涉猎的范围又是如此之广，请原谅我们无法从理论和临床的角度做出绝对公正的筛选。另外，我们也无意宣称本书中关于这些问题的描述具有原创性，实际上，我们更多地是在对那些经典的和新近的有价值的观点进行扬弃和梳理。

性别、人种和民族（也包括历史）塑造着个体所面临的心理问题，也影响着个体对于问题的感知方式。某些心理问题似乎具有性别上的差异，而某些问题则似乎在特定的人口群体中发生率更高。举例来说，我们发现，抛弃恐惧似乎多发于女性而非男性，这或许反映了对于关系的社会期待（social expectation）*，或许与社会对于问题的定义有关，又或许与来访者寻求心理治疗的渠道有关。因此，我们承认这一分类体系与当前社会背景之间的关联。并且，在力图描述客观现实的同时，我们也承认在这一分类体系中难免会存在的社会规范（social norms）和社会偏见。所以，这一体系也许会加深人们的某些刻板印象（stereotype），而正是由于这种风险的存在，今后的修订和改进自然也就在所难免。

力量品质总是伴随着问题而存在的。传统的心理动力学取向往往会极为关注来访者身上的问题，以及对于这些问题的解决，相信健康和治愈将会在问题得到解决之后接踵而至。然而，我们则提倡要用一种更为全面的视角来看待前来求助的来访者，不仅要认识到他们身上的病理，而且要考虑到他们所具有的力量品质。因为，在我们看来，心理治疗在解除问题的同时，也需要帮助来访者们去建立和加强他们的力量品质。

对于来访者力量品质的评估是心理治疗的一个重要部分，并且，我们发现心理问题往往会侵蚀（sap）到个体所具有的力量品质。Peterson 和 Seligman（2004）已经对于人性中所含有的力量品质和美德进行了列举，力图发展出一种"反 DSM"的体系，用以描述那些人类所具有的跨时代、跨文化的力量品质，而不是像 DSM 等体系那样仅仅着眼于那些困扰着人类的疾病。Peterson 和 Seligman 的分类体系（taxonomy）（见表5.2）引发了人们对

---

* 社会期待指的是个体在社会中被预期要呈现的行为模式或是被期待要符合的行为标准。——译者注

于性格中力量品质的强烈研究兴趣（Seligman，Steen，Park，& Peterson，2005）。该体系将美德划分为几个大的类别，而每个类别又包含3~5种具体的力量品质。在我们看来，对于心理治疗，力量品质在如下这些方面意义重大：治疗联盟的发展、个人的人生叙述、发生改变的过程、治疗后的恢复程度。具体细节我们将会在相关章节分别进行讨论。这里，我们首先会谈到核心心理动力学问题及其与力量品质之间的关系，同时我们也会给出一些建议，帮助大家在心理治疗中更好地去构筑（build）来访者的力量品质。

表5.2　美德和力量品质

美德	力量品质
智慧和知识	创造力、好奇心、思想开明（open-mindedness）、热爱学习、悟性（perspective）
勇气（courage）	勇敢（bravery）、坚韧（persistence）、正直（integrity）、活力（vitality）
人性（humanity）	爱、仁慈（kindness）、社会智力
正义（justice）	公民义务（citizenship）、公平（fairness）、领导才能（leadership）
节制（temperance）	宽恕（forgiveness）、谦卑、谨慎（prudence）、自我调节（self-regulation）
卓越（transcendence）	对于美和优秀的欣赏（appreciation of beauty and excellence）、感恩（gratitude）、希望、幽默、灵性（spirituality）

注：以上资料来自Peterson和Seligman（2004），牛津大学出版社版权所有，经授权重印。

　　在一定程度上，来访者正在面临着的问题和疾病决定了其受到损害的力量品质的种类。例如，抑郁似乎可以侵蚀一个人的勇气、人性以及获得卓越体验的能力；强迫会损害一个人的智慧和人性。究竟哪些力量品质会被哪些心理问题所损害？对于这一问题的实证研究目前尚处在起步阶段，因此，我们的观点更多地是建立在临床经验的基础上，而非源自相关实验的数据支持。

来访者有哪种心理问题？

在表5.3中，我们对于心理动力学问题进行了总结、描述和说明。具体来说，我们在如下几个方面进行了归纳：关键冲突（key conflict）、在 DSM- Ⅳ 中的对应诊断、治疗目标、受影响的力量品质、最适合阐述该问题的心理动力学模型、典型阻抗、典型移情、典型反移情、典型 CCRT、治疗技术。在对于这些核心问题的后续讨论中，我们将分别引用一些概括性的文献，借以从实证研究的角度来支持我们的观点。

我们鼓励临床工作者去思考如下问题：究竟哪个核心心理动力学问题最适合描述来访者所处的情况？我们的学生们十分喜爱这六大心理动力学问题所具有的清晰性，按照我们所提供的描述，学生们能够快速地识别出来访者的问题。他们发现，对于核心问题的迅速识别能够给他们带来很大的帮助。随着学生们开始对于相关的概念和理论有所掌握，面对由我们所提供的这个用户友好（user-friendliness）的问题分类列表，一个有趣的问题自然会在他们的头脑中浮现：到底该如何确定哪个核心问题与来访者的情况最为对应呢？有时，学生们会遇到一个来访者同时符合好几个核心问题所描述的情况。在做出选择的时候，请你考虑如下几点：

- 来访者正在遭受的主要痛苦和首要症状是什么［如，来访者的抱怨主要是抑郁、频繁的丧失、惊恐发作（panic attack），还是不安全感］？

- 对于某个核心问题及其相关动力的描述是否有助于解释来访者的重要经历、当前问题和痛苦情感？而这种解释是否在所有的六种核心问题中是最为清晰，最为简洁，最为全面的？

- 来访者是否对于该种心理动力学问题具有某种程度上的认识？她是否能够在讨论中自发地引入和深入这一主题？

表5.3　核心心理动力学问题及其治疗

	抑郁（彼得）	强迫（本）	抛弃恐惧（萨拉）	低自尊（史丹）	惊恐焦虑（爱丽丝）	创伤（艾伦）
基本问题	丧失和自我批评	反名性思维和憎恨	依恋和抛弃	自尊和保护	急性焦虑发作	安全
关键冲突和关键问题	抛弃，依恋，关于攻击性的冲突	自主，对于失控的恐惧，关于攻击的冲突	抛弃，依恋，原始防御	自尊，抛弃	分离，被压抑的愤怒	对于丧失躯体完整性的恐惧，依恋和抛弃
用以概念化的主流动力学模型	自我心理学	自我心理学	客体关系	自体心理学	自我心理学	客体关系
典型CCRT	希望被爱；被拒绝；感到抑郁和愤怒	希望控制住情绪和冲动，别人正在控制我；感到愤怒和焦虑	希望与人融合/靠近；人们正在抛弃我，感到被抛弃和愤怒	希望被照顾，被爱，被尊重，或被赞美；未被尊重，不足够的赞美或爱；感到空虚和不被尊重	希望与人靠近和被爱；别人离开了我，人们负了我，感到恐惧、愤怒	想要信任和安全；别人辜负了我，我的信任；害怕和不信任
最为相关的DSM—IV诊断	重性抑郁，心境恶劣（dysthymia）	强迫型人格障碍，亚临床性的（subclinical）	非典型性（atypical）抑郁，B族人格障碍，躯体化	自恋型人格障碍，心境恶劣	惊恐障碍或伴有广场恐怖症	PTSD，B族人格障碍，非典型性抑郁，躯体化

	强迫症	（somatization）障碍			某些进食障碍
心理动力学治疗目标	减少对于抛弃的易感性，减少自我惩罚；减少羞愧，增加对于情感体验的容忍度	更加稳定的自我和他人的意象，降低情感反应，增加人际关系的稳定性	更加准确和积极的自我的意象，增加对于弱点的容忍力	增加独立性，增加既能断却又不被焦虑和愤怒淹没的能力	增加安全感和权能感，增加人际关系中的健康的信任
受影响的力量品质	勇气，人性，性，卓越	正义，节制	智慧和知识，人性，节制	勇气，卓越	勇气，人性
治疗联盟的重点	共情，鼓励，希望灌注（instillation of hope），关于抑郁问题的教育；关于心理治行和情感重要性的心理教育，情感诱发（elicitation of feelings）	共情，由契约（contractual）关系的发展带来人际关系的发展	注意共情联结	较高频率的治疗，以共情的方式去关注每次的惊恐发作，对于促发事件进行密切探索，关于心理恐惧的心理教育，对于来访者的那些必然会有的不安感的容忍力	对于边界和期待进行清晰的说明，相互尊重，注意事实真相

表5.3（续表）

	抑郁（彼得）	强迫（本）	抛弃恐惧（萨拉）	低自尊（史丹）	惊恐焦虑（爱丽丝）	创伤（艾伦）
典型阻抗	压倒性的（overwhelming）情感、绝望，消极被动（passivity）	特征性的强迫性[理智化（intellectualization）、情感隔离（isolation of affect）、反向形成等]，重思维而轻感受	抛弃恐惧，过早地结束治疗	不可避免的共情裂痕	依赖，回避	由恐惧所导致的创伤情境的再活化
技术的重点	初始阶段注意共情，支持，鼓励功能活动；第二阶段注意鉴别关键的抛弃/丧失主题，鉴别由表失引起的憎恨所导致阶段注意识别增大了的冲突，制定有效解决方案	积极倾听，温柔却坚定的面质，注意愤怒和愧疚，一些指导，调用来访者的认知和技能去识别模式	容纳的概念，适当的管理策略，支持性干预与探索性干预相混合，从治疗关系的发展到依赖的修通再到真正的工作联盟相继转进	始终重视共情裂痕，及时识别并修复这类此起彼伏的裂痕	鉴别促发事件，挑战回避行为，对与惊恐相关的冲突进行释义，重点关注促发事件伴倌要将其生与历立联系，为范围的拓宽；鼓励容忍治疗终止时分离反应的重现	相互合作，态度灵活，关注效能感和真实知觉，实话实说，尊重边界

典型移情	缺乏信任，恐惧，和警惕，在帮助缺乏时暴怒（rage），需要控制制治疗师，创伤的再活化	分离（separation），丧失，抛弃；对丧失的愤怒；对由愤怒引发的更多丧失或报复（retribution）的恐惧	镜映（mirroring），理想化，双生子（twinship）	抛弃，暴怒，依赖，投射性认同，尤其跟抛弃移情有关的瞬间的精神错乱	控制，被动攻击，"阻抗"，愤怒和故意，关于被控制的焦虑，为自由和自主而挣扎	抛弃，依赖，理想化，愤怒
典型反移情	向受害者（victim）认同，向施暴者（perpetrator）认同，旁观者/目击者愧疚，二次（secondary）PTSD，困惑	母性，拯救和照顾；关于依赖和拒绝的沮丧	拯救幻想，自大（grandiosity），在被挫败时感到愤怒，厌烦	无助，愤怒，愧疚，跨越边界（boundary crossing）的冲动	沮丧，感到被控制，报复幻想，厌烦，疏远，徒劳无益（futility）	拯救幻想，感到无能，被吸干

一些问题牵扯到较深层次的推理，如强迫和创伤。来访者很少会将这类问题以自我报告（self-report）的形式呈现出来，也很少能够自发地认识到它们。尽管治疗师在初始阶段应该对此保持耐心和接纳，但是仅仅做到这些是远远不够的，毕竟，准确而详尽地找到问题所在才是更为重要的任务。

随着 DSM-Ⅲ诊断体系的发展和进步，也随着人们越发地认识到实证研究对于精神病理学的重要性，认识到传统理论需要在实验和数据的支持下才能更好地推动治疗技术的发展，"一招鲜，吃遍天"和"以不变应万变"风格的心理疗法正在逐渐失去其昔日的风采。我们将 PPP 视为一种"问题特定化的（problem-specific）"心理疗法，并且认为，即便是心理动力学心理治疗，也应该针对不同的心理问题去量身打造不同的治疗方法，就像很多其他疗法已经在做的那样。特定的问题最好应该接受特定的疗法。尽管 DSM-Ⅳ中的那些描述性的，具体而明确的诊断标准对于制定心理治疗的整体规划十分重要，对于确定心理治疗的时机和类型也非常关键，但是我们仍然认为，对于心理动力取向心理疗法的计划和实施来说，最为贴切和适合的"诊断体系"当属此六大核心心理动力学问题。

对于列表中的每个核心问题，我们的观点反映的基本都是以往的重要文献与临床经验之间的融合。我们没有为这六大心理问题各自提出新的治疗模型，反之，我们所做的只不过是将所推崇和引用的许多临床工作者和研究者们所做的重要工作进行整合。为了能够更加有效地治疗这些心理问题，受训者们需要在阅读本书之后去进一步阅读其他的相关文献。在本章中，我们将会讨论抑郁和强迫这两个核心心理问题，而抛弃恐惧、低自尊、惊恐焦虑和创伤这四个问题将在第六章中进行介绍。

抑郁：丧失和自尊

> 我现在的心情就如同我已穷困潦倒、沉没水底，却又无法自
> 拔、不想挣扎。
>
> ——John Keats

　　曾经遭受的丧失会让人们对于新近出现的丧失变得敏感，而抑郁正是让人们前来接受心理治疗的最为常见的心理问题。在抑郁的大概念之下共存着的是：悲伤（sadness）、丧失、忧郁（melancholy）、厌倦（boredom）、沮丧／挫败（frustration）、易怒（irritability）、恐惧（fear）、抛弃和绝望（hopelessness）。尽管上述这些感受对于每个人来说都是无处不在的，但是当它们不是暂时地出现而是持久而集群地出现的时候，一个恶性循环就会随之产生——悲伤、丧失、退缩（withdrawal）、消沉、自我批评增多，于是个体就会变得更加退缩和更加消极。从主观感受上讲，抑郁涉及显著而持续的自我批评、消极和丧失。从症状上讲，抑郁常伴有典型的躯体症状（somatic symptom），如睡眠、食欲和体能（energy）方面的变化，还常伴有专注（focus and concentration）和享乐能力（ability to enjoy oneself）方面的问题。个体可能会有一些跟自杀相关的思维和冲动，还可能会失去性方面的兴趣（sexual interest）*。

　　首次前来赴约的彼得是一位紧张而情感激烈的（intense）男青年，此时他正处于大一上学期的期末。一双沉稳而凝重的双眸，一副金丝眼镜，一头乌黑长发。他开门见山，异常清晰地描述着自己

---

* 关于抑郁，推荐电影《时时刻刻》（*The Hours*）、《逃离拉斯维加斯》（*Leaving Las Vegas*）和《忧郁症》（*Melancholia*）——译者注

内心的痛苦——他焦虑，自我批评，害怕，确信自己无论在社交还是学业上都不会成功。他的痛苦既强烈又明显。

他是家里三个兄弟姐妹中的老大，父亲是一位安静温和（quiet）的工科大学教授。彼得快速地表达着母亲让他感受到的沮丧，母亲说话太多，而且似乎在与他的关系中总是表现得过于认真严肃，而且把她对于彼得父亲的失望告诉他。他和母亲亲近，但却对她的索取（needy）感到气愤。他的父亲虽然和蔼，却异常疏离（aloof），简直就跟讽刺漫画里的工程师一模一样，只靠"左脑"来生活。

在大学里，彼得有过几次对于女孩的一见倾心和迷恋；每段恋情都令他魂牵梦绕。但是，他每次都特别关注自己是否是被爱的和被接纳的，以至很难去思考自己对于对方真实的感受是怎样的。他容易受伤，受伤了又容易生气。他反复地思考着女孩们的想法和感受，盘算着自己下一步应该做什么。他有一些男性朋友，但是对他来说，他们远远不如女性恋人那么重要，那么令他感到满足。他感到非常孤独，非常没有安全感。

彼得有睡眠方面的障碍，持续地悲伤和焦虑，没法集中精神，失去了开心的能力，还时常想到自杀。在来接受心理治疗之前，他考虑过买只枪然后照着自己的脑袋来一发。这样活下去实在太痛苦了，每次他从女孩那里感觉到拒绝，或是从朋友那里感觉到怠慢，他都会陷入强烈的苦恼、气愤和绝望之中。

彼得是个非常聪明和非常细致的人——他曾经在高中时期发起并组织了一次宣传环保意识的公益活动，而这类活动在当年还十分冷门，并且他的学术作业总是完成得饱含新意，严谨却富有趣味。但是，在完成任务和计划的时候，他却总是会陷入困境，内心充满了自我怀疑、自我批评和恐惧，害怕别人会觉得自己平庸无能。这种由情绪所导致的拖延转而又让他感到万分焦虑，以至大学期间他不得不因为成绩太差休学了一个学期。

心理动力学的观点

Freud 在其著作《哀伤与抑郁》（*Mourning and Melancholia*）（1917b）当中，对于抑郁进行了深刻而具有独创性的概念化（conceptualization），强调了亲密关系的丧失对于抑郁问题的产生所具有的重要意义。通过将那种自限性的（self-limited）*悲痛（grieving）和悲伤（sadness）与这种由抑郁所带来的自我批评和绝望进行对比，Freud 得出如下假设：我们在亲密关系中遭受的丧失（用精神分析术语叫做失去的“客体”）被内化了，被纳入进我们的内心，被认同了——这些我们所失去的重要他人变成了我们的一部分。原本指向失去的客体的愤怒变得指向了这个客体后来所生活的地方，也就是我们的心中，我们的自体之中。于是，指向自体的批评和愤怒应运而生，而这正是抑郁问题的典型特征，如自我怀疑、自我批评和愧疚。纵观彼得的历史，我们不难发现他的心理问题是在他离开家庭去上大学之后才变得严重的。彼得爱他的父母和姐妹，尽管常常会因为他们而感到苦恼和失望，但是他们却仍然是他最为亲密的关系；尽管摆脱家人的苛求让他兴奋不已，但是离家求学却仍然是一个重大的丧失。

对于抑郁，Melanie Klein（Mitchell, 1986）提出了一种同样精彩却也同样曲折的理论观点。她认为，婴儿早期对于爱与恨（hatred）（基于挫折的）的体验将会在下述过程中得到加工：这些感受先是被投射到母亲身上，然后再被内射（一种原始形式的内化）回自体。就像鸟妈妈会为自己的幼鸟预先消化食物来完成饲养一样，为了让孩子们完成投射和内射的过程，人类母亲必须始终待在孩子身边并与孩子保持足够的亲密，从而才能为孩子心中的愤怒

---

* 自限性疾病，指的是在发生发展到一定程度后能自动停止，并逐渐恢复痊愈，并不需特殊治疗，靠自身免疫就可痊愈的疾病。——译者注

解毒（detoxify）。Klein 将由这种对于母亲的矛盾感受所主导的阶段（stage）定义为分裂位（schizoid position），因为爱与恨在这一时期是如此地彼此分裂。下一阶段则被叫做抑郁位（depressive position）；在此阶段，孩子将爱与愤怒的感受相互结合，认识到了它们之间的共存，容忍了这种对于同一个人的又爱又恨的抑郁感受。Klein 对于抑郁问题的重要贡献在于，她强调个体在爱与愤怒这两种情感之间的挣扎，认为抑郁体验在本质上与个体跟早期养育者之间建立依恋时遇到的困难密切相关，也与个体在后续的重要关系中找到的养育者的替身（stand-in）紧密相连。彼得时常由于爱恨冲突而感到激动不安——她母亲跟他的关系最为亲密，可这也是他讨厌自己和母亲的原因。他非常依恋那些交往中的女朋友，但是他对她们的愤怒和沮丧感却要多于他对她们的爱。

作为一位从欧洲移居美国波士顿的精神分析师，Edward Bibring（1953）发展出了一套相对来说通俗易懂的理论。个体想要成为什么样的人？与此有关的希望和梦想属于自我理想（ego ideal）的范畴。基于这一概念，Bibring 假设，良好的自尊依赖于对自己的知觉与自我理想之间的接近程度。只要能实现梦想，你就将远离抑郁。而如果你的真实状态与你的自我理想之间差距过大，你就会陷入抑郁。按照 Bibring 的观点，彼得的抑郁来自于他所感受到的巨大痛苦：他想要成为的样子——被爱、英俊、聪明、成功——与他时常觉得自己真实的样子——不安全、没有魅力、有缺点、不可爱——之间的差异*。

作为自体心理学之父（在第四章已有讨论），Heinz Kohut（1971）将对于自恋问题和自恋性人格的研究作为了理论的起点。他注意到，有一类来访者尤其会难以接受经典精神分析的严苛（rigor），疏远的分析师和孤独的躺

---

*按照 Morrison 的分类体系，Freud 视角下的以丧失为主题的抑郁又叫作"愧疚型抑郁"，而 Bibring 视角下的以自尊为主题的抑郁又叫作"羞耻型抑郁"，据说后者更容易自杀成功。——译者注

椅都会让他们感到羞耻（ashamed），经常觉得受到了伤害，以至变得自我保护起来。他区分出了一种特定类型的抑郁感受：长期感到不安全，不被爱，容易受到丧失感、被抛弃感和羞耻感的侵袭（他把这类来访者的情况叫做自恋）。在他看来，Freud 和 Klein 所描绘的抑郁源自愤怒与爱之间的内在冲突，跟这些驱力及对于它们的管理（manage）有关。与之相对，Kohut 所感兴趣的是在人际关系中的那些由于缺乏亲近、互惠（reciprocity）、共情和肯定（affirmation）所带来的后果。他认为，这种受损的依恋时常发生，它们会让个体变得虚弱，而最终引发的是一种新型的抑郁。因此，Kohutian 抑郁是一种受到限制的依恋，也是一种长期的亚急性的（subacute）失望和抛弃。确实，在关系中，彼得感到孤独、脱离（detached）、敏感和爱面子（thin-skinned）。他那强烈的羞耻感和低自尊正好在程度方面呼应着他的自我批评和自我责罚（self-flagellation）。

许多有思想和有深度的作者就抑郁的问题进行过论述，而 Busch，Ruden 和 Shapiro（2004）关于抑郁问题的心理动力学治疗的专著（nonograph）当属其中的典范。Busch，Ruden 和 Shapiro 综合了几大主要观点，将 Freud 和 Klein 对于抑郁中攻击性的理解与 Kohut 对于自尊和亲密关系的解读相互融合。对于抑郁，他们的概念化是：个体在早期依恋关系中经历到的挫折和沮丧导致了愤怒和愧疚；这种愤怒以自我批评的形式转向了自体。于是，为了要挽救（salvage）自己的自尊和幸福感（sense of well-being），患有抑郁的来访者竭尽全力地想要与他人建立连接，理想化他人，希望借助一位新的仁慈的家长的爱来拯救自己的自尊。可是这一切却注定要以失望告终，因为这些抑郁的来访者期待过高，以至不切实际。这一动力的后半部分，即对于自尊的挽救，应用的是 Bibring 和 Kohut 关于来访者低自尊的重要意义的观点，以及关于来访者借助关系来治愈和救赎的观点。

基于 Busch 等人对于抑郁问题的那种令人信服的概念化方式，我们能够将彼得的症状、历史和动力有机地结合在一起。面对索求无度的母亲和疏远冷漠的父亲，彼得与双亲的关系导致了强烈的感受——丧失、挫败和愤怒。愤怒塑造出的强大超我，进而带来了强烈的自我批评。依恋关系方面的困难也引发了对于自体的不确定感，以及脆弱的（fragile）自尊。彼得寻觅着与女孩们之间的新关系，以此缓解他的孤独感和空虚感；这些女孩被理想化了，因此，幻想着跟她们相处和交往能够让彼得感受到被爱和完整（whole）。但是，因为希望高得不切实际，他终归都会失望的。这些被拒绝的感受助长了他的愤怒和沮丧，而一部分愤怒和沮丧又转向了他自身，变成了频繁的自我批评和偶发的自毁行为。一方面是希望与死亡的循环；另一方面是挫败和沮丧导致了充满愤怒的自我批评的循环。这两个主题彼此加强，不断轮回。当治疗师最初见到彼得的时候，彼得极度缺乏安全感，并且对自己非常愤怒。随着时间过去，他逐渐理解到了自己对于父母也同样非常愤怒——母亲的过分放纵，父亲的疏远冷漠。彼得的自尊如柳叶般摇摆，似潮水般起伏，响应着别人对他的感觉和看法；他执着于别人对他的态度，从而在享受生活、完成作业和社交友谊中面临着各种困境。

当然，就抑郁问题来说，心理动力学观点并不会排斥基因学和生物学上易感性的重要性，各种心理动力学的观点确实可以让我们更好地理解此类问题背后的心理过程，并且可以从发展的角度去叙述某些特殊感受的形成机制。

力量品质

为了更好地理解和帮助彼得，我们需要在讨论他的问题的同时意识到他所具有的力量品质。抑郁似乎尤其会损害个体所具有的勇气、人性和卓越这三种品质，而以上领域在治疗中也许需要得到特别的关注。事实上，彼得有一种与生俱来的勇气，坚定的信念和独立精神，可是这些品质却都因为他过分在意别人对他的看法而受到了挑战，也都由于他在被女孩拒绝时所感受到的极度烦乱（terrible upset）而受到了压制。他时常自我压抑，左右为难，半信半疑，并且不断地跟这些负面情绪进行抗争，这些正是他心理疾病的反映。在人性方面，即爱、仁慈和社会智力，彼得也有着十分优秀的潜能。不过，在他不抑郁的时候，这些品质就能显露出来，展示出良好且深刻的人性，然而在他抑郁的时候，这些品质却十分受限和无从发挥。对此，我们也不会太过惊讶。

如果一个人感到绝望，想要挣扎着逃离情绪的黑洞，那么显然对他来说爱、同情心和领悟都将是一种奢侈。而如果一个人由于被拒绝而感到愤怒，那么对他来说，和蔼和亲切将会显得遥不可及。同样，就卓越这一类别的美德来说，彼得是一位有天赋的作家，有着强烈的道德信念，并且对于社会的发展持积极态度。可是在抑郁的时候，他在完成作业方面有严重的拖延现象，对于社区和社会的思考也越发让他觉得不感兴趣。

关于心理病理与力量品质之间的关系，目前存在着两种不同的观点。一种观点是：它们也许是同一硬币的正反两面，拥有力量品质意味着心理疾病相对较少，反之亦然。另一种观点是：心理病理与力量品质并存，但具有一定程度的交互因果关系（reciprocal causality），也就是说，或许抑郁引起了勇气和人性的减退，而较多的勇气和人性则可以减少抑郁。这两种不同的观点都包含着许多在理论上和经验上亟待解决的疑点，需要我们去进一步研究和证实。对此，我们采取了一种实用主义的态度。我们发现，对于来访者的力量品质进行持续的关注能够帮助他们找到自身的优点，从而尊重这些优点，并为此而感到骄傲。就抑郁的来访者而言，这意味着我们要帮助他们看到自己力图跟抑郁相抗争的勇气，欣赏自己在抑郁缓解时会感受到更多爱的能力。这也意味着我们要鼓励他们关注自己的那些与卓越体验有关的时刻——欣赏享受美好的事物，纵情欢笑的瞬间，从而让他们意识到自己仍然具备着某些积极正面的品质。

治疗目标

对于抑郁，动力取向心理治疗的目标是：减少对于抛弃的易感性，减少进行严厉自我批评的倾向。尽管上述目标看似过于简化，但是它确实能够帮助治疗师去更好地关注来访者今后的人际关系，更好地评估治疗的进展和效果，更好地平衡开放好奇的心态与掌控心理治疗方向之间的关系。就彼得而言，治疗目标是：通过容忍和克服那些在友情和亲密关系中不可避免的被抛弃感，发展出一种安全度过人际关系中的冲突和挫折的能力；并且，拥有一种更为健康和更为积极的自我感觉，从而在愤怒和受伤的时候较少地受到自我批评的折磨。他将会更加关注自己的感觉如何，而不是只在意别人的感觉如何，从而更少地将自己置于受伤和失望的境地。

对于抑郁问题的动力取向心理治疗结合了以下两个方面：第一，详细探索来访者对于现今关系和事物的反应，及其与曾经的这类反应之间的相似性；第二，支持来访者在行为方面做出改变。我们的讨论主要借鉴了 Busch 等人（2004）关于用动力取向疗法去治疗抑郁问题的专著。在此，我们郑重地告诫读者：抑郁问题包含了众多彼此独立的元素，也可以是由截然不同的原因造成的，所以我们的讨论是建立在来访者已经接受了适当的诊断和疗法选择（treatment selection）的基础上的。这意味着，在接受动力取向心理治疗之前，来访者已经接受过可能存在的医学疾患（medical disorder）的排查（如，甲状腺机能减退），并且在鉴别下确认了表现出来的抑郁并非是由其他问题所引起，诸如急性哀伤（acute grieving）、物质滥用（substance abuse）*、或精神病（psychotic disorder）。为了提供充分的信息去帮助澄清诊断，你需要一份包含如下重要信息的病历：植物性神经系统方面的症状和迹象（sign）、其他的活跃的（active）精神科症状、医学症状的筛查结果。

---

* 物质滥用包括药物、毒品和酒精的滥用。——译者注

通过接受心理治疗，彼得获得了症状上的改善，在自我感觉上有所改变，并且在人际关系方面有所提升。他可能将会永远对于拒绝和丧失具有易感性，但是现在这类反应已经有所削弱了，而且彼得对它们不仅能够理解，还有了一定的心理准备。现在，当彼得由于过度敏感而反应过激的时候，当他在关系中寻求拯救的时候，他都能很好地识别出自己的模式。在处理人际关系的时候，他可以更好地做出决策。他的心情更加稳定，更能够"随大溜儿"了。他为自己选择了一条职业发展的道路，尽管需要为此付出艰辛的劳动，但他却感到满意和高兴。现在，在面对人际关系中的不确定性和偶然机遇的时候，他比过去要镇静得多。在过去，他总是为了人际关系感到焦虑难耐，总是为了自己是不是被喜欢和被爱而患得患失，从而无法享受当下。现在，他更能够欣赏别人真实的样子，更能够开放地接受自己的本性，自然地流露自己的心绪。

这就是我们所期待的用心理治疗处理抑郁问题的结果。来访者的那些特定的抑郁症状消失了，而且在今后的几年都不会再出现。不仅如此，改变也发生在更深的层面，他的自我体验、人际关系和日常工作都发生了变化。他不再感到绝望了，他能够自我悦纳，享受人生，发展兴趣和天赋，欣赏别人本来的和真实的样子。也许，他的抑郁再也不会复发了，至少目前他已经有5年都没有再抑郁过了。

治疗联盟的发展

在跟有抑郁问题的来访者所进行的工作中，当来访者感到恐慌和痛苦的时候，治疗联盟会发展得十分迅速。在治疗师提供能量、希望、帮助和关注的时候，来访者的依赖将无疑会有利于一种强力（powerful）依恋的快速形成。但是，良好联盟的发展所需要的不只是来访者对于治疗师的喜爱。它也需要来访者去执行必要的任务，即去进行自我反思和尝试新鲜事物。治疗师必须要从实际的角度出发，敦促来访者去尽可能地保持积极主动，无论是在心理治疗中还是在现实世界中。

一些处在严重的抑郁和绝望中的来访者也许会对于发展出一段新的关系毫无兴趣。如果来访者连活着的意愿和兴趣都没有，那么心理治疗又能管什么用呢？所以，就治疗抑郁而言，一个重要的方面就是要去帮助来访者重新点燃生活的希望。为此，你需要鼓励来访者，就抑郁问题对其进行教育，告诉她这是可以被治愈的。这种绝望的来访者需要一些时间来体会一个个小小的成功和喜悦。也许，对于治疗师来说，想要不去过度认同（overidentify）来访者和免于感受到绝望，都是比较困难的。这种趋势可能会十分强大。也许你需要退一步进行思考，跟来访者自身对于周遭事物的体验拉开一定距离；这种悲观的程度真的是合理和必要的吗？对于这些问题，一些人是不是有可能会找到适应和解决的方法呢？

也许，对于来访者，我们的态度会在过高的期待与绝望和冷漠之间摇摆。无论是以上哪种态度，其实都是一种对于来访者的痛苦和绝望感受的回避。这种共情链接（link）会让人感到十分不适，以至让治疗师都变得对于改变不抱希望，甚至冷漠到不愿进行尝试。在跟严重抑郁或有强烈自杀倾向的来访者工作的时候，这种摇摆将会达到巅峰。在跟处在极度痛苦之中且对自身遭遇的丧失非常愤怒的来访者工作时，治疗师会感到十分痛苦，以至变得冷漠和隔离而毫不自知。同理，抑郁来访者周围的重要亲友也会由于来访者的抑郁而疏远他们（Coyne，1976）。治疗师也会如此，以便去处理那些指向来访者的绝望和愤怒和应对那些由来访者所带来的强烈的无力感（powerless）（Maltsberger，& Buie，1974）。但是，尽管在治疗联盟的发展中难免会遇到上述问题，大多数抑郁的来访者总体上都可以扮演好自己在治疗中的角色，并且与治疗师发展出良好的治疗联盟。

技术

在治疗的初始阶段，治疗师需要促进一种支持性环境的形成，并且提供关于抑郁问题的教育。这种教育是相当直截了当的。抑郁综合征（syndrome of depression）意味着，那些通常跟丧失有关的心烦意乱的感受已经开始变得失控，而来访者的脑海中充满了消极绝望的念头，并伴有一些植物性神经系统方面的症状。基因层面的易感性与促发并维持抑郁的生活压力源通常是混合出现的。来访者需要被告知抑郁的诊断，需要得到鼓励，从而相信这类问题能够从多种疗法中获得治愈。他们或许也应该被告知，自己在未来将仍然会对抑郁具有易感性。

有时，仅仅是开始接受治疗就能让来访者变得更加积极主动，不过如果治疗师能够明确地鼓励来访者去参加自己认为重要和有益的活动，那么通常帮助将会更大。干活做事，体育运动，这些通常都能让人感觉好些。鼓励来访者参加活动并不会限制她在治疗中从移情中学习和获益的潜能，在许多情况下这种鼓励是必须的。来访者的心境（mood）和功能（function）* 在第一阶段常常会有所好转，而理论上这种好转将会在第二阶段中得到保持。

在治疗的第二阶段，关注的焦点应该放在对于如下两个关键主题的鉴别上：（1）抛弃和丧失；（2）由丧失所引发的憎恨以及后续的由憎恨（resentment）所带来的冲突。

最初，彼得努力地识别着自己在社交生活中反复遭遇的典型的

---

* 功能，在心理和精神科领域中，指的是在生活的众多领域中行使义务和完成任务，是一种外部表现和客观描述。比如，如果说一个人功能高，就是说，在别人看来，按照社会标准来说，她能够在工作、社交、家庭、学业等方面都做得不错。通常，亲密关系的质量和主观的情感体验并不属于功能所描述的范畴。也就是说，一个人可以一方面功能很高，而另一方面却活在痛苦中并在亲密关系方面非常糟糕。——译者注

感受序列——对拒绝的敏感性、感到受伤后的愤怒、对于自身愤怒的愧疚和担忧。在治疗中，他反复地体验着这些情绪，深刻地感受着它们，思考着它们，讨论着它们。治疗师询问了彼得在感到拒绝和丧失的情境下会有怎样的感受和知觉。随着时间慢慢过去，他开始觉得，他的这些反应是过度的，他愤怒的程度以及他对于自己愤怒的担忧程度都并不合理。他确实想交朋友，想跟别人亲近，但是他开始觉得，他的这些反应超出了他所面对的真实情景所应该对应的级别。他逐渐能够将这些对于朋友的强烈反应与那些旧时的对于父母的感受联系起来，明白了他当前对于丧失和拒绝的感受实际上是一种他幼年时对于父母情感的再次激活。

随着这种觉知变得越来越强，彼得能够以更加灵活的态度去看待自己的朋友，去思考他们是怎样的人，去判断谁是他真正喜欢的而谁又是他不喜欢的。他能够更加清晰地看到别人本来的样子，而不是把别人视作自己的感受和需求的反映。他发现了自己会理想化别人的倾向，尤其是对女性，看到了他是如何把自己置于注定要失望的境地的。在认识到了这些之后，他跟别人约会的模式开始改变了。他能够以不那么激烈的方式去追求女性，并且有耐心去了解她们是不是真的对自己也感兴趣。他努力且积极主动地去参加各类活动，知道这样可以扩大他的社交圈子，即使在感到气馁的时候也不会放弃，从而打破了原有的那种只要感到受伤就会退缩的模式。

我们刚刚描述了一些用以增加自我觉知，改变知觉和尝试新行为的治疗技术，它们构成了这一阶段治疗的焦点。对于一些来访者而言，在这一阶段，随着对于当前的和旧时的丧失感受的探索，他们可能会变得更为苦恼（upset），感觉更糟。这种强烈的痛苦的爆发通常都会伴随着后续的心境平复。也就是说，来访者的心理弹性变得更强了，越发相信自己能够在苦恼的时候找到答案，并且从糟糕的心情中走出来了。

就抑郁而言，动力取向心理治疗的第三阶段其实更像是一个用以保持之前治疗效果的阶段，其焦点在于巩固来访者在第二阶段中获得的理解，使得对于那些感受的修通更为深入。此处的关键在于，提早识别出那些将会引发内心冲突的情境，认识到旧时感受与当下感受之间的差异。来访者需要在意识层面去制订计划来解决这些问题。在彼得治疗的后期，他能够自己去对情境进行分析，并且在下一次治疗会谈中进行汇报。

一些来访者不会在保持阶段停留太久，而是迅速地奔向了结束（termination）。可想而知，治疗的最后阶段（last phase）尤其意义重大，也往往充满着力量和张力，因为抑郁的来访者也许会由于失去治疗师而在此时体验到他们早年的丧失。还有，他们也许会害怕抑郁的复发，因为抑郁确实很容易反复发作。在第十五章，我们将会就治疗结束的问题进行更为详细和全面的讨论，但是，就眼下的抑郁治疗的结束来说，我们的经验是，这里确实涉及了真实存在的丧失感，除了由移情所引发的再次体验之外，这种丧失也是治疗关系中实实在在的一个方面。与治疗师之间的关系是深入而深刻的，因此，治疗的结束很可能会让咨访双方都感到悲伤。重要的是，接受这一事实，并让来访者以健康的方式去对此进行哀悼。你应该提醒来访者（和你自己），让她知道未来的复发并不意味着当下治疗的无效，即使是最好的心理治疗可能也不会根除来访者未来在抑郁方面的易感性。

移情和反移情

抑郁来访者最常见的移情反应分别是被抛弃感和对于更加亲近连接的渴望（hunger）。如果来访者的抑郁与情感依附（anaclitic）或抛弃经历的关系较为密切，那么这类移情将会十分典型。在来访者将治疗师当作一位重要的帮助者的情况下，上述移情还会常常伴随着依赖反应。来访者会觉得自己无法独立行使功能，退行性地（regressively）期待和希望治疗师会照顾好她。一些来访者会理想化他们的治疗师，将治疗师视作自身存活所需的情感供给的慷慨来源。依赖移情反应的另一面是愤怒移情，它会在来访者内心充满被拒绝感和失望的时候出现。早年的丧失会在与治疗师的关系中重演，治疗师会扮演那个缺席或是伤人的家长角色。内射性抑郁（introjective depression）或愧疚性抑郁（guilty depression）的来访者则倾向于将治疗师感受为一个总是在批评和拒绝的人*。

治疗师的任务在于，发现和注意到这些移情反应，并且将它们理解为抑郁动力的典型反映。抑郁来访者有这些移情反应是正常的，他们慢慢能够学会鉴别和理解这些感受，但这需要时间。治疗师有反移情反应也是正常的，但如果反移情超过了一定限度，以至主导了我们的感受，以实际的方式影响了我们的行为，那么就有问题了。

一种常见的治疗师的反应是拯救幻想（rescue fantasy），你会觉得凭借一己之力就能让来访者好起来。你会觉得仅仅凭借自己与来访者之间的亲近关系就能帮助她恢复健康，并且觉得你的兴趣和温暖将会使来访者感受到生命的价值。一些来访者感受到了严重的情感匮乏，对于治疗师的关注太过满足，以至他们对待我们的方式让我们觉得自己就是神奇的拯救者。当然，这种情况已经不能再算作是好事了。做一位乐于助人的好治疗师，与觉得自己将会拯救来访者，这可是两种截然不同的情况。在健康的治疗关系中，来访者应该去承担责任，自己去完成一些工作，而把你当作众多能够提供帮助的人之一。

治疗师在面对伤心和绝望的来访者的时候，时常会感到无能（incompetent），就好像自己什么对的事情都做不了。这经常会在来访者有愤

---

*　而羞耻型抑郁则主要跟成就、理想、自我价值等有关，其来源于因无法达到目标而产生的自我批评，较为贴近上文中 Bibring 的观点；情感依附性抑郁，即 anaclitic depression，主要跟过多的人际关系方面的顾虑有关，伴随着大量的孤独、脆弱、无助和抛弃恐惧。——译者注

怒和失望的移情反应的时候发生。与这种反应有些联系却又略有不同的一种情况是，治疗师会在反移情中感到自己正在被吸干（sucked dry）。此时，治疗师已经非常努力地帮助来访者了，但是那些共情、支持、建议和释义似乎都没有什么效果。来访者仍在饱受煎熬，变化不大。这是非常令人挫败的，并且能够让治疗师变得愤恨和冷漠。当然，这些只不过是治疗师的感受，所以不一定就能准确地代表现实情况。在第十二章，我们将会就治疗师的力量品质和能力进行讨论，从而帮助你更好地应对这类体验。

在进行动力取向治疗时，心理治疗师必须要觉察和监控这些反移情反应，将它们与来访者的移情反应联系在一起。你的目标是能够去区分——并且帮助来访者去学会区分——哪些是当前发生的现实，而哪些是旧时经历的移情。

实证基础

越来越多的关于重性抑郁症的研究结果显示，在心理治疗的效果方面，心理动力学疗法与认知疗法不相上下。在 Leichsenring（2001）公布的元分析研究报告中，短程动力取向疗法与 CBT 几乎没有疗效上的差异。如同 Crits-Christoph（1992）当年所做的一样，Leichsenring 将人际心理治疗当做一种动力取向疗法包括进来。尽管我们并不打算进行评判或给出结论，但是必须要指出的是，人际心理治疗究竟算不算是一种心理动力学疗法，这是存在争议的。两者的相似之处在于，人际心理治疗也关注那些涉及丧失和过渡（transition）*的重复情境，也使用共情，也会对痛苦的情感和偶尔出现的移情进行探索。但是，两者的不同之处在于，人际心理治疗是一种高度聚焦的疗法，并且将教育性元素放在了主要的位置。在上文提到的两篇元分析文章当中，作者们并未评价人际心理治疗作为一种动力取向疗法的合理性，而且从

---

* 过渡，指的是个体在不同状态之间进行转变时所经历的适应过程。——译者注

结果来看，是否将人际心理治疗排除在外并不会给分析结果造成明显的变化。

在新近的一篇论文中，从1970年后出版的17份关于短程动力取向心理治疗的研究报告中，Leichsenring 等人（2004）发现了某种一致性，具体来说：在进行前后测对照时，短程心理动力学心理治疗产生了较大的统计效应——目标问题（1.39），一般精神病性症状（0.90），功能（0.80）。按照 Leichsenring 等人的说法，动力取向疗法在统计效应上显著地超过了控制组和常规治疗组。而短程心理动力学心理治疗和其他形式的心理治疗则在效果上没有差异。这份元分析报告清楚地表明，就以动力取向疗法治疗特定类型的精神障碍来讲，学者们还需要在未来进行更多的和更进一步的研究。

尽管元分析十分强大，能够允许我们对大量的研究进行评述，对于不同研究的平均统计效应进行回顾，但是这种研究也有缺陷，因为其价值高度依赖于其所取样的实证研究本身的质量。Leichensenring 和 Crits-Christoph 所做的元分析包含了对于几种不同类型的心理动力学疗法的研究——人际心理动力学疗法（interpersonal psychodynamic therapy）（并非广泛意义上的人际心理治疗）、限时心理动力学疗法（time-limited psychodynamic therapy）*（包括支持性-表达性疗法）和支持性动力取向疗法。所有的这些涉及将动力取向疗法与其他疗法进行对比的研究，你都能够在1991年后出版的四篇关于限时心理动力学疗法效果的元分析文章里的至少一篇中见到（Svartberg，& Stiles，1991；Crits-Christoph，1992；Anderson，& Lambert，1995；Leichsenring et al.，2004）。总体来说，从这些为数不多的研究来看，就治疗抑郁而言，动力取向疗法在效果上完全不输给其他任何一种疗法（Hersen，Bellack，Himmelhoch，& Thase，1984；McLean，& Hakstian，1979；Gallagher，& Thomson，1982；Thompson，Gallagher-Thompson，&

---

* 这里的限时心理动力学疗法是广义的，并非是 Hanna Levenson 的 TLDP，即 time-limited dynamic psychotherapy。——译者注

Steinmetz Breckenridge，1987）。然而，值得注意的是，如果将背景设定为相对有经验的治疗师，以手册化的现代形式的动力取向疗法（包括人际心理治疗）去治疗各个年龄段的抑郁来访者，那么，虽然这种情况十分普及，但是其研究却极度缺乏。

总而言之，我们在此将抑郁描述为一种核心心理动力学问题，其通常可以用自我心理学的模型进行解释。旧时的丧失体验引发了愤怒和沮丧，而这两种负面情绪在被个体内化之后又导致了意在恢复自尊的反复尝试，这些尝试是注定要失败的，最后留下的只有更进一步的失望。我们描述了用心理动力学疗法治疗抑郁时的典型目标，可预期的（expected）阻抗、移情、反移情和主要技术。在后面的对于其他五种核心心理动力学问题的讨论中，我们将会延续这种在本小节中使用过的形式和次序。

强迫：控制感

> Bailey：我的身体碰巧可以分泌一种人类的东西，它叫做肾上腺素。
>
> Spock：这东西听起来极为麻烦，你考虑过切除分泌它的那个腺体吗？
>
> ——《星际迷航》（*Star Trek*）

本是一位律师，事业成功，穿着讲究。他优雅而详细地讲述了在工作方面遇到的挫败和沮丧。在每次治疗会谈当中，他都会小心地擦拭几次他的无框眼镜。他承认说，每天上班的时间都长得荒谬可笑，而对于劳累的工作、不知感激的客户、过分苛求的合伙人、不尽如人意的员工助理，失望又在所难免。当本在描述这些难以置信的沮丧时，凭借着生动欢快的句子和结构良好的段落，他仍然保持着一副令人愉悦却略微心不在焉的表情。他抱怨了自己所承担的负担和义务，但是转而又解释这些都是可以理解的、合理的和命中注定的。在听他诉说上述这些内容时，我感到漠然（在描述任何事情的时候他表现得就好像这些都是发生在别人身上一样）。但是，与此同时，我也强烈地感觉到了，他的负担就是我的负担，而我特别想要抛开这些负担从而得到解脱。

本好像很难把话说到点子上。如果我不打断，不问问题，不询问他的感受，不进行澄清，本就能一刻不停地说满整个一次会谈。从始至终，他都会认真地注视着我的脸，就好像是在扫描我的反应。他也从来都不会邀请我进行回应或是提问。

在律师事务所的扩张业务中，本投入了很多，并且负责细节上的谈判。但是，在谈判的准备和执行的过程中，就算已经犯下了一些人员和财政方面的潜在的重大错误，对他来说向别人寻求帮助也仍然是一件非常困难的事情。他害怕，对自己感到深深的失望。在个人生活方面，妻子在接受了一段长期的生育干预之后终于怀上了他们的第一个孩子。可这个即将出生的婴儿看起来似乎更像是一项义务而非欢乐的来源。这位令人喜爱却又有些与人疏远的男性前来接受心理治疗，因为他对自己的生活和未来感到焦虑、抑郁和消沉。

《星际迷航》里的 Vulcan 人，Spock 先生，经常被用于讽刺那些有着强迫问题的来访者，他们执着于规则、概念（idea）和程序，却与感受和情感保持着距离*。不是说这些来访者没有感受——他们确实有着非常强烈的情感，而是说他们将情绪视为"麻烦"，视为一种对于自己身心健康（well-being）的威胁**。

在对于强迫问题的讨论中，Shapiro（1965）开篇就提到了 Wilhelm Reich 对于强迫的来访者恰如其分的描述——"生存机器"。他们的思维方式刻板并且很难被影响，并且 Shapiro 发现这类来访者总是强烈地体验到自主感（autonomy）的匮乏。他们会有"我应该"而不是"我想要"的感觉，并且在服从纪律和完成任务方面保持着钢铁般的纪律，去做那些"应该"做的事。之所以这些来访者会有一种主观上缺乏自主性的感受，是因为他们在做出决定这方面有很大困难。Shapiro 声称，这些来访者是优柔寡断的，因为那些跟决策有关的情绪无法在他们身上得到自由的发挥。最后，他注意到，强迫的来访者总是充满怀疑，因为他们缺乏深刻的坚定感（sense of conviction），所以只能去追随自己对于什么该做和什么不该做的感觉（1965）。本总是谈到责任和要求，却很少提及情感和需要。他时刻处于掌控（in charge）之中，然而却从来都不觉得自己有什么选择。

作为一种核心心理动力学问题，强迫与 DSM-Ⅳ 系统中的诊断并不完全对应。DSM-Ⅳ 区分了两种形式的强迫。其一，强迫症（obsessive-compulsive disorder）具有一定的遗传性和自我延续性（self-perpetuating）***，涉及不可抗拒

---

* 本小节开头出现的对话截取自《星际迷航》第一季第十集，在 Bailey 作为一位地球人解释自己的情绪时，Spock 对此表现出了厌恶和鄙夷。作为企业号星舰上的科学官，混血儿 Spock 有着一位人类母亲和一位来自 Vulcan 星球的父亲。由于 Vulcan 人几乎是纯粹理性的，以信仰严谨的逻辑推理和去除情感的干扰闻名，Spock 终其一生都在为自身所兼具的理智与情感这两个鲜明的对立面而挣扎。当然，比起正常人类，堪称强迫型人格障碍形象代言人的他在大部分时间里都显得比较冷漠。——译者注

** 关于强迫，推荐电影《飞行者》（*The Aviator*）、《会计刺客》（*The Accountant*）、《尽善尽美》（*As Good as It Gets*），当然，还有最重要的，《星际迷航》。——译者注

*** 在没有外力的情况下会一直保持病状而无法自发地逐渐恢复。——译者注

的重复性的，闯入性思维，或是强有力的想要重复不理智的仪式化行为的冲动，如清洁 (cleaning) 或检查 (checking)。其二，强迫型人格障碍是一种终身疾患，其涉及对于细节的执着、人际疏远、对形式的兴趣大于对内容的兴趣，以及对于情绪和关系的紧密控制。在特征上，这两种心理疾病都可以用相似的心理动力学模式来进行描述，详情见下文。

研究指出，动力取向疗法可能只对强迫型人格障碍 (Barber et al., 1997)，以及较为温和和轻度 (mild) 的，以及亚综合征形式的强迫症有效，前者是强迫问题的一种冷漠和压抑的版本，而后者则是强迫的一种高度自我违和 (ego-dystonic) 的变体 (variant)*。目前，对于全面发作的 (full-blown) 强迫症综合征，动力取向疗法尚未表现出明显的效果。因此，对于上述两种彼此相似且都能在动力学疗法中获得帮助的情况，我们选用"强迫 (obsessionality)"这一术语去作为其核心心理动力学问题的名称。按照 DSM-IV 的观点，本患有的是强迫型人格障碍，其特征如下：明显地关注规则和程序，给任务的完成带来困难的完美主义，过度投入工作以至牺牲了休闲娱乐和私人关系，无法把事物委托给别人去做，僵化刻板 (rigidity)。

心理动力学的观点

对于强迫，精神分析领域中文献的主题往往都是：由攻击性造成的冲突以及特定化的 (specific) 防御的使用。精神分析界对于强迫问题最初的兴趣聚焦在肛欲 (anality) 这一概念，聚焦在自主和控制方面的发展之上。Abraham (1923) 曾对肛欲三角进行过描述——洁癖 (cleanliness)、秩序 (orderliness)、吝啬 (parsimony)。精神分析领域的作者们将这些具有肛欲特征的执着与强迫性神经症患者 (obsessional neurotic) 联系在了一起，因为他

---

* 自我和谐 (ego-syntonic) 与自我违和 (ego-dystonic) 是一对互为反义的概念，分别指的是个体的行为、价值观和感受等是否能与其自我的需求和目标彼此和谐，被自我所接受。——译者注

们似乎十分看重秩序和仪式，并且总是将思维的重要性凌驾于情绪之上。因此，按照早期精神分析的观点，强迫源于个体在肛欲期遇到的发展性问题（Freud，1908）。然而，支持这一观点的研究数据很少。

后来，在精神分析的自我心理学流派的影响下，人们开始越发关注强迫来访者的感受——愤怒是有害的；愤怒是应该被摆脱的，被控制的，和被解除（disarmed）的（A. Freud，1966）。在做到这些之后，来访者的愧疚感减轻了，从而感觉到了美好（goodness）和清静（cleanliness）。为了做到这些，来访者需要使用一些特定的防御，这些防御在潜意识层面进行运作，从而去减少来访者感受到的冲突，尤其是减少他们关于愤怒的焦虑。

强迫问题通常会伴有五种特征性的防御。**理智化**（intellectualization），它指的是聚焦在复杂的认知过程上，而忽视内心的（gut）感受。**情感隔离**（isolation of affect），它指的是将思维与感受彼此分离。**反向形成**（reaction formation），它涉及用一种积极正面的感受去代替一种消极负面的感受。**移置**（displacement），它意味着将感受和冲突从一个情景转移到另一个不相关的情景中，就像跟家人争吵之后的路怒症发作。**抵消**（doing and undoing），顾名思义，指的是在进行过某种表达（言语或行为）之后通过做出相反的表达以达到撤销先前表达的目的。幽默地批评一下，然后再微笑着说"只是开玩笑"，这就是一个常见的例子。本具有许多典型的强迫特征——他尽善尽美的外表、小心翼翼的控制、人际关系的疏远、对于愤怒的否定（disavowal）*，以及在容忍和表达感受方面的困难，这些都很好地说明了他的核心心理动力学问题。

Salzman（1968）将对于强迫问题的中心概念化（central formulation）进行了扩展：关于攻击性的冲突导致了明显的愧疚。他发现，患有强迫问题的来访者们保持着，并且觉得需要保持一种对于自身情绪的严格控制。他们需

---

* 此处的"否定"不同于"否认"（denial）。——译者注

要控制别人，以便让他们自己的感受不会过分被激起。对于生活中的负担和义务，本有着长期的愤怒，而对于他的客户、合伙人和家人，本有着想要责备的冲动。但是，他对于这些愤怒的思维感到非常的焦虑和愧疚，以至不得不去用那些常见的特征性防御来进行应对。他需要控制自己，以免自己感受到愤怒、愧疚和随之而来的焦虑。他很少让治疗师说话，因为他决心要让自己的冲突处于控制之下。如果治疗师说话，那么本就会害怕自己的情绪被激起，并且变得十分激动。

随着社会变得越来越复杂，跟科学技术和行政系统相关的方法和手续融入到了我们生活中的方方面面——工作、政府、居家甚至休闲——强迫的来访者所具备的特性正在越来越具有适应价值。冷酷、理性、循规蹈矩、"像机器一样"运转，对于这些，我们既有些尊崇又感到矛盾，这一点从社会对于"书呆子（nerd）"这类人的看法上就能得到明确的体现。在流行文化中，书呆子既会得到赞美却又饱受嘲笑。

力量品质

尽管强迫的来访者拥有很多理性上的知识，但是他们在人格和力量品质方面所具有的智慧和知识（这需要明智的判断和坚定的信念，不能只见树木不见森林）似乎却要少得多，表现出的往往都是怀疑或僵化。尽管这类来访者非常体面和正派，但是他们却很难表现出太多的人性，因为他们倾向于不去靠近心中的感受，对于爱、共情和利他（altruism）有所回避。而对于卓越方面的性格品质，由于需要个体体验到那些尚未得到充分发展的情感，如审美、感恩、希望和幽默，所以会让这类来访者感觉到困难，因为他们不善于以灵活而非理性的方式来面对生活，而是必须要对一切都保持控制。就治疗目标而言，正如我们即将在下文中讨论的那样，除了要减少冲突的程度以外，也要尝试着帮助来访者去增加进行灵活思维和体验深刻情感的能力。

治疗目标

对于强迫问题的治疗目标反映了心理动力学理论对于这类问题的理解。其主要目的在于：(1) 帮助来访者去体验到更为广泛的情绪情感；(2) 增加对于消极和积极情绪的容忍和接纳；(3) 降低那些引发防御和自我惩罚需求的愧疚感的程度。

> 对于本来说，以上目标意味着治疗师应该跟他去探索他的愤怒，进而去探索那些早年的丧失，即他父亲的冷漠和批评、与弟弟妹妹之间的竞争、一些俄狄浦斯式的跟母亲有关的沮丧、父亲的过早去世，以及父亲死后家庭赋予他的义务。在跟父亲的关系当中，本既能感觉到爱却又能体会到争斗，而父亲的突然去世以及由此所带来的养家顾家的要求进一步激化了他心中早已埋藏的愤怒。对于自己的愤怒，本非常焦虑，害怕它们会变得危险，所以他的人格类型其实就是一种限制愤怒的努力和尝试。对于父亲，他的愤怒和竞争的幻想只不过是一些念头，但是在释义的时候，治疗师需要告诉他，在潜意识中他害怕这些念头会在无意间被说出，甚至在冥冥之中导致了父亲的离世。
>
> 在心理治疗的帮助下，本学会了命名（name）这些感受，贴近并让这些感受继续下去，更大程度地接纳和容忍自己的情绪。通过接纳自己的愤怒和沮丧，本能够检视和分析这些感受，从而带来了愧疚的降低和自我惩罚需要的减少。他让自己更多地感受到了悲伤，从而能够进行哀悼然后继续前行。释放这些痛苦的消极情感让他可以更加自由地去体验那些积极情感，本现在能够在与妻子和孩子的关系中感受到和表现出更多的亲近了。

在跟强迫的来访者进行工作的过程中，问题的关键就是：他们很难容忍和体验自己的情绪，尤其是痛苦的情绪。对他们来说，愤怒是最为困难的一种情绪，强迫的来访者担心自己会因此而具有破坏性。这经常会让他们觉得失控，担心自己会遭到别人的报复（retaliation）。对于强迫的来访者，治疗的目标是要帮助他们体验到更多的愉悦（pleasure）、自发性（spontaneity）、情绪和自主性，并且降低那些由于压力、愧疚、愤怒和恐惧而感到的负担。为了完成上述转变，来访者需要在治疗关系中反复地体验到愤怒和丧失，而不会经历到她所害怕的后果。

治疗联盟的发展

强迫的来访者非常担心他们的感受是有害的，是坏的，以至于当你在对他们使用的理智化和情感隔离这些防御进行释义的时候，他们很容易就觉得自己受到了批评。因此，治疗师需要对于可能出现的联盟中的裂痕保持敏感，并且必须小心谨慎地跟强迫的来访者进行面质（confront）*。一种能够增强联盟的方法就是去鼓励来访者对他们的问题进行解读和概念化。这样做的好处在于为来访者在治疗的开始阶段提供一种控制感和掌控感，并且，只要治疗师没有在诱使下变得过于偏重理论上的工作和思考，这样的鼓励就可以促进联盟的发展。一定程度的理智化对于治疗联盟是有促进作用的。

释义（广义上的，并非只针对强迫的来访者）应该以共情作为起点，进而转至对于来访者模式的观察，最后再以共情收尾。例如："你感受到了太多的责任，被压得喘不过气。我想，也许你所承担的这些责任同时也让你感到了愤怒，但是这些愤怒又让你觉得非常愧疚，非常害怕。这种愧疚是那么强烈，而你又是那么害怕如果自己真的生气了会做出什么可怕的事来，所以你需要

---

* 作为心理动力学疗法的一种偏表达性／探索性的基本技术，面质是指，对已经出现在来访者意识中却被来访者有意回避的内容进行正面评论和讨论。——译者注

确定自己能够控制它们，从而让自己可以继续做一个有责任心的好人。"

技术

所有接受心理治疗的来访者都可以从心理教育（psychoeducation）中获益，即一种对于心理治疗及其如何帮助来访者解决问题的解释。强迫的来访者对于这项治疗前的准备工作尤其感兴趣，因为他们热爱规则、程序和概念。因此，你需要以一种简洁得体的方式向来访者解释：心理治疗是什么？心理治疗是怎么做？改变又是如何发生的？你需要对来访者的主要责任进行简要的说明：去谈论内心里想到的事情、脑海中浮现的念头和感觉到的感受。

对于强迫的来访者，你必须要寻找他们的情感，并引导他们去体会和表达这些情感。对于感受，你不能只是坐在那里倾听、支持和进行暧昧地引导。你应该直接询问，对躯体姿势进行观察，对于每段经历和每种感受都去进行主观体验上的探索。换句话说，你需要帮助来访者去识别和承认那些她一直在回避的情感，例如，你可以说："当你昨晚回家进到那个空房子里的时候，你的感受是怎样的？"或是"当她那样说的时候，你对她的话有什么感觉？"你也许可以指出大多数人在来访者所处的情景中会有的常见反应，问问来访者她是否也有这些反应。你也许需要进行开放式提问，但是请不要在来访者迟疑或否认的时候就放弃得到答案的尝试。

稍后，你可以更多地聚焦在愤怒上，并询问来访者对于愤怒有怎样的感受，例如，你可以说："当你有这种感觉的时候，你在害怕什么？"情绪体验必须要得到澄清和命名。对于那些感受进行镜映（mirror）*、共情，并且主动地表达接纳，这些都会有所帮助，因为强迫的来访者有着严厉的（strict）超我和羞耻心（shame），倾向进行苛刻的（harsh）自我批评。记住，这些来访者关注的

---

* 镜映这一概念将会在第五章的第二节中正式介绍，其属于自体客体履行的职能，即对个体提供持续的共情性的确认、认可和赞同。——译者注

是他们**应该**有的感受，以此力图避免那些由他们**真正**有的感受所带来的苦恼。

相比其他的心理动力学问题，对于强迫问题的治疗需要更多的坚持和更为积极主动的（active）治疗姿态。来访者也许会就一个行动过程（course of action）辩论上几周的时间。行动是应该被鼓励的，而其结果也应该在随后得到检视和分析。强迫的来访者倾向于进行反刍性思维（ruminate）而不是去行动，对此，治疗师应该回应以坚定的支持和指导，鼓励她去练习，尝试新行为，进行实验。当然，即便是打着出于良好的治疗意图的名义，一场关于控制的战争仍然会有因此而被活化的危险，所以，治疗师应该尽量以一种轻柔的方式进行指导和鼓励，避免引发那种不利的关于控制的争斗。另外，在指引和指导的过程中，重点始终也都要放在那些浮现出的情感上面。

哈罗德是一位40多岁的男性，令人喜爱，彬彬有礼，和蔼可亲。他习惯于每周有几个晚上出门跑步，而每次恰恰都是在他那些年幼的孩子们需要上床睡觉的时间。这通常都是他家里很混乱不堪的一个时段，妻子非常疲惫可孩子又十分粘人。妻子坚持想让哈罗德帮忙，还时常批评他，这让他感到气愤。在袒露自己通过跑步的方式进行逃避的时候，他显得有些困窘，但是在讨论这些的时候，他表现得似乎只是因为家里太吵而需要离开而已。

在我看来，很明显，哈罗德没办法忍受每天那个时段里的那些由家务所引发的冲突和情绪。每个人都很累，都很疲倦，都很容易爆发。他也一样。在我温和地试探他对此的感受的时候，哈罗德坚持说他只是想要找个安静的地方自己待会儿。他不知道为什么会这样。当他再次提起这件事的时候，我发现有一刻他似乎觉得妻子很烦，而我就对此多问了几句。在听了我的一些提问之后，他最终承认，他不喜欢妻子在他们哄孩子睡觉时对待他的方式，他想要逃离。但是，他不确定自己为什么想要离开，而且对此显得比以往更为惭愧（ashamed）。

几周过后，我们再次谈到了这一话题，取得了一点进展。哈罗德谈论了他的妻子和她强硬的性格，表达了他时常由此所感受到的疲倦和恼怒。在我强烈的共情和支持下，他能够说出自己经常对妻子感到愤怒，但是又不知道该怎么办。他觉得愧疚，因为她是一个好人，一位好妻子和好母亲。我将此与他晚间的逃避联系在了一起，怀疑他是否正是因为对妻子有愤怒却又不喜欢这种感觉才会离开家。或许这吓到他了？这一次，他意识到了自己的愤怒感，觉察到了自己想要逃离的冲动。但紧随其后的是局促不安的感受。我评论说他似乎很惭愧，可从当下的成人观点来看这都是可以理解的，但是也许有一些更深的情绪和恐惧却没有这么合理。

慢慢地，时不时地，哈罗德开始看到了自己身上广泛存在着的愤怒模式，看到了自己对于愤怒将会导致严重冲突的恐惧。当他感觉到拒绝或丧失的时候，上述情绪尤其会被激发。他害怕别人（他的妻子、同事和孩子）会对他生气，会拒绝他。对于这种模式，哈罗德似乎经常更多地是在理智的层面有所觉知，而不是在情感的层面进行理解，不过我们还是反反复复的进行了一次次讨论。

有时，这种讨论是非常困难的，因为我们似乎是在翻来覆去地说着同一个主题，但是我经常能够觉察到这个主题给他带来的感受正在发生变化。每次讨论都会揭示一点内容和一些情感。关键在于，要让讨论保持新鲜感，不要陷入理智上的重复，要聚焦在他所体验到的情绪上，命名这些情绪，帮助他看到自己的模式，共情他所感受到的挣扎，鼓励他以一种新的方式来解决这种情绪上的冲突。

移情和反移情

就强迫的来访者而言，典型的移情反应涉及对于治疗和治疗师进行控制的需要。为了要处理那些可能会出现的有害的和危险的感受，强迫的来访者经常会拼命去挣扎。这解释了为什么有时与这些来访者的工作会让人觉得枯燥无味和冷漠疏远。这些来访者努力地想要通过控制来保存他们的自由和自主，因此也许就会频繁地认为你正在控制他们。他们会叛逆，或是会远离你，就好像你是一股无法平息的力量，总想扑灭他们的自主性一样。他们也许会测试你，看看你有没有想让他们按照某种方式生活或是做出某种决定的倾向。他们也许会公然或是间接地表达愤怒和敌意。如果来访者因为他们的强迫冲突得到的补偿较少，或是对于强迫冲突的适应性较差，那么这种类型的移情反应也许会更为明显。或者，随着治疗的不断深入，来访者会变得越发能够容忍和允许自己的愤怒，这类移情也可能会变得更为清晰。

一般的反移情反应是挫败感，以及感到来访者总是在跑题和走偏，在跟治疗师的互动中不够投入。在哈罗德的案例中，治疗师需要保持耐心，允许自己以更慢的步伐去对那个麻烦的重复情境进行理解和分析。治疗师可能会感觉到愤怒，并且有冲动去穿透那些由来访者小心构建出的防御，或者，治疗师也有可能会感觉到厌烦和疏离。有时，这种猫捉老鼠般的游戏会让人觉得徒劳无益。你也许还会发现自己对于来访者潜在的愤怒做出了回应，尽管这种愤怒是被如此小心翼翼地压抑和抑制着的。

实证基础

Barber 等人（1997）研究了以患有回避型人格障碍或强迫型人格障碍的来访者为对象的中等长度的（52次）支持性-表达性心理治疗（Luborsky，1984；Barber，& Crits-Christoph，1995）的效果。截至到治疗结束，39% 的回避型人格障碍患者仍然符合这一障碍的诊断标准，而只有15% 的强迫型人格障碍患者维持原诊断。尽管尚未达到结论性的高度，但是这些数据确实已经可以间接地表明，支持性-表达性心理治疗对于符合强迫型人格障碍诊断的患者是有效的。尽管对于以动力取向疗法治疗各类人格障碍的研究还有不少，但是从结果来看，对于强迫型人格障碍的疗效往往是最好的。

总　　结

通过对于六大核心心理动力学问题进行清晰的定义，临床工作者们能够在此帮助下对于典型模式去进行迅速地识别，以务实的方式去完成心理动力学层面的解读，对于在建立治疗联盟的过程中可能出现的挑战做出预测，使用有效的问题特定化的治疗技术，并且意识到可能会出现的移情和反移情反应。在本章中，我们讨论了抑郁和强迫这两个心理动力学问题，在第六章中，我们将以其余的四个问题作为主题继续进行讨论。

第六章

核心心理动力学问题（Ⅱ）

在跟来访者进行访谈的过程中，你会发现自己在脑海中接连而反复地思考着这六大核心问题，努力地决定着哪个问题与来访者的情况最为匹配。如果来访者具有的问题似乎不止一个，那么哪个问题又最能够代表来访者的当前体验，而哪个问题又与你已经收集到的资料信息最为符合？哪个问题会让来访者在初期的工作中觉得最有帮助？在本章中，我们将会对其余的四个问题进行讨论，它们分别是：抛弃恐惧、低自尊、惊恐焦虑和创伤。

抛弃恐惧

我们渴望获得一种感情，能够全然无视我们的过错和缺点。上天回应了我们的愿望，赐予了我们来自犬类的不附加任何评判的依恋。

——George Eliot

不幸的是，Eliot 所说的这种彻底安全的不带评判的依恋无法从我们与其他人类的关系中获得。当然，对于丧失和抛弃，有些人比其他人要敏感得多。作为一种心理动力学问题，抛弃恐惧往往能够在与他人之间的不安全依恋中得以显现，同时也会伴有对于分离和抛弃的持久的脆弱感（feeling of vulnerability）。为了保持与他人之间的连接，患有抛弃恐惧问题的来访者往往会在绝望中使用一些孤注一掷的策略；他们始终都在竭尽全力地忍耐着由丧失和孤独所引起的痛苦感受。如果你总是感到孤独，总是害怕失去你所仅有的东西，那么你就可能会在别人的眼中显得混乱不堪和反复无常，因为你为了获得安全感所采用的那些策略往往会非常极端*。

　　抛弃恐惧是一个谱系，重者明显功能失调，轻者功能较好只是内心感到不安。在研究边缘型人格障碍的过程中，Kernberg（1975）和 Gunderson（2000）描述了患有严重依恋问题的来访者的典型特征：强烈的被抛弃感、长期的愤怒、多种躯体和精神病学上的症状、对于自己与他人的好坏有着交替变化的内部表征、缺乏良好的升华（参与活动并取得成功），频繁的空虚感、冲动、使用分裂和投射性认同（projective identification）作为特征化的防御、在高张力的人际情境下倾向于暂时失去现实检验能力。也有一些来访者则明显地具有跟分离和抛弃有关的问题，他们的人际关系不稳定，过于依赖和焦虑。对于后一类功能较好的来访者而言，尽管他们也有抛弃恐惧方面的问题，但是他们的孤独和空虚在程度上并没有前一类的来访者那么强烈。后一类来访者对于分裂的使用没有那么地强烈和广泛，他们也较少倾向于去进行投射性认同，并且更加能够使用较高级别的防御机制，如升华和幽默（humor）。

心理动力学的观点

　　对于抛弃恐惧，传统的心理动力学和精神分析文献往往将其以边缘型人格障碍这一诊断的名义来进行讨论。在心理健康界，"边缘（borderline）"

---

　　* 关于抛弃恐惧 / 边缘型人格障碍，推荐电影《致命诱惑》（*Fatal Attraction*）、《欢迎来到我的世界》（*Welcome to Me*）和《火车上的女孩》（*The Girl on the Train*）。
　　——译者注

这一术语本身就带有着一种轻蔑的意味。在诞生初期，这一术语的含义相对单纯，根据20世纪50年代的精神分析的观点，它曾被用于描述那些处于精神病边缘的患者。但是，这个词汇在一定程度上给来访者带来了耻辱、孤立和反感，这让他们觉得痛苦，给他们的生活带来了损害。另外，大多数治疗师对于这个词汇的反应也不算太好。在文献中，对于那类具有严重的抛弃反应的来访者，目前尚未有较好且正规的诊断性术语。然而，由 John Bowlby (1958) 所发展出的依恋范式却为理解这类问题提供了一种更为宽阔的背景 (context)，并且为理解和治疗这类来访者提供了一个有用的框架。

在20世纪的精神分析运动中，就在理论与可观察到的行为之间建立联系而言，John Bowlby (1958) 的贡献或许是最大的。他用行为学的方法——也就是说，他观察行为——来对依恋的问题进行理解，而且他提供了一个简洁的理论框架，从而为抛弃及其发展的规律提供了一种非常有效且贴近体验的 (experience-near) 解释。Bowlby 观察了学步期幼儿 (toddler) 与母亲分离和重聚的过程。通过对此过程进行细致的研究，在对幼儿的行为和情感表达的观察中，Bowlby 描述了四种类型的依恋：(1) **安全型依恋** (secure attachment)，指的是幼儿能够离开母亲且在独处和与母亲重聚时感觉良好；(2) **焦虑型依恋** (anxious attachment)，指的是幼儿在分离时明显地感到焦虑但在母亲归来时却十分依赖；(3) **回避型依恋** (avoidant attachment)，指的是幼儿在与母亲重聚时远离躲避就好像是在害怕连接后又要被抛弃。后来，Bowlby 进而引入了第四种类型：(4) **混乱型依恋** (disorganized attachment)，指的是幼儿对于与母亲分离表现出混乱且模糊的反应模式[*]。

Bowlby 观察了孩子与其养育者之间的关系，关注了依恋的本质、依恋的安全度，以及孩子对于依恋破裂的反应。后来的关于依恋的精神分析文献则

---

[*] 此处为 Bowlby 提出的依恋类型划分，与后来 Ainsworth 改进的分类方式略有不同。——译者注

更多地关注幼儿的内心世界。对于边缘型人格障碍的成因，传统的精神分析观点来自于 Margaret Mahler（1972）所做的工作，她描述了幼儿与其母亲（养育者）之间依恋发展的关键时期。在母子之间的正常的共生性（symbiotic）排他关系之后，婴儿迎来了分离（separation）、个体化（individuation），以及和解（rapprochement）的时期（一种正常的亲密与分离之间的交替），在理想状态下，经过这一时期的发展，个体将会获得一种自我安全感（secure sense of self），并且能够在母亲在场时感到自信。根据 Mahler 的理论，边缘的（borderline）来访者的问题起源于和解阶段，他们没能成功地在此阶段中完成如下任务：（1）尝试独立；（2）与母亲再次连接（reconnect）并获得补给（refuel）；（3）再次分离。Mahler 的理论并非基于了纵向（longitudinal）发展研究所提供的数据，而是来源于以下两者之间的相似性——对于这一婴儿阶段的观察以及理论家推测的患有抛弃恐惧问题的来访者内心中的模式。

Otto Kernberg（1975）以其大量的优秀著述，努力地将上述这些描述性的特征与客体关系理论的语言体系系统地结合在了一起。Kernberg 十分强调这类来访者所体验到的攻击性和愤怒，而他的这一观点有着巨大的影响力。他断定，严苛的分离过程增强和促进了这类来访者的一种内在的攻击性。这是一个有争议的观点，有些人就认为 Kernberg 对于攻击性的强调是过度的。Kernberg 提倡，治疗师应该去直接地面质来访者强烈的愤怒，尤其是那些移情中的愤怒，这一点正是他治疗取向的标志性特征。最近，Kernberg 将自己的研究成果发展成了一种用于治疗这类来访者的手册化疗法——移情焦点疗法（transference-focused psychotherapy）（Kernberg et al., 1989；Clarkin, Yeomans, & Kernberg, 1999）。

　　萨拉是一位充满害怕和恐惧的社工专业学生，她总是会对于潜在的男友们产生过度的依赖，而每次的电话、偶遇或约会也都会让她的心情随之大起大落。她有着金色的卷发，娇小的身姿，精灵般的体态，她很聪明，学习成绩也很好。尽管学习任务繁忙，尽管周围有许多志趣相投的同学，她还是会感到极度的孤独。她拥有一个完整的家庭，包括她的爸爸、妈妈和弟弟。但是，似乎没有人是值得信任的，而除非他们没完没了地保证自己对她的爱，否则萨拉就会不信任他们，不断地测试那些她想指望的人。因为她的这种不信任，她的判断力（judgment）很差。在跟同学约会的时候，她会"百度"那位同学及其家人，并且用别人的邮箱给他发电子邮件，问他最近有没有在跟其他人约会。

萨拉的这种在关系方面的困扰在治疗中也有所表现；她在没有预约的情况下会溜达到我的办公室来，看看等候室（waiting room）里都有谁。如果看到办公室的门开着，她就会朝里看，聚精会神地凝视着。这是一种令人心惊胆寒的体验——尽管我们的治疗只进行了10周，她表现得就好像是已经强烈地与我连接在一起，这让我感到焦虑和愧疚，也有一点被冒犯。她在一本地址簿里找到了我家的地址，有一次在她觉得特别烦恼的时候还跟我提到了这件事。

她的抛弃恐惧相当明显。她偶尔会有自杀威胁（suicidal threat），时常会委婉地表达出绝望，并且发展出了一种对我的高度关注。她需要跟我形成且保持一种强烈的连接。任何事都没有那种被爱的感觉重要；她如此强烈渴求着的似乎并非一种情色的欲望之爱，而是一种亲子间的照料性质的包裹式的爱。任何发生在我或是她的朋友和家人身上的事都意义巨大，要么说明了她是被爱的和被照顾的，要么就印证了她感觉到的丧失和抛弃。她不得不去套住别人，来形成一种安全和牢不可破的联结。

之所以那些对于被抛弃十分敏感的来访者总是会遇到上文案例中的这类混乱的情境，是因为他们会在应对自身的那些无法抵抗的不安全感的时候使用一些特殊的手段——设法控制关系和感受，无论是在外部世界还是在他们的内心里。他们通过把别人绑在自己周围来预防抛弃体验的发生。萨拉努力地（常常很不成功）在与男友们和治疗师的关系中获得安全，这其实是一种她内心痛苦挣扎的外部表现。她从别人那里要得太多，以至反而经常会遭到别人的拒绝和远离。

在内部，萨拉体验到的是一种自体感（sense of self）的分裂，而这正是此类问题的典型特征，并且，她会竭尽所能以保持当前积极的被认可的自体意象（self-image）（Kernberg，1975）。在儿时，对于自己和身边的他人，萨拉发展出了两套截然不同的意象。她的好自体是有爱的，有用的，助人的，好奇的，有能力的，让人喜爱的，她不仅会暂时处于这种状态，而且希望永远保持这种状态。但是，与此相对的则是她阴暗的一面，她又是愤怒的，沮丧的，破坏性的，深信自己是不可能被爱的。坏的自体意象会让她感到特别痛苦，因为这让她觉得所有的不幸都是自己的错；也许她的孤独就是因为她很坏，不讨人喜欢。这种双重形象也影响到了她对别人的看法。别人可以是有爱的，充满母性的，滋养她的，拯救她的，尽善尽美的，却又可以是让人失望的，善变的，自私的，拒绝的，无法靠近的。矛盾而摇摆的情感体验确实是无处不在的，我们会同时有好的和坏的感受，然而，分裂却是另外一回事，因为使用这种防御机制的来访者要么感觉好，要么感觉坏，没有好坏并存的可能。

对于有抛弃恐惧的来访者身边的那些人来说，分裂会让他们感到困惑和惊愕，但是分裂这一防御确实能够帮助来访者去维持住其心中对于爱和希望的信念。分裂允许来访者保有一种积极的自我感受和对他人的感受，让这些感受免受愤怒和憎恨的污染。分裂维持了美好的感觉，让个体能够在内心中有所寄托和指望。但是，当然，这种防御方式却会造成数量巨大的附带伤害（collateral damage）。

依恋问题的许多其他的核心特征也都可以被按照这种方式去进行理解。萨拉很难找到值得自己去投入和付出的活动（尽管她还有学业可以去完成），因为跟她对于依恋的情感需求相比，这些活动似乎都是不太重要的。她有着去表达自己在关系中的感受的冲动，至于表达的感受是积极的还是消极的则取决于她在那一刻的主要体验。有时，她觉得空虚，觉得自己的内心一片荒芜，没有什么是稳定的，没有什么真正是**她自己的**东西；她只不过是恐惧和不安全感的集合而已。偶尔，在被自己对于他人的消极看法所奴役的时候，她会暂时地失去现实检验（reality-testing）的能力。她可以把别人完全看作是一个坏客体，而不是一个发展完全且有血有肉的优缺点兼具的人。

　　许多对于抛弃敏感的来访者在症状方面没有这么严重；他们可以使用更为发达和成熟的防御，并且不会这么明显地运用分裂去进行应对。此时，Bowlby 所提出的依赖型依恋和回避型依恋的概念可以帮助我们去更好地理解这类来访者的情况。这些来访者往往会在他们重要的关系中更为直接地表现出他们对于被抛弃的恐惧，而在他们所依靠的人出现变动的时候体验到不安全感和恐惧。这种较为温和版本的抛弃恐惧看起来就像是一种依赖倾向。为了应对他们体验到的被抛弃感，有些人会在关系中表现出明显的依赖型行为风格，而另一些人则会在自己被别人拒绝之前就先拒绝或远离别人。

力量品质

　　面对着这些长期的对于丧失和抛弃的恐惧，都有哪些积极的力量品质会受到挑战和损害呢？人性——感觉到爱的能力、利他和共情——被削弱了，因为分裂的自体表征和客体表征的正反两面都是不准确或错误的。来访者要么是好的要么是坏的，就像其自体表征所描绘的那样，而他人也要么是慈爱的要么是邪恶的，就像他们看似的那样。对于人性的牢固感悟需要的是能够处理和体验矛盾情绪（ambivalence）的能力。正义，包括公民义务、公平和领导才能，也受到了损害。当一个人在为生命抗争的时候，她很容易会忽视别人和自己的需要。因为这种对于安全依恋的驱力是如此地强烈和重要，而正义从根本上需要的正是置身事外而反观自身的全局观，所以正义对于这类人来说自然就尤其显得困难。许多传统精神分析领域中关于抛弃恐惧的文献都强调来访者的愤怒和病态防御，还会大量地讨论那些由分裂所激起的反移情困境。在跟有抛弃恐惧的来访者进行工作的时候，治疗师的首要任务就是去鉴别那些来访者的力量品质，并对这些品质给予支持。我们会在后续的关于治疗的小节中更为详细地讨论此类辅导（coaching）技术的重要性。

治疗目标

对于抛弃恐惧问题的治疗目标在于，让来访者获得一种更为稳定，更为整合（好与坏）的自我意象和他人意象，降低来访者情绪反应的强度，从而获得更为稳定的人际关系（见 Gunderson，2000）。治疗上的挑战在于，我们要帮助这些来访者去容纳他们的破坏性情绪，增加他们在治疗之外的世界里的效率和主动性，以及增加他们的反思能力、"心智化（mentalize）"能力（Bateman，& Fonagy，2008）和理解需求和感受的能力。对于萨拉来说，目标在于帮助她去感受到自己是值得被爱的，虽然不完美但也不糟糕。她应该能够相信别人的忠诚，但也能接受别人有他们自己的需求，不能总是像她需要的那样做。对于那些较为轻度的（mild）来访者，治疗的目标则更为贴近Bowlby 所说的那种安全依恋，让他们有能力去承受那些他们会在亲密关系中体验到的不可避免的威胁感。

治疗联盟的发展

其他的核心问题，抑郁、惊恐和创伤，也会涉及跟抛弃有关的体验，那么我们该如何将以抛弃恐惧为核心问题的来访者跟其他类的来访者进行区分呢？抛弃恐惧问题的主要特征在于两点：一是来访者的当下体验以丧失感为中心；二是来访者用以应对这种丧失感的防御机制。并不令人惊讶的是，这些用以应对抛弃感的防御策略会在跟治疗师的关系中迅速活化。一方面是来访者对于连接的强烈需求，另一方面是来访者对于分离和丧失的恐惧，在此两方面之间的摇摆会始终笼罩着治疗联盟的发展和建立。仅仅在一次会谈中，来访者对于治疗师的信心就能从寥寥无几发展到车载斗量，来访者很快就会下结论，说治疗师好得前所未有，并对治疗关系的保持和治疗的效果拥有绝对的信心。或者，因为一些在治疗时长、费用或互动中似乎存在着的问题，治疗师很快就会被认为是冰冷、苛刻和心不在焉的。治疗关系可能在好坏之间变来变去，每次见面都不一样。因此，治疗师必须要保持镇定、耐心和平和的心态。

通过反复体验到容纳和辅导（coach），一种坚固的治疗联盟就很可能会建立起来。如果能理解来访者对于抛弃的易感性和以分裂进行防御的倾向，你就能在这些情况发生时保持超然和坚定的心态。我们的目标是让来访者意识到分裂的正反两面，因为这能让他们的自我体验更加稳定，对于他人的知觉也更加准确，以及更好地适应人际关系中的压力。这需要花很长时间才能做到，但是，如果你能在治疗早期对于来访者在极端心境和知觉摆荡方面的困难给予共情，能时常以半教育半评论的方式告诉来访者这种困难是抛弃感造成的结果，能理解这些困难既能帮助来访者保护自己却又会引发新的问题，那么你就能更好地建立治疗联盟。

技术

Gunderson（2000）对于边缘型人格障碍不同治疗阶段的描述既清晰又实用，而这些阶段同样也适用于患有抛弃恐惧的广泛人群。第一阶段的目的在于发展治疗契约（treatment contract）；具体来说会涉及来访者对于治疗师的测试和考验。下一阶段是关系的发展，意思是来访者与治疗师开始投入到一种更深的情感层面上去工作。移情和反移情需要得到注意，但并非这一阶段治疗的焦点。再下一阶段则是积极依赖（positive dependency）；此时来访者开始在其他的人际关系中尝试着使用新的自我知觉和对他人的知觉。来访者会锻炼自己跟别人建立连接和保持亲近的能力，尽管他们对于伤害和丧失还很脆弱，但是已经能够避免去使用早先的那种病态的分裂来进行防御了。最后一个阶段叫作工作联盟，此处 Gunderson 指的是一种得来不易的关系状态，来访者能够开始进行传统的心理动力学工作——以领悟为导向（insight-oriented）去关注那些过去、现在和移情中的关系，接受释义而不再是来自治疗师的辅导和支持。

Gunderson 认为，在典型的跟边缘型来访者的治疗中，完成这些阶段几乎要花费 6 年的时间。这个时间框架对于患有严重抛弃恐惧的来访者而言相对合理，但是许多具有较轻依恋问题的来访者完成这些阶段的时间则要短得多。通常，那些具有严重抛弃恐惧的来访者会从一个治疗师换到另一个治疗师，而治疗的不同部分或许会是跟不同的治疗师来完成的。尽管有些对于边缘型人格障碍的限时心理疗法，如辩证行为疗法（dialectical behavior therapy；DBT）（Linehan，1993）和移情焦点疗法（如 Kernberg et al.，1989），表示可以在短得多的时间内完成治疗，但是我们却找不到有效的数据对此进行支持，从而无法确认抛弃恐惧能够在 1~2 年的治疗中明显得到缓解。Gunderson 的阶段理论对于较轻程度的抛弃恐惧同样有效，只不过每个阶段所对应的时间较短，尤其是早期的那几个阶段。

对于那些对于抛弃敏感的来访者而言，将丧失和愤怒的感受言语化并表达出来非常重要。可是，把这些深层的感受变成文字说出来只是第一步，而有时这也会让来访者感觉更糟。我们有必要去鼓励那些能够帮助来访者自我安抚的行为——锻炼、宗教活动、冥想、庆祝仪式或看电视。容纳（containment）* 这一概念指的是帮助来访者去忍受那些极度负面的情感，诸如暴怒或绝望，而不去诉诸那些准自杀或自杀性的行为。辩证行为疗法对于那些具有持续严重症状的来访者而言尤其有用。

在治疗抛弃恐惧的早期阶段，辅导（coach）和支持很重要。对萨拉来说，这意味着在她心态良好的时候向她指出她的那些社会觉知和良好判断。这也意味着向她强调她的学术天赋，并对她的毅力和抱负给予鼓励。辅导不同于

---

* 有些文献中译为"涵容"。——译者注

支持，因为它的意思是跟来访者去讨论那些他们正面临着的具体问题，鼓励他们以自身的力量品质去解决这些问题。辅导能够帮助来访者创造一些成功的体验，促进他们的成长。举例来说，在萨拉以化名给她的约会对象发邮件之后，治疗师鼓励她思考一下这种做法是否真的能够让她的自我感觉变好（尽管这种做法会安抚她的恐惧）。讨论需要围绕着究竟哪些行为能够让她觉得有力量，觉得自信，以及她怎样才能提高自己评估约会对象的能力。

　　对于那些因为强烈且无法承受的负面情感而挣扎的来访者而言，重要的在于跟他们建立治疗契约，说明哪些行为在治疗会谈中是可以接受的，治疗之外又有哪些行为上的限制，以及来访者对于潜在自伤行为的责任。治疗师必须对于自己在应对来访者自伤行为时所扮演的角色和应对的措施有着清晰的计划。在治疗早期，需要跟来访者商讨一个契约。典型的契约应该包含如下说明：如果来访者能够遵守契约中的条款，那么治疗师将会跟来访者进行紧密的工作；而如果来访者未能遵守条款，在意外发生时双方又应该如何处理。这可能意味着将来访者转介给其他治疗师，减少治疗次数，接受住院治疗，等等。Kernberg 及其同事对于此类治疗契约进行过详细的讨论（Selzer, Koenigsberg，& Kernberg，1987），而 Gunderson（2000）对于跟边缘型来访者工作早期阶段的描述也大有帮助。Linehan*（1993）的辩证行为疗法包含了众多帮助来访者进行自我安抚的技能，这些技能对于患有严重抛弃恐惧的来

---

* DBT 的发明者 Linehan 在成名后坦言自己曾被诊断为精神分裂症并因此住院，并解释她觉得自己真正患的应该是边缘型人格障碍。这一点都不令人惊奇，正如精神分析理论所预期的那样，大多数从事心理工作，尤其是心理咨询 / 治疗工作的人，往往是在意识或潜意识层面发现了自己心理问题的严重性，从而力图通过投入这一行业以获得一种掌控感。例如，Freud 有严重的俄狄浦斯情结；自体心理学的创始人 Kohut 被高度怀疑就是他著作中经典案例的案主；美国心理协会创伤分会的创始人 Judith L. Alpert 在其课上向我们陈述她的母亲因其在纳粹集中营时的经历而患有严重的 PTSD，从而给她的童年带来了巨大的影响；哀悼 / 离丧心理治疗界的领军人物 Robert A. Neimeyer 曾在教学视频中详细地描述了他在幼时目睹父亲意外死亡，却又没有跟父亲做临终告别的经历。——译者注

访者而言十分宝贵。

因为我们的治疗目标之一是增强来访者的力量品质，所以重要的在于，不要去促进来访者的退行性依赖关系，也就是说，不要让来访者发展出对于治疗师过多的依赖，不要在治疗约见之外有太多的电话联系。对于治疗师来说，弹性、可得到性（availability）*和响应性（responsiveness）都是必要的，因为毕竟来访者的核心问题就是抛弃恐惧。另一方面，合理的限制也是有帮助的，因为限制会鼓励来访者去容纳自己的情绪，甚至适时地偶尔去尝试压抑这些负面情绪。

> 萨拉继续接受了接近2年的心理治疗。在第一年，对于治疗关系的强度和限制的测试反复地发生。一天晚上，她在跟男友表面上分手之后拨了紧急电话，她哭泣，觉得无法承受，还吃了一些男友的药片。她感受到丧失、孤独、恐惧和绝望，吃药就是为了摆脱这些无法承受的感受。她似乎需要被照顾。几个月之后，在我两周的假期之后，她在连续的两次会谈中缺席，我打了两次电话她才同意回来继续治疗工作。她疏远，气愤，并决定切断跟我的关系，因为我太过冷漠，不照顾她。在这次短暂的治疗裂痕之中，萨拉勾搭上了一位班里上课时总会见到的男同学。对于她的冲动行为，我共情了她的丧失感和被抛弃感。我暗示说她是在努力地疏远我，借此去应对她的那些愤怒和受伤的感受，我还鼓励她去考虑有没有一些更具适应性的方法来处理这些强烈的痛苦感受。对于她学业上的问题，对于她跟一位教授之间的冲突，对于她是否该跟这位男同学继续发展，以及对于她跟房东之间的矛盾，我提供了一些常规的指

---

* 如果说某个人是可得到的，那就是说他始终都会在那里，当个体有需要的时候就能找到他，就能从他那里得到自己需要的东西，尤其是情感上的支持。——译者注

导和辅导（比对于那些混乱度较低的来访者要多很多）。在所有关于上述问题的讨论中，对于我观察到的一些她在丧失方面的情感脆弱性，以及她以功能失调的方式去应对情感的倾向，我都进行了评论。但是，我也指出了她较为健康的愿望，以及她所具有的力量品质，并且鼓励她去以健康的方式坚定地表达自己的需求和感受。

我们觉得，相比其他的核心问题，对于具有抛弃恐惧的来访者而言，治疗中改变的机制更多地依赖于他们在治疗关系之内和之外得到的新体验。随着积极生活体验的不断积累——在关系中感觉到安全，在生活和工作中有效地行使功能，或是获得处理强烈情感的能力——来访者就会在对自己和对事件的体验中获得更多的平衡。

移情和反移情

患有抛弃恐惧的来访者常常把治疗师视为要么是完美的，有帮助的，多年里渴望得到的慈爱的父母形象；要么是自私的，邪恶的，不诚实的和令人恐惧的。这种二选一的，相互交替的反应折射出了来访者内部的分裂。在抛弃恐惧的谱系中，那些程度较轻的来访者倾向于感受到强烈的依赖。此时，反移情会很强烈，而且相比来访者的移情反应或见诸行动（acting out）来说，治疗师的反移情反应则更有可能会导致心理治疗偏离它本身应有的方向。"如果你不让情况更糟，那么事情迟早会好起来。"这句格言很好地捕捉到了治疗师此时的任务。

对于这类情绪化的来访者，治疗师可以用许多技术进行应对。你可以在一定程度上把注意力聚焦在来访者所具有的正面品质上，关注那些你对来访者自然产生的正面感受，并时常把这些感受表达出来。对于来访者的挣扎和痛苦的广度与深度，你需要始终保持清醒的认识，请记住，在来访者每个问题行为的背后，都潜藏着她关于抛弃的痛苦和恐惧，而且，她任何的攻击性和操控（manipulativeness）倾向都是一种躲避这些痛苦感受的尝试。你需要想办法从被来访者拒绝或批评的体验中跳出来。尽管被批评的时候会立刻感到痛苦，但你的这种反应其实是来访者内部愤怒的反映，跟你无关。请尊重和相信来访者所具有的资源和智慧（resourceful）。

治疗师的工作在于去应对那些强有力的反移情反应：主要是无助感，被虐待，气愤和敌意，以及冷漠和疏离。不难看出，这些治疗师的感受都是由来访者所激起的，它们源自来访者对于亲近和抛弃的分裂体验，以及来访者在两种对立体验中切换时的挣扎。对于这类来访者而言，保持一种健康的人际距离且不去见诸行动是比较困难的。长久以来，经常有人会因为这类来访者在人际关系方面的问题去责备他们。令人吃惊的是，我们常常还会听到受训者和治疗中心的员工以贬损的方式去取笑这些有问题的来访者，他们会跟这些受害者保持距离，然后进行指责。Vaillant（1992）指出，边缘型人格障碍这一术语经常会被作为一种外号来强加给他人，而这在大多情况下其实反映的都是一些未被识别的反移情。

实证基础

最近，有一些证据支持了以动力取向技术治疗抛弃恐惧来访者的效果。移情焦点疗法（Clarkin et al., 1999）是一种由 Kernberg 及其同事们为边缘型来访者所开发出的手册化疗法，这种疗法高度聚焦在移情之上。这种疗法强调的是对于移情的识别和释义，力图提升来访者的反省能力和在叙述方面的一致性（coherence）（Levy et al., 2006）。一些数据表明，对于移情的关注程度跟来访者在关系中的积极变化成正相关（Gabbard et al., 1994；Høglend et al., 2006, 2008）。Crits-Christoph，Cooper 和 Luborsky（1988）发现，对于来访者核心冲突的释义能够带来较好的治疗结果。基于心智化模型的疗法（mentalization-based therapy）（Bateman, & Fonagy, 2008）的理论依据在于，对于抛弃高度脆弱敏感的来访者缺乏心智化能力，也就是说，缺乏那种自我反省并且理解自身心理状态的能力。

低 自 尊

相信你自己，那样你就会知道该怎样生活。

——Johann Wolfgang von Goethe

史丹是一位相当有天赋并且十分讨人喜欢的医药公司经理，他来接受治疗的时候刚好快要过45岁生日了，他感到抑郁并且经常有反刍性思维（ruminative）。在谈起那些他以往所取得的成就时，他那转瞬即逝的热情笑容能在瞬间点亮整个房间，但是他在大多时候则是沮丧的。他衣着凌乱邋遢，衬衣下摆都露在外面。

史丹跟一位年轻女性有外遇，而最近则遭到了她潦潦草草的拒绝。她提出分手，认定说他要的太多，而她给不了，也不想给。史丹觉得，她也不再需要他了，因为她已经从他那里得到了那些宝贵的商业合同。史丹对于那位长久以来让他痛苦的妻子已经不再抱有兴趣和幻想，而他长久以来所期待的升职也一直都没有实现。

史丹很有才气，钢琴弹得很好，网球也打得很棒，然而他却总是在两种心态中摇摆：时而认可且得意于自己的才能，时而则感到一种恐怖的孤独、渺小和丧失。对于自己的未来，他一会儿感到兴高采烈，一会儿感到绝望消极。他志向远大，相信"海阔凭鱼跃，天高任鸟飞"，觉得自己可以取得的成就没有上限，认为只要他愿意，他可以做成任何事，成为任何样子。然而，对于别人的金钱、地位，以及对他的看法，他却极为嫉妒，竞争心极重，而且极为在意。

史丹前来接受治疗是因为他感到抑郁和消沉。在第一次见面之前，他问我他是否可以把那位女友的一系列邮件转发给我，这样我就能够更好地了解先前所发生的事情。我同意了，因为我觉得这或许会对治疗联盟的发展有好处。在第一次见面时，他说他求助的原因是，他觉得很糟糕，希望我能够帮助他想明白在他跟女朋友的关系中到底发生了什么，还有就是她到底为什么会跟他分手。他困惑，不知所措，感到破碎（broken），受到了打击。我共情了他的痛苦和被拒绝感，评论说那位女朋友似乎相当会操纵别人（manipulative）。

作为独生子，史丹出生在一个蒸蒸日上的工薪家庭，父母都很爱他。史丹觉得母亲把她全部的希望都寄托在了他身上。他的父亲是地铁操作员，工作努力，每天都要外出工作很长时间。可悲的是，父亲得了肺癌，在史丹16岁的时候去世了。他觉得母亲过度地依赖他；在他还是孩子的时候，母亲就需要从他那里得到力量和情感支持，而当他成人之后，她就时常找他要钱。

在治疗中，史丹的关注点都在他自己身上，他的感觉怎样，怎样才能帮他感觉好些，变得更成功，感到更安全。尽管他描述了自己的成功和才能（他确实有才），但很快我就意识到，在他的内心世界里，他觉得无助，而别人都在利用他和占他的便宜。

他对这段外遇的结局感到绝望，这次分手让他觉得自己没有吸引力，不值得爱。他怀念这段关系，怀念亲密的感受，但他也觉得极为痛苦，因为他的自我感觉非常糟糕。他幻想着回到那位女朋友身边，因为这会让他觉得健康，有力量和有吸引力。

心理动力学的观点

Freud 对于那些在低自尊问题上挣扎的人有着非常大的兴趣。他注意到，这些人的问题使得他们倾向于把注意力集中在自己身上。Freud（1914）独特的标志性见解在于，这种问题的根源需要从发展的角度才能理解。他的解读是：婴儿以及很小的孩子会很正常地把注意力全都放在自己身上。这种"原发自恋（primary narcissism）"的状态涉及强烈的对于食物、支持、温暖和躯体安慰的冲动；这些需求是令人耗竭的，而婴儿则只会哇哇大哭然后等待着被满足。成熟和发展会让婴儿意识到他人的存在和他人的需求，渐渐学会在自己的冲动需求和环境的局限之间做出妥协。因此，当发展受到干扰被打断——在这种危机下，个体遇到了过多的丧失或焦虑——从而回到了早先的自恋状态时，"次发自恋（secondary narcissism）"就产生了。一个生病的人除了自己的疼痛和疾病以外无法关注任何事；一个正在哀悼的人退离外在世界而只思考自己眼中的丧失，这些都可以算作 Freud 提出的次发自恋这一概念的例子。

当自我关注不断持续时，个体会与对于他人的感受隔绝。个体会躲避那些被别人拒绝的痛苦感受，而这种感受在卷入亲密关系或进行有意义的工作时是无法避免的。低自尊这种核心动力学问题涉及一种不安全和孤独的内在体验，而个体对于这种体验的应对则是把注意力全都指向自身和对于自身需求的满足上面。在我们的工作中，我们不会使用自恋（narcissism）这一术语，因为自恋指的是这类来访者所使用的补偿策略而非他们的问题本身，这一术语往往会让来访者觉得惭愧和被批评，而不是感受到理解和支持。

通过关注那些自恋型来访者所具有的自大的，有特权的（entitiled），兴奋的和野心勃勃的态度，Kernberg（1975）对于自恋型来访者和边缘型来访者进行了区分。不同于边缘型来访者的那种好坏分明的自体，自恋型来访者有着一个十分令人兴奋且华丽壮阔的自体，以及一个悲伤，渺小，耗竭和羞耻的自体。Kernberg 假设，自恋的起因是个体在早期被父母养育时遇到了严重的挫折。他还指出，自恋常常会帮助人们在生命前期变得成功，但是在步入中年时它则会成为问题。高度的自我重视，竞争意识和对于掌控的欲望会带来生命早期的成功，但是在中年，满足感、爱、亲密关系则会变得比名望、财富和竞争更加重要。Gore Vidal 讽刺说："自恋就是别人比你好看。"这句话让我们注意到了自恋问题中的嫉妒感。别人看起来拥有着爱、美丽、力量、财富和地位，而这些都是低自尊的人所垂涎的。

Kohut（1971，1977，1984）以其敏锐的觉察给精神分析界带来了改变，他意识到，许多来访者，包括 Freud 描述为处在次生自恋状态下的来访者，其实内心里都充满了强烈的羞耻、自卑（inferiority）、窘迫（embarrassment）和低自尊，以至几乎他们所想所感所做所说的任何事都旨在让他们对自己的感觉好一些。Kohut 承认 Freud 对于特权感和狂妄自大（megalomania）的描述，而他的贡献在于探索并阐明了暗藏在表面现象之下的痛苦。特权感（entitilement）是个体对于无力、孤独和恐惧感受的反应。

Kohut 界定了养育者在对成长中的孩子提供"自体客体"功能时的正常任务。在孩子和养育者的融合（merger）中，那些对于孩子自体的适度的共情、确认和保护是必要的，这是孩子自尊的健康发展所必须的。既不过度保护也不能让孩子过度地暴露于挫折和阻碍之下，这样，作为自体客体的一部分，孩子自己就会发展出自爱、活力、创造力和独断力，也会发展出对于他人的健康的爱和共情。在后期的工作中，Kohut 进而表示，自恋有其独特的发展过程，而这一过程有必要跟其他方面的发展成就，如认知、心理性阶段和身体上的发展，得到平等的重视和研究。

对于自恋问题，Kohut 强调，愤怒和特权感只是伤痛的次生产物，这一看法跟 Kernberg 的观点差异巨大。Kohut 和自体心理学家们将经典的自恋症状视为一种对于环境（也许是不健康的环境）的反应，而不是一种不受约束的驱力。Kohut 用"垂直分裂（vertical split）"这一术语来指出个体人格中由相异的自我意向——既自大又自卑——所主导的两个侧面。

从 Kernberg 的观点来看，史丹是一位气愤的，挫败的男人，在一个充满愤怒的世界中，他用分裂和自大帮助自己维持着有爱的自体和有爱的客体。从 Kohut 的观点来看，史丹是一个悲伤的，恐惧的，孤独的，脆弱的男人，他用得意（elation）和特权感作为维护安全感的最后一道防线，他在深深地感受到他人的拒绝时非常气愤。在跟低自尊来访者的工作中，我们强调 Kohut 的观点，因为 Kohut 的理论更为直接贴切地源自如下重要的临床经验和证据：在跟低自尊来访者工作时，治疗联盟对于治疗结果来说至关重要。

力量品质

史丹固有的力量品质被他的自尊问题损害了；过度的自我关注使得他很难去爱别人，而他的社会智力也常常被限制了，因为他太过关注自己是不是被操纵和被利用。史丹对于羞耻非常敏感，这让他很难自我克制，而他宽恕、谦逊、谨慎和自律的力量品质也就变得十分欠缺。对他来说，谦虚和自卑很难区分，而谨慎则在这个危险而充满不确定性的世界里退变成了防御性的操控倾向。另外，当你痛苦难耐、得不到满足时，自律（self-regulation）也就变得很困难了。

治疗目标

对于那些低自尊的来访者而言，治疗的目标在于，让他们获得一种更为准确、更为积极正面的自我意象，对人际关系中自己的脆弱性具有更高的忍耐力。我们要帮助史丹去调和他的那两种截然不同的对自己的看法，帮助他去理解这种分裂的自我意象是怎么来的，帮助他去建立一种全新的、较为健康的关系体验，这样，他的那种痛苦且羞耻的自卑感就会降低，而他的那种总是适得其反的自大就也会减少。从而，在他的后半生，他将会有能力得到更多的来自家人和朋友的支持，从而更好地应对挑战，过上更好的生活。

那些觉得不安全，羞耻，自己有缺陷，或是不值得被爱的来访者倾向于对治疗持怀疑态度。最初，对于治疗师的正面看法或是对于治疗中奇迹转变的幻想会持续一段时间。但是很快，那些旧时的感受就会重现，来访者就会觉得谈论负面的感受不会有帮助。此时，对于改变的发生来讲，治疗关系是基础和关键。对于低自尊的来访者，治疗关系的重要性或许要比对于患有其他动力学问题的来访者更甚。来访者必须体验到被理解，被欣赏，被支持。相对来说，叙述尽管也很重要，却在某种程度上较为容易，更为自觉，也没有像在其他问题中那么复杂多变。

治疗联盟的发展

从自体心理学的角度讲，愤怒来源于来访者在童年和成人时期的人际关系中的共情失败，以及在得不到共情时的挫败感。在史丹的治疗中，对于他对女朋友和妻子（偶尔也对治疗师）的愤怒，治疗师给予了共情，尝试恢复史丹未曾获得过的共情联结。事实上，治疗关系的发展和维持大概就是对于这类问题的动力取向治疗的中心。因为治疗联盟能够恢复个体曾经失去的自体客体功能。

治疗技术的重点是支持和共情，以积极主动的态度去关注和处理来访者在治疗关系中不可避免会遇到的失望、受伤和气愤。关于治疗联盟的裂痕有大量的文献（如 Muran，& Safran，2002），结论之一就是：裂痕在心理治疗中是一种普遍存在的现象，但是对于那些自尊脆弱的来访者而言，联盟裂痕的问题最为严重。如果觉得不安全，那么你就会对治疗师的批评和拒绝尤其敏感。裂痕及其识别对于联盟的维护来说至关重要。每当治疗联盟破裂时，裂痕发生的导火索，被激起的感受，裂痕的修复，都会成为一个"关键瞬间

(teachable moment)"*，如果抓住了这一机会，低自尊来访者的安全感和自尊就会得到一层提升。

　　史丹成功地进行了一次商业谈判，完成了一笔交易，并且在谈判中认识了阿尔。阿尔随后答应在自己的公司里给史丹提供一个很赚钱的职位。史丹报告了一些关于这次合同谈判的细节。阿尔是友好的，似乎也很慷慨，但是随着对话的进行，史丹觉得阿尔做得还不够，也没有认识到史丹将对他新公司的贡献。阿尔似乎开始变得不尊重史丹，贬低史丹的价值。这些负面态度并不明显，但是史丹却都感觉到了，从而预计到了自己将来跟阿尔关系的基调。史丹变得十分气愤。在随后的几此会谈中，他抱怨和咒骂阿尔和阿尔的新公司，指责他们的操纵控制和傲慢无礼；史丹明显在害怕阿尔将会利用和剥削他。

　　在这种情况下，治疗师想要同时去体会到事情的两个侧面不太容易。史丹对于事情的知觉在核心层面上始终是准确的，但是他过去曾经体验到的别人的剥削和迟钝太过深重，以至他在这方面的知觉被扭曲了。我评论说，他在被别人利用时有着十分敏锐的嗅觉，因为他曾经觉得需要去做母亲想让他做的事，否则母亲就会不高兴，对他失望。我告诉他，看起来他或许是处在了什么危险当中，但是他感受的强烈程度有可能比真实情况对应的合理程度要大。他对我的澄清很感兴趣，表示同意，并且跟我就此讨论了一段时间。很快，他又开始了对于阿尔的气愤和批评，并且为自己的态度寻找

---

*"关键瞬间"是教育理论中的概念，其指的是个体在学习和发展中的重要时间点，即在相对偶然的情况下个体获得了一个机遇，从而在天时地利人和的状态下学会了某种知识或技能。许多能力是无法在关键瞬间之外的其他情境中学到的。
　　——译者注

合理性。这种互动持续了好几次会谈，而同时他的那份新职位似乎也要泡汤了。我觉得可能那家新公司已经厌倦了史丹的攻击，受不了他在人际关系上的折腾了。

尽管史丹保持着礼貌和客气，但是他显然是对我越来越愤怒了。我不断地指出他的那些"有瑕疵"的反应。对他来说，我站在了别人那边，就好像我是他妈妈那样，没有看到他的感受、知觉和需要。他错过了一次会谈。当我意识到了这些时，我尽最大努力去修复我们关系中的裂痕。这涉及一系列真诚地表达我对他的关注，确认他对阿尔的知觉（现在已经收回那个给史丹的职位了），共情他在得不到我理解时的感受。究竟我的评论是不是有用的洞见，是不是有益的建议，这并不重要。这些评论的内容必须要顾忌到史丹在受到批评时的感受。我们迟早会有机会返回来讨论史丹在这次跟阿尔的冲突中做得有问题的地方，事实证明后来我们确实这样做了。

技术

治疗师在从业初期常常会觉得这种工作模式上的转变会令人不太舒服，而且会陷入到谁对谁错的问题中无法脱身。这确实是一种不太容易躲避的陷阱。作为治疗师，在大多数情况下，我们的角色要求我们去"悬置评价"。我们的焦点应该是去讨论来访者的想法以及来访者接下来可以做些什么，而不是去争论在她的关系中究竟发生了什么。我们应该先共情，再关注现实需要和应对方案，然后再次共情来访者的困难和痛苦。这就是 Kohut 所说的"自体客体"功能的本质。在治疗中一次又一次地将这种自体客体功能付诸实践似乎就是对来访者最大的帮助了。

在对于低自尊问题的心理治疗当中，另一个核心的技术领域就是，你帮助来访者去理解她的人际关系，并在人际关系中尝试一些新技能。你要向他们提醒那些他们给别人带来的影响，而这正是他们因为低自尊的问题而意识不到的内容。你要尽力去帮助他们增加社会智力，即帮助他们从自己和对方的两种视角去看待互动中真正在发生着的事情，然后站在他们的角度去支持他们，支持他们的需求。

对于低自尊问题的治疗很少是短程的，因为这类问题的修通严重依赖于治疗关系本身。没有捷径，没有可以快速带来改变的顿悟。有时，这类来访者会来接受一段时间的治疗，然后停止治疗，等过一阵子他们在生活中觉得受伤和失望的时候再回到治疗当中，如此往复循环。从传统精神分析的观点来看，这种往复代表了负性移情的见诸行动，通常发生在他们觉得被批评和嫉妒的时候。也许这是真的，但也许这整个过程只不过是个体在幼年时应有的健康的分离过程的再活化：依赖父母，跟父母在一起，分离，回过头来再次依赖父母。健康的自体客体功能的发展要求这个客体始终待在那里，只要个体有需求，这个客体就会出现，而同时这个客体却不能有过多的个人需求。

我们还可以从另一个侧面来理解整个治疗过程，即来访者的力量品质在治疗关系的背景下不断地发展和提升。举例来说，聚集在智慧和知识这一标题下的力量品质将会随着治疗师所提供的眼界（perspective）和领悟而获得提升。通过反复地将注意力投入在理解他人的感受和需求上，来访者的人性也会得到提升。还有，随着治疗师不断地支持，容纳那些痛苦的感受，限制那些功能失调的人际行为，来访者节制的品质也会增长。

移情和反移情

Kohut（1971）在著作中展示了那些自尊不稳定的来访者对于治疗师的常见反应，他还表示，这些移情可以作为识别和诊断低自尊问题的指标和途径。镜映，这是 Kohut 用来描述个体对于赞赏和共情的强烈需求的术语，它是旧时未被满足的需求的重演，这种需求可以是持续和迫切的，因为那些羞耻和自己不值得被爱的痛苦感受始终都存在，随时会浮现。对于治疗师的理想化能够让来访者得到安慰，因为这补偿和恢复了来访者的那种想要跟某个特别、有爱和美妙的人亲近的感受*。即便来访者的这些移情反应在正常的成人关系中或许是过分的，但是在治疗中它们却是合理且必要的，因此我们不应该在治疗早期对它们进行挑战。治疗师的工作在于，支持这些感受，允许它们发生和发展，帮助来访者在关系中抵御那些不可避免的受伤、被拒绝和被误解的感受的威胁。就像父母必须逐渐却坚决地将孩子暴露在现实之下一样，就像父母先要让孩子得到保护再慢慢面临挑战一样，治疗师也需要逐渐地让来访者的这些知觉变得贴近现实。这样，来访者对于持续镜映的那种刚性需求才会越来越容易满足，越来越灵活且有弹性。对于来访者的理想化，治疗师需要温柔缓慢地进行挑战，进行现实检验，随着时间的慢慢过去，来访者就会逐渐不再那么需要它了。

---

* 镜映、理想化、双生子是 Kohut 提出的三种经典自恋性移情。其中的双生子移情（twinship transference）也叫另我移情（alter ego transference），指的是个体希望有人像他的双胞胎一样跟他相似，认可并拥有跟他一样的想法、感受、行为、观点等等，这样个体就会感觉到强大和乐观。或许有人会觉得镜映和双生子移情有些类似，但前者突出的是别人懂自己，而后者是别人像自己。以上三种自恋移情对于个体在幼年的心理发展是必须且关键的，如果这三种对于自体客体的需求无法在幼年得到充分满足，则个体就会在成年后变得自恋，极度渴望从身边的关系中获得这些需求的满足。虽然即使是正常的个体也会在成年后始终有这些需求，但在需求的强度上远没有低自尊个体来得迫切和强烈。因此，在跟低自尊来访者的工作中，Kohut 认为，治疗师需要行使来访者在幼年时没有得到的自体客体功能，满足来访者对于镜映、理想化和双生子移情的需要。然而，在精神分析的理论界，Kohut 和 Kernberg 在对于自恋型人格障碍的解读和治疗技术上存在着对立，前者认为治疗师应重点保持母性姿态，即 maternal style，重在为来访者提供支持；而后者认为治疗师应更多保持在父性姿态上，即 paternal style，重在对来访者的防御进行释义。也有许多理论家认为 Kohut 和 Kernberg 所研究和关注的其实是自恋的两种亚型——前者是更为空虚耗竭，且十分脆弱的"薄脸皮"自恋，即 hypervigilant subtype；而后者则是防御坚固，更为傲慢，更有特权感的"厚脸皮"自恋，即 oblivious subtype。本书的作者偏向且关注的是 Kohut 的理论。——译者注

这种治疗方法背后的理念在于，来访者的需要必须先从治疗师（或父母）那里得到满足，而这种满足慢慢就会带来发展性的改变。第一种常见的反移情反应是拯救幻想：治疗师将会成为来访者生命中第一个真正的好人，将会向来访者提供足以让一切都好起来的慈爱与善良。其他的反移情反应则包括：享受来访者的理想化，而不能温和地指出这种理想化的非现实性本质；对于相同主题的反复出现感到无聊；以及，由于感到失败或是感到被来访者高度的自我关注所控制而产生愤恨。如果治疗师能够清晰地觉察并理解移情和反移情，且如果治疗中时不时发生的裂痕和误解能够逐渐得到修通，那么来访者就会从治疗中受益良多。

实证基础

在对于人格障碍方面文献所做的综述中，Crits-Christoph 和 Barber（2007）并未发现任何对于动力取向疗法在治疗自恋型人格障碍方面效果的研究。自恋型人格障碍是最为贴近低自尊问题的描述性诊断。我们认为，低自尊问题是一个很有意义和前景的领域，未来的研究将会在此取得丰富的成果。

惊 恐 焦 虑

> 一阵惊恐之感如潮水般席卷了这艘船，而这些从来没有在任何人类敌人面前畏惧过的粗野而坚强的男人们，在内心的阴影下因恐惧而开始瑟瑟发抖。
>
> ——Arthur Conan Doyle, Sr.

这是一种焦虑的突然发作（acute paroxysm），这种发作的产生似乎是不由自主的。无法承受的恐惧，被黑暗吞没，厄运将至，伴随着这些感受的是一系列强烈的躯体症状，诸如：呼吸困难、心悸、出汗和颤抖。经历惊恐发作的人们会变得对于那些惊恐发作发生过的地点十分敏感，进而，如果个体将自己的活动范围和类型限定在那些让她觉得不会发生惊恐发作的安全地带，那就是场所恐怖症了。

爱丽丝是一位28岁的实验室技术员，她染着亮丽的头发，化着深色的妆，衣着打扮具有艺术气息。在第一次见面刚开始的时候，她报告说自己觉得"还好。"是的，长久以来她经历着严重到让她几乎丧失行动能力的惊恐发作，但是她基本能够应对。她每天大约有两三次会感觉到急性焦虑，并伴有典型的躯体症状，这些发作在一天中有时会接连发生。

她的第一次惊恐发作发生在6岁的时候。从她13岁开始，发作开始越发严重和密集。爱丽丝的应对策略是"夺得自己身心的所有权"。她强迫自己继续待在发作前的工作岗位上，并且确保自己能够继续行使社会功能。她是4个兄弟姐妹中的老大，是唯一一个母亲在第一段婚姻中所生的孩子。在爱丽丝小的时候，她的母亲曾长期患有抑郁症，并且，为了缓解情绪上的痛苦，还有物质滥用的问题。在爱丽丝的童年里，她总是表现得乐观向上，努力地通过开玩笑和分散注意力的方式让母亲高兴起来。那时候，她感到"孤独，与世隔绝"，她记得自己努力地保持冷静，保持对自己的控制，就像Spock先生一样*。她还会尽量让自己不去受那些内心中强烈的悲伤和恐惧的侵扰。

爱丽丝有一个男朋友，在治疗的开始阶段，他们的关系让她很纠结，也陷得很深。尽管她总能见到他，但是每次电话和见面她都迟迟不肯分别。如果他联系她，她就会觉得高兴和满足，如果他没

---

* 参见前文第五章第三节。——译者注

联系她那么他就觉得焦虑和被抛弃。当他遇到麻烦时，她会抚慰他情感的伤痛，但会觉得这像是她的义务一样。通常来说，惊恐发作的促发事件（precipitant）是她预感到或体验到了男友的拒绝，或是当她不得不在实验室组会当众发言时的那种对于失败的恐惧。

爱丽丝聪明伶俐，能说会道，见解深刻，精力充沛，有创造力，充满激情，就像个蹦蹦跳跳的小弹簧。她在每次会谈中都保持着一种特殊的模式：先是表达自己的悲伤、气愤或失望，然后再立刻向我保证她不会受到这些负面情感的烦扰。

心理动力学的观点

早期的精神分析理论正是建立在对于像爱丽丝这样的年轻女性的焦虑及焦虑症状的研究之上的。近些年来，惊恐障碍成为了认知行为治疗师和精神科药理师（psychopharmacologist）*最喜欢治疗的问题。在行为治疗和药物治疗中，惊恐症状被视为疾病，而从心理动力学的观点来看，惊恐则是未被处理的潜在内心冲突的症状。

在 Freud 最初的理论中，惊恐被视为一种"真实性神经症（actual neurosis）"，也就是说，是一种由"真实的"创伤经历所带来的结果。在 Freud（1926）后来的理论中，他将焦虑性神经症（anxiety neuroses）解读为一种源自潜意识冲突的信号焦虑，也就是一种较小的、在可容忍程度内的焦虑，其目的在于作为一种信号或刺激让自我发展出相应的防御性反应，从而保护个体免受跟那些被压抑的内容有关的更为强烈的焦虑的伤害。信号焦虑是意识层面的，是被压抑的冲突唯一能够让来访者意识到的部分。如果这个涉及冲突、信号焦虑和防御的系统原本平缓的工作模式被一个强大的应激源

---

*　本书一贯使用的是"精神科药理师"，即 psychopharmacologist；而非"药剂师"，即 pharmacist。严格来讲，两者有一些差别。不过只需要领会作者的意思即可，其指的大概就是那些精通精神科药物的药理且具有药剂师执照的人。——译者注

(stressor) 所打破，或是其防御机制失控失效，那么神经症的症状就会产生。因此，从心理动力学的角度来看，惊恐是一种由潜在冲突所导致的焦虑症状的突然爆发。

当你在本章中读到不同种类的心理动力学问题的时候，你可能已经注意到了，这些跟每种问题相关联的特征性冲突似乎有许多相似之处。但是，为什么每种核心问题在症状上的表征彼此不同，可它们背后潜在的冲突却又并非那么独特呢？为何在精神分析的文献中，某一特定症状的发展就叫作"神经症生发 (neurosogenesis)"问题呢*？在潜在冲突的本质与冲突所导致的症状类型之间，是否存在着一一对应呢？我们认为，这些联系是模糊的，而且，为了保持我们的实用主义倾向，我们将上述这些问题都视为概念性问题，而非重要的实际问题，也不是跟治疗效果有关的问题。请记住，核心心理动力学问题本身可以算作是一种尝试，其意在为理解心理问题构建出清晰且有用的框架；它们是有益的，是启发式的 (heuristic)**。

在职业生涯中，我们各自都曾因为以上的难题挣扎过。我们有一套复杂而有趣的解释性理论，但是这套理论并不针对具体的症状。那么，这些理论真的科学吗？作者之一，Richard F. Summers，在早期接受训练和进行实践的过程中曾对心理动力学的理念深信不疑，而后却经历过数个阶段的猜测怀疑和愤世嫉俗。在这些阶段中，心理动力学在我眼中似乎仅仅能解释一小部分个体的行为动机，却忽略了许多其他重要的实际因素。但是，接着，我在一些临床工作中发现来访者的改变超过预期，在一些会议中我听到了一些精彩绝伦且见解深刻的案例讨论，我的看法改变了：那些看似的心理动力学模型的

---

* 神经症生发是早期精神分析文献中对于神经症的产生和发展的过程和机制的叫法。——译者注

** 启发法，是指依据有限的知识（或"不完整的信息"）在短时间内找到问题解决方案的一种技术。其重视利用过去的经验，选择已经行之有效的方法，而不是系统地，以确定的步骤完全按照逻辑去寻求答案。——译者注

局限好像更多地反映的是治疗师在应用这些理念时的个人能力方面的局限。随着对于心理动力学的信念越来越坚定，随着个人的包袱越来越少，也许我们实施治疗的体验就会越来越好，就像我所经历过的那样。

是的，抑郁、强迫和惊恐似乎都跟指向他人的愤怒和对于愤怒的防御有关。抛弃恐惧和低自尊又都符合依恋问题的特征，就如同惊恐一样。我们不知道为什么有些个体的依恋问题会以低自尊的方式浮现，而另一些人则会以对于抛弃过于敏感的方式呈现。我们也不理解为什么愤怒可以导致抑郁或强迫。然而，我们却知道，从来访者的角度讲，抑郁的体验比强迫更多样化，每种体验都能对应一种独特的叙述，从而帮助来访者理解自身的问题。我们所讨论的六种核心问题满足了来访者（和治疗师）的主观需要，尽管它们从认识论的（epistemological）角度来讲还很模糊。

Milrod 等人（1997）对于那些患有惊恐症状的来访者们进行了系统的精神分析性访谈，试图界定他们的主要冲突，借以发展出一种有针对性的心理动力学疗法。他们回顾了精神分析领域中的相关文献，包括 Freud（1895）；Andrews，Stewart，Morris-Yates，Holt 和 Henderson（1990）；Tyrer，Seivewright，Ferguson 和 Tyrer（1992）的论述；以及精神病学领域的文献。Milrod 的团队发展出了一种对于惊恐障碍的概念化方法，其整合了神经生物学上的易感性，分离体验，愤怒，对于表达愤怒的恐惧，特定的亲子互动，以及当前的应激源。她指出，有惊恐问题的来访者的中心冲突涉及分离和丧失，被抑制的攻击性，有时还牵扯到对于性兴奋的焦虑。惊恐焦虑是一种特别有趣的症状，因为这种"战或逃（fight or flight）"的反应具有其深刻的进化上的意义。关于焦虑的神经生物学文献（LeDoux，1996）提出了一些对于惊恐焦虑的解释，但是这些解释无法将促发事件与来访者生活中持续存在的因素联系起来。

那些在神经生物学上具有易感性的儿童，如那些表现出行为抑制（behavioral inhibition）或害羞的孩子，也许对于童年时期的分离体验十分敏感。他们倾向于体验到愤怒和沮丧，并且会逐渐在这两种情绪上感到内心冲突。他们害怕自己的愤怒会伤害其与养育者之间的关系，从而觉得愤怒必须得到抑制。这就导致了他们对于分离的敏感、依赖性和被抑制的愤怒，从而在此基础上酝酿着未来在面对丧失时发展出惊恐症状的可能性，而且这增加了他们在关系和工作中对于他人陪伴的需求。惊恐是一种对于丧失感和恐惧的表达，是对于隐藏愤怒的防御，并且维持了依赖的状态。而对于那些并未表现出害羞或行为抑制的个体（有惊恐症状却没有神经生物学上的易感性），他们通常在历史上都有更为明显的跟父母的冲突关系，体验过重大的丧失或抛弃，并且在亲密关系中表达愤怒时做出了实质性的（real）妥协。Shear，Cooper，Klerman，Busch 和 Shapiro（1993）观察到，有惊恐问题的来访者的依赖性有两种表现，一方面是"分离敏感（separation-sensitive）"，即对于他人的过度依赖，另一方面是"窒息敏感（suffocation-sensitive）"，即对于他人的依赖需求会很不舒服。

爱丽丝可能没有神经生物学上的对于惊恐的易感性；她是一个不曾表现出行为抑制的孩子。但是，她早年的丧失，包括父母的离异，父亲在生活中的缺失，以及母亲随后的抑郁和成瘾，可能都在她惊恐问题的形成过程中起了很大作用。事实上，她的症状始于6岁时父母离异之后，首发于母亲患病之时。后来惊恐症状的恶化则出现在她感受到丧失和分离的时期，伴随着的是她其他防御策略的发展。举例来说，她在青春期就有进食障碍的症状，而在20岁出头离开大学时出现了反复的自割行为（self-cutting）。这种自割行为在她前来就惊恐问题接受治疗的两年前停止了。当她有自割行为时，她的惊恐症状最轻，而当她不再自割时，惊恐就又严重了。以上事实表明，她潜在的分离冲突可以通过不同的症状呈现，这意味着纯粹的症状聚焦疗法或许无法真正帮助她好起来。

爱丽丝挣扎于自己对于依赖和依恋的感受。当她搬离自己长大的家乡时，她的惊恐发作变得严重了。作为应对，她跟男朋友形成了十分纠缠的过于紧密的关系，而这正是她在治疗初始阶段的工作焦点。她会在害怕男朋友不联系自己和不见自己的时候出现惊恐。她对他生气但却在表达愤怒时遇到了巨大困难。于是，愤怒通过惊恐得到了表达。她的另一个惊恐促发事件是在班上发言。她对此讨论了很多，很明显，她担心在班级中显得出众耀眼会让她跟其他同学的距离变远，还会让她有机会成为老师的宠儿——她或许会辜负老师的期待，从而终将失去跟老师之间的特殊关系。

力量品质

具有惊恐症状的来访者有其自身的力量品质。但是，恐惧和焦虑让他们很难体会到勇敢，很难做出勇敢的行为。这种迫切的危险感和担忧感让他们很难发挥出那些跟卓越相关的性格品质。对于美的欣赏、敬畏、灵性、幽默要在个体拥有基本程度的安全感时才能表现出来。在下文对于治疗技术的讨论中，我们会介绍一些探寻勇气和卓越品质的特殊方法。

治疗目标

在对于惊恐的动力取向治疗中，我们的目标在于，帮助来访者去理解自己的那些尚未意识到的对于依赖和愤怒的冲突感，让他们能够以更具适应性的方式去应对人际关系和各类活动。这些来访者需要发展出一种更为现实且更为符合他们成人身份的观点，去理解他们到底需要怎样的亲密程度。增加独断力，提升独立的能力，这些都会减弱那些惊恐动力的力量，从而减少症状发生的强度和频率。

治疗联盟的发展

治疗联盟的发展是与来访者跟症状间的斗争密不可分的——也就是说，一段新的关系也许会起到两种功能：一是让来访者有机会得到支持和自信的提升；二是缓冲来访者对于分离和丧失的过度敏感。就爱丽丝而言，对于治疗师的迅速依恋和症状上的快速减退都是正常的。尽管这种情况有时被叫作"飞向健康（flight into health）"*，我们却将其视为一种机会，因为它为我们赢得了就来访者的冲突进行工作和修通的时间。

那些使用逃避的方式来应对自身症状的来访者——或是对自身的关注点或活动进行严格控制，或是通过场所恐怖症的方式回避关系和活动——倾向于在治疗联盟的发展上遇到更大的困难。他们或许会在治疗师面前将自己保护起来或是跟治疗师保持距离，因为他们担心在这段新的关系中会潜藏着巨大的挑战，而且担心这段关系未来将会令他们瓦解，将他们置于丧失或愤怒的可怕感受之中。他们害怕治疗会促发惊恐。这些来访者实际上是对的，因为在对于回避型来访者的有效治疗中，治疗师会鼓励他们去接近自己的那些令人烦扰的情感，而这可能会增加惊恐的发生。

有一系列技术可以促进治疗联盟的发展，并且使其变得牢固。较高的治疗频率会增加安全感和连续性（consistency）。考虑到这些来访者对于分离和孤独的敏感性，以上这点不难理解。对于惊恐发作的共情性关注，以及对于惊恐促发事件的密切探索，能够帮助来访者就自己的症状进行反思并与其保持一定距离。就惊恐问题的心理动力学模型对来访者进行心理教育，这会让来访者能够正确地看待心理治疗，了解治疗的框架和原理——早期的丧失、愤怒和生理易感性会让一个人力图避免那些让人害怕的情绪，从而持续地压抑这些情感，最终挣扎于那些惊恐症状而不是去正视那些潜在的令人烦恼的感受。惊恐发作是恐怖的，所以来访者会为了阻止惊恐的发生而做任何事，然而，惊恐发作只是主观上的不适，实际上来访者的身心却是安全的。从治疗师的角度来看，重要的在于不要过于认同来访者和她的症状。如果你都不能忍耐来访者的惊恐症状，那么你就无法帮助她去忍耐那些需要在治疗过程

---

* 来访者在治疗中表现出过于迅速的表面上的好转和改变，这背后暗藏着许多危机和麻烦，还可能会导致不成熟的治疗结束。——译者注

中被揭示的痛苦感受。

在对于惊恐问题的治疗中出现的典型阻抗恰恰反映出了在跟这些来访者发展治疗联盟时的挑战。最为常见的阻抗是过度依赖。来访者觉得你能解决他们的问题，确保他们的安全。他们想要你去照顾他们，让他们不会感到孤独。还有其他的一些惊恐的来访者，他们前来接受治疗是因为知道自己需要心理治疗，或者他们是被逼着来的，但是他们其实不想由于治疗而感到任何不舒服。作为一种阻抗，回避可以是内部的（使用压抑、抑制、否定），也可以是外部的 [行为剥夺，场所恐惧，以及借用惊恐陪伴（phobic companion）＊来让自己参与到那些能够带来焦虑的行为中]。来访者常常会努力地控制住治疗中的互动以维持自己的回避倾向。

技术

Milrod 等人（1997）已经清晰地描述过了惊恐问题的治疗过程，因此我们的解释主要是建立在他们的工作之上的。鉴于我们的目标在于减少症状，增加独立性，以及提高独断力，治疗初始阶段的工作主要是去发展治疗联盟和探索惊恐发作的历史。通过详细地探索每次惊恐发作的过程，尤其是要详查促发事件，无论是历史中出现过的还是当下主要的促发事件，我们得以为后续的治疗工作做好铺垫。通常，来访者意识不到促发惊恐发作的事件的心理意义，而是觉得发作完全跟这些促发事件无关。通常，惊恐发作出现在以下几种情况之后：（1）某种形式的丧失或分离；（2）对于愤怒的恐惧；（3）害怕自己因为丧失或被拒绝而情绪失控和大发雷霆。但是，在治疗的第一阶段，我们的主要任务是收集信息，建立一个关于惊恐发作及其相关背景的数据库。

有些来访者目前不处于惊恐发作的活跃期，但是他们以前有过很明显的

＊"惊恐陪伴"是指，患有惊恐焦虑问题的个体在亲友陪伴的情况下能够较为容易地从事那些孤身一人时无法承受的行动或无法前往的场所。——译者注

这方面的问题。在这种情况下，如果来访者当前感觉不到焦虑而只是延续着自己的回避行为，那么治疗就会受阻。一位来访者始终让她的丈夫陪着她完成日常琐事，而且在每次会谈中都机智却无意识地不断变换着主题。对于来访者在外部行为方面和在跟治疗师关系方面的回避进行面质，这是治疗这类来访者时初始阶段中的重点。面质的形式最好是去指出来访者的回避，而非告诉他们该如何行为。比较典型的情况是，这些回避型的来访者需要接受许多次上述释义才能开始有意识地承担起自己在做出改变方面的责任。

接下来，对于当前惊恐发作情境的释义可以让来访者开始看清自己身上出现着的重复模式。具体来说，我们需要将促发事件和分离体验，或是对于分离的愤怒，跟惊恐发作本身联系起来。这一过程必须重复许多遍（"修通"），即，对于许多段不同的惊恐体验或是程度有限的惊恐发作症状，我们分别不断地进行上述释义。通过对于来访者在早期关系中呈现过的同样的动力进行释义，修通工作将会得到巩固和促进。另外，这一动力也一定会在移情和反移情中自我呈现。治疗师希望，最终能够通过一个释义，来将所有这些在过去、现在和移情中的重复模式都联系起来。例如：

你在高速公路上开车，路上出口很少，这让你觉得被困在了公路上，进而唤起了你的那种令人恐惧的孤独感和在控制周遭环境方面的无力感。这激发了你对于分离和孤独的旧时感受，就像小时候父母在打架时无法注意到你和你的需要时所感受到的一样。那时候，你害怕自己会完全失去在家里的安全感，而这是非常恐怖的。同样，这也类似于我们之间的关系：当我告诉你我下周要去度假时，相当于把你留下来"独自"面对你的惊恐问题，你也有这样的感觉。对于你的父母，或许也对于我，这种分离让你感到气愤。每次的情境都激发了你的丧失感，这种丧失感导致了你的惊恐发作，并让你害怕以后惊恐发作会再次出现。这些动力以惊恐发作的形式出现，从而让你不用去直接地体验那些在人际关系中的孤独、失控、分离、愤怒和恐惧的感受。

对于惊恐进行的工作间接地鼓励了来访者去拓宽他们的行为领域，让他们更有可能前往那些会将他们暴露于分离刺激的场所。来访者意识到了惊恐发作与旧时经历过的危险情境之间的联系，意识到了惊恐并非是真的跟电梯、购物中心、封闭空间等场所有关，这样，来访者就有胆量去努力地扩展自己的活动范围了。

通过认识到那些分离恐惧其实是旧时的恐惧感受，加上惊恐焦虑的降低，惊恐的来访者就有了越来越多的自信，相信自己有能力去经受住那些带有压力和烦恼的生活体验。这让来访者的心理弹性得到了提高，也鼓励着他们去接受新的挑战。当来访者开始改变他们的行为和拓宽其活动范围时，对于变化进行明确的识别和确认是有帮助的。伴随着惊恐症状的减少，那些隶属于卓越标题下的力量品质（对于美和优秀的欣赏、感恩、希望、幽默、灵性）似乎会自然而然地被再次唤醒。这些品质会随着焦虑感的降低而自发地浮现出来。

移情和反移情

典型的惊恐移情涉及分离和丧失，以及来访者对此的各种反应。对于亲密和分离的感受在治疗早期占主导地位。但是，更改约见时间、迟到和假期都会引发强烈的分离感受，从而激发出来访者早年的丧失感和孤独感，甚至激发惊恐发作本身。例如，一位来访者几个月来的第一次惊恐发作就是因为在当晚的会谈中治疗师尝试性地讨论了结束治疗这一话题。

来访者会将你体验为那个抛弃过她的人——或许这种体验植根于过往的真实的抛弃经历，或许只是来源于来访者幼年时跟养育者在气质上的不匹配，因为这种不匹配会让孩子感到被误解，无法被确认和极度孤独。在典型的情况下，分离会让这些来访者感到无法承受的恐惧，这种原始的恐惧感就像是世界末日快要到了一样，或是会让他们觉得无力照顾自己。这种感受很难用语言来描述。但是，这种感受是如此强烈，以至他们会无法清晰地感受到孤独，取而代之的是感受到那些身体上的强烈反应，即惊恐发作。来访者会因为分离而对治疗师怀有隐藏着的愤怒，这可能会激发他们的恐惧感和内疚感，因为这些来访者经常会觉得他们的愤怒正是父母抛弃他们的部分原因。除了这些动力之外，来访者还会对于下一次惊恐发作有预期焦虑（anticipatory anxiety）。

典型的反移情反应是感受到一种母性的冲动——强烈地想去照顾来访者。这种母性反应否认了来访者也许正在体验着的分离和丧失，而且让我们回避了我们自身的那些关于分离和丧失的痛苦感受。但是，面对来访者的依赖，挫败感也有可能会浮现：我们会觉得想要拒绝来访者，想要把他们推出安乐窝，想要让自己摆脱来自来访者的那种持续不断的对于亲密的需求。上述两种反应都是自然的，它们对应着来访者自身在依赖方面的挣扎，它们也代表着我们在跟来访者面质和释义这些问题时的困难，因为治疗对他们来说是痛苦的。

在治疗接近尾声的时候，来访者对于分离和丧失的移情性感受会涌现出来，而且惊恐症状也可能会出现回潮，这都不会令人感到惊讶。因为对于这些动力的工作已经有过很多，此时我们应该能够将这些感受跟以往治疗过程中对于分离和惊恐的反复释义联系起来。

实证基础

在一项实验中（Milrod，Leon，Busch，et al.，2007），研究者们将惊恐焦点动力取向心理治疗（panic-focused psychodynamic psychotherapy）（Milrod et al.，1997）与应用放松训练（applied relaxation training）在随机对照的预试验中进行比较，结果发现了大的统计效应：接受惊恐焦点治疗的被试的情况得到了明显的改善。在随后的分析中，Milrod，Leon，Barber 等人（2007）报告了动力取向疗法的更大的优越性，其对患有惊恐障碍且共患人格障碍的来访者具有非常好的疗效。当下，在一项正在进行的研究中，我们通过随机控制实验将惊恐焦点动力取向心理治疗跟 CBT 和应用放松训练进行了效果上的比较。

创 伤

只有通过完全且彻底的表达和体验，才能让我们从痛苦中得到治愈。

——Marcel Proust

遭受过创伤的人们经历过一些超出正常范围之外的体验，这种体验威胁了他们的安全感和幸福感。他们有过一些实实在在真真切切的生命体验，这些体验中的威胁不仅是心理层面的而已 *。人类的器官进化出了对于危险事件做出适应性反应的能力，因此，尽管有时创伤会导致疾病，但是在更多的情况下我们能够对外界威胁保持一定的心理弹性，而不是因它们而患病（Konner，2007）。**

有创伤的来访者会有再体验性经历（reliving experience），包括闪回（flash back）、梦和其他形式的再体验。他们持续地体验着对于他人的不信任，亲密关系方面的困难，以及自尊、身份、自主感和能力感方面的问题。他们感觉不到力量。他们总是去回避那些能够让他们回忆起创伤的刺激，而如果被一些能够让他们回忆起创伤经历的事物所刺激，他们焦虑和痛苦的程度将会是惊人的。回避也可以通过一种弥散的总体的对于感受的麻木来呈现。在他们身上还会出现如下症状：警觉（vigilance）和反应过度（hyperarousal），有从日

---

* 本小节所讨论的创伤是狭义的严重的创伤，通常只有造成解离的体验才符合这一标准。——译者注

** 关于创伤，推荐电影《无畏》（*Fearless*）、《比利·林恩的中场战事》（*Billy Lynn's Long Halftime Walk*）和《神秘河》（*Mystic River*）。——译者注

常体验中解离（dissociate）和脱离的倾向*，出现涉及多种器官系统的广泛的躯体症状，隐藏自己和保守秘密。通常，对于这些来访者，心理治疗或精神科药物治疗不会有太好的预期效果，而且在对于创伤来访者的治疗中会出现边界的问题和强烈的反移情反应。那些无法从创伤的影响中自然恢复的来访者会感到持续的痛苦，并且在临床状态上出现摇摆。创伤幸存者常常会表现出强烈的反应，即快速地出现代偿不全（decompensation）**和恢复。正如他们的状态会迅速恶化一样，他们也能迅速地好起来。总而言之，原始创伤体验所遗留下来的恐惧和紧张会始终存留在受害者的心中，这些负面感受会在他们和别人的互动中显而易见地呈现。

心理动力学的观点

在精神分析的历史中，对于创伤的认识和思考是曲折多变的，出现过一些重要的深刻见解，也有过不少与重大突破的失之交臂。尽管早期的精神分析思想帮助我们理解了童年时期的性创伤和暴力创伤发生的广泛程度，及其影响的严重程度，但是随后的观点则大多会过度关注地创伤的心理意义。这就转移了人们的注意力，从而没能去深入地识别、探寻和应对那些糟糕的外部事件的影响。在很长一段时间里，人们的注意力一直都集中在创伤经历给来访者可能带来的矛盾心理，甚至是满足感之上。我们并不打算去回顾那些

---

* 首先，此处的"脱离"，即 detach，不同于人际关系中的独立或分离，其指的是个体对于周遭事物情感记忆的一种疏离、冷漠和超然的应对方式。解离和脱离都是 PTSD（即创伤后应激障碍）的典型症状。这一对概念十分近似，都是个体在心理层面自我保护的应对方式。差别在于：（1）解离是完全无意识的自然行为，而脱离则或多或少有主观意愿在内；（2）解离主要会在创伤病患身上出现，而脱离则会发生在许多其他心理疾患当中；（3）解离是个体完全跟当下分隔，让一些情感和记忆跟自己毫无关联，而脱离则是个体在一定程度上还与当下保持着联系，只是感受和认知方面十分麻木。——译者注

** 代偿不全指的是个体在压力下失去心理状态的平衡，防御机制被削弱或崩溃。
——译者注

涉及上述争论的大量文献，我们的目的是要呈现一种对于创伤问题的当代观点，其涉及生物学、认知过程和心理治疗领域中的发现。

创伤是一种令人无法承受的事件，其威胁到了个体的健康和身心安全，以至个体无法在情感和认知层面对其进行加工。在创伤过程中，个体内心中先前就已存在的冲突会被激起，而那些由创伤所引发的震惊、恐惧和危险的情感超过了个体所能忍受的范围，以至个体难以将它们跟日常生活中的其他体验联系起来。举例来说，如果那个造成创伤的凶犯在其他很多方面看起来让人觉得安全，或是如果这位凶犯正是受害者所依赖的对象，那会怎样？我们所生活的安全领域（the bubble of safety）被闯入和侵犯了，而一些难以置信的事情发生了。之前一直信任的人也许原来是不值得信任的，之前毫无恶意的环境现在被发现是危险的。跟现实分离、解离、人格变得分裂，这些都是在创伤经历没有被整合进主导的联想性记忆网络（dominant associational network of memories）时将会发生的情况。不可避免的是，当自我的解离部分漏进意识层面时，再体验经历就会发生；与此同时，对于那些可能会让人回忆起创伤经历的刺激的躲避，会帮助个体去维持记忆和感受上的分裂。

　　艾伦是一位聪明，有同情心，热情，关心他人的女性，她有很强的道德感和坚定的价值观。作为一位敏感体贴的妻子，她把自己深深地奉献给了她的家庭。她成长于一个中产家庭，童年在许多方面看起来都很正常，但是，她的哥哥弟弟们在她青春期的早期常会跟她做一种不当的带有羞辱性质的性游戏。在那段时期，学校里有个男孩总是在她放学回家的路上对她性骚扰。后来，在成年之前，她曾在一次约会中被一个比她大好几岁的男人强奸。焦虑、愧疚、不安，这些情感让她无法将上述任何事情告诉父母。

　　她嫁给了一位和蔼可亲，身强力壮，忠贞不渝的男子，并且在他的帮助下开始了成年人的生活：生儿育女，读经祷告，服务社区。

就在她前来接受治疗的前几年，他丈夫的一位朋友找上了她。在这位猎艳高手花言巧语，威逼利诱，连蒙带骗的攻势下，她顺从了，开始了跟他之间的婚外情。他威胁她不准揭露这段关系，而艾伦则由于感到畏惧而无法逃脱他的魔爪。她先前一直因为这段外遇感到抑郁，而现在那种可怕的羞耻感和愧疚感已经将她折磨到了濒临自杀的境地。

在治疗的开始阶段，艾伦表现得极为不安，话题都集中在她的行为有多么不可饶恕上。她仍然保持着较高的社会功能，基本上还能够照顾好孩子和丈夫。有时，她会在孩子们离家上学之后躺到床上去，再在孩子们放学回家前从床上起来。她时不时会有脱离感（detachment）和无节制饮酒（drinking binge）的行为，并且会突然感到强烈的自责。她回避男性，包括她的兄弟。她似乎可以听到脑海中有一个男人的声音在批评她和羞辱她，但她知道那个声音其实只是她自己的思想太过强烈的结果。在治疗过程中，她的感受时常迅速变糟又很快好转，她感到无法信任自己的父母和兄弟姐妹，要不断地跟这种恐怖的感觉做斗争。

艾伦早年的创伤经历预置了（predispose）后来的这位极具操纵性的男人的求爱求欢，因为这是一种她对于童年创伤经历的再次体验：再次感受到无助和无力，感到自己处于具有侵略性的自私男性的影响下。尽管她有着坚定的价值观，尽管她当下跟亲友有许多情感连结，但是她对于这次新创伤的体验却仍然与她旧时的创伤体验无异——恐惧，无力，被动。未修通的创伤的可怕之处在于，那些跟创伤体验有关的想法和感受会泛化到后续成人生活中的许多经历和体验当中（Charney，2004）。艾伦对于自己的所作所为感到羞耻和痛苦，她不明白为什么眼下的自己跟曾经以为的自己是如此地不同，于是，她前来接受心理治疗了。

认同困扰（disturbance of identity）是一种常见的创伤次生影响（secondary effect）——尽管艾伦有完整的自我感，即自己是有同情心和乐于助人的，但是，同时也存在着另一种感觉，即，她觉得自己是丑陋和邪恶的。她回避着兄弟和那个偷情对象，并且把跟他们有关的事情当作秘密，她感受到的隔离、愤怒、恐惧、悲伤和无望，这些也都是常见的创伤次生影响。对于创伤所造成的严重心理影响，个体常见的适应方式包括：完美主义、回避、创伤情境重复和解离。有时，创伤受害者会表现出一些反恐惧反应（counterphobic reaction）：攻击性、无畏（fearless）*，以及跟通常情况下的恐惧回避截然对立的行为。一些创伤个体发展出了精致的"街头智慧"，这让他们能够在感觉到潜在的邪恶和危险时变得高度敏感。另一些个体则发展出了处理痛苦的强大能力。总的来说，大多数受害者都会从他们的遭遇和痛苦中获得一种坚韧的现实主义精神。

力量品质

艾伦有着与生俱来的勇气，以及强大的关爱和滋养（nurturing）的本性。这些品性甚至在她最为痛苦的时候都是显而易见的。但是，在她情况最为糟糕的时候，这些品质被严重地损害了。事实上，勇气和人性这两种力量品质会由于创伤体验而出现严重的耗损，创伤的受害者会在创伤中学到：勇气有时会带来伤害。对于人性的信仰——无论是对自己还是对他人的——会受到冲击和考验，因为受害者意识到了别人会对他们做出什么样的事情。如果是自然创伤或环境创伤，那么个体会发现由亲密关系所提供的安全在实际上能有多么地脆弱。修通创伤，恢复权能感（empowerment）**，建立准确的认知，这些都能够帮助受损的力量品质去得到恢复。

---

* 对，就是前文译者注中推荐的那部电影的名字。——译者注

** 权能感，亦称赋权，是指个体通过学习和参与而获得的对于自身及周边事物的掌控感。——译者注

治疗目标

对于创伤来访者的治疗目标主要集中在对于权能感的恢复和对于安全感的提升上面。如果来访者知道了值得信任的关系与不健康的关系之间的区别，他们就能够更加信任别人，并且有能力感觉到更多的亲密和安全。对于旧时创伤经历的再次体验（reexperience）是必要的，来访者需要理解到自己曾经的创伤经历的意义，知道它们是曾经的危险情境中的经历所带来的无法避免的后果。再次体验可以采取故事讲述的方式，让来访者感受到曾经的真实感受。*这能够帮助来访者改变他们对于自己往事的错误总结和错误归因：是他们自己的错；他们应该承受那些痛苦；创伤还会再次发生；他们无法也不该努力地保护自己，等等。

对于创伤的治疗恢复了来访者的权能感和现实感，将他们的那些分裂的无法承受的情感跟他们生活的主体体验重新连接在一起，并解除了那些过去曾经有用但现在已不再必要的反应模式。这些关于创伤治疗的讨论主要追寻了 Judith Herman（1997）的研究和著作**。治疗的目标在于让来访者获得一种对于过往经历的准确叙述，提升来访者的安全感和权能感，增加他们在人际关系中的健康信任。我们所定义的创伤来访者主要是指那些曾经被他人伤害和侵犯的个体，无论创伤是身体、性或是精神层面上的，因此我们的重点并不是那些由自然灾害所导致的创伤。

---

* 此处的"再次体验"，即 reexperience，和先前提到的"再体验经历"，即 reliving experience，是不同的；前者主要指来访者通过言语再次感受到旧时创伤时的感受，而后者是一种强迫性重复，指的是来访者在创伤后的生命中无意识地重复了曾经的创伤情境。——译者注

** 此处的文献是指 Herman 所著的《创伤与复原》（*Trauma and Recovery*），此书被公认为创伤领域的圣经。当然，也推荐《身体从未忘记》（*The Body Keeps the Score*）一书。——译者注

治疗联盟的发展

创伤人群通常不信任别人能够与其保持健康的边界，不相信别人能够与其发展并维持互相尊重的关系。如果创伤涉及暴力或性虐待（sex abuse），那么上述情况就会更加严重。于是，建立并巩固治疗联盟的任务需要贯穿治疗过程的始终。来访者需要时间才能发展出对于治疗师的信任，才能相信治疗师会出于恰当的意图以适当的方式工作，以及设定合适的目标。

因为创伤常常被否认或忽视，或者至少是被他人低估和淡化（downplay），这些来访者会尤其关注以下问题：什么才是真实的？究竟发生了什么？他们是夸大了还是编造了他们的记忆？他们是否抱怨得太多了？他们的记忆和判断是否完整和正常？因此，接受并相信那些发生过的事情确实真的发生了，而且它们确实带来了巨大的影响，这一过程是痛苦的，但却是创伤治疗的关键因素。不知道，或是不真正去相信，这都是十分常见的阻抗。在创伤的修通过程中，来访者会时常经历如下循环：先是感觉到并相信创伤，但转而又进行否认。

这种不确定性在治疗关系中也会显现。来访者常常会非常担心在当前的治疗关系中究竟发生着什么——你到底在想什么，有什么感觉，而你又为什么以那种方式回应我？来访者很难看到自己的这些担忧实际上是一种移情，在治疗早期尤为如此。来访者想知道什么才是真实的，可如果尝试着跟治疗师探索这些幻想或感受又会让他们更加焦虑。来访者也许会体验到自己曾经感受到的心理操纵，或者，仅仅是这种不确定感本身就会引发焦虑。因此，治疗师必须在关系中保持真实和真诚，万不可躲藏在治疗中立（therapeutic neutrality）的背后，即使这种中立态度的初衷是好的。清晰（clarity）、诚实和透明都是必须的。你不得不持续地向来访者证实你不是一名施虐者。这需要你在被指责或怀疑的时候对自己保持自信。你必须集中注意力，以免自己在无意间做出让来访者害怕的事情，如微微表达出愤怒，因来访者的表现而进行报复，或是过度地表达个人的好感。但是，即使你全都做到了，遭受过躯体虐待的来访者也许还是会担心治疗师会对她生气或是进行攻击。这意味着你或许需要反复镇静地表达出兴趣和积极关注，而且你可能需要几个月的时间才能让来访者平稳下来，认识到那些恐惧实际上是来源于他们自身的，认识到那其实是一种移情，而并非是由真实的危险所导致的。

在创伤治疗中呈现出的阻抗实际上是来访者的一种尝试——试图去处理恐惧感或是去控制住愤怒。创伤导致了创伤记忆和创伤反应的分裂，而这种解离会在治疗中展现出来。有时来访者会看似没什么可谈的，而有时来访者又会觉得情感强烈得无法承受，以至他们觉得自己无法离开咨询室去重新回到现实世界。如果治疗师能够鼓励来访者去讨论那些与创伤有关的记忆、感受和反应，但是又在会谈结束前留出足够的时间让来访者重新建立当下的现实感，那么治疗联盟就会得到加强。来访者也许会在某次会谈中由于记忆和感受所带来的影响而出现解离，那么你就需要帮助他们在会谈结束后找到一个安全的环境平复下来，帮助他们学会一些能够在治疗时间之外感到痛苦时去进行自我安抚的技术。

技术

治疗的流程始于关于创伤心理治疗的宽泛的心理教育——获得权能感，探索并评估记忆，进而运用这些知识去理解当下个体的人际关系和决策。治疗的初期阶段涉及对于现在和过去的谨慎小心的探索，伴以支持和共情，并向来访者提供清晰的观点和视角。也就是说，治疗师要确定地向来访者表示：那些在过去发生的糟糕事情是不对的和不公正的，它们不应该发生，可它们的发生确实会带来持久的影响。但是，创伤发生在过去，如今来访者要能够学会一些用以应对这些情感上的后遗症的技术，从而掌控现今的知觉和决策。治疗师需要提供支持，适当地允许来访者在约定时间之外跟自己接触，并且就治疗关系中的真实和现实的成分进行澄清。通过上述技术，来访者痛苦的记忆和情感就能够在治疗中得到必要的承载和容纳。

　　在治疗的下一阶段，即修通阶段，咨访双方不仅要对创伤记忆进行反复的讨论，还要讨论当下的生活情境以及那些创伤体验对于来访者当前知觉所造成的扭曲。在此阶段，来访者掌控和理解了自己当下看待事物的方式，并且会在做出新的决定时更少地受到旧时创伤的影响，由此，他们的掌控感和自信都得到了恢复。举例来说，来访者可能会在面对那些让她联想起曾经创伤但实际上并不危险的情境中不再像以往那样畏缩了；或是不会再去通过那些反恐惧的（counterphobically）方式*来证明自己的安全了。来访者不再需要去怀疑自己的知觉了，这种知觉有时会涉及对于他人行为的疑虑或批评，另外，来访者也不再需要在自己有了某种知觉或做出了某个决定之后去进行自我批评了。

　　这一修通阶段可能会在某种程度上涉及对于创伤性移情（对你来说则是反移情）的深层次的体验和探索，而一种更深层次的信任也会随之出现在治疗关系当中。当旧时创伤的感受和知觉在力量上变弱的时候，当来访者重新获得了自我效能感和掌控感的时候，治疗也就接近尾声了。

移情和反移情

　　创伤移情常常是十分特殊和清晰的，即，来访者会觉得治疗师在跟她重演她早年关系中的创伤体验。举例来说，一位曾经在幼年遭受过一位大龄妇女性虐待的男性来访者，他会在女性治疗师微笑的时候感觉到一种危险的勾引，因为他曾经的施虐者就是对他这样微笑的。一位女性来访者会觉得很难直视自己的男性治疗师，因为他的眼神让她想起了那位曾经威胁过她的、具有操纵性的男人带有攻击性的注视。对于另一位来访者而言，治疗师办公室外长长的走廊常常会激起她的那些跟创伤相关的记忆和感受，因为小时候她

---

* 表现得异常勇敢无畏。——译者注

家里就有一个长长的走廊，而那正是她被虐待的地方。

来访者经常会将治疗师视为某种潜在的施虐者，并且会对治疗关系表现得缺乏信任。创伤的来访者常常无法理解，这位治疗师怎么可能会只想着倾听她、帮助她和理解她，而心中却没有任何将会导致危险行为的自私动机。来访者害怕治疗师，觉得保护自己的唯一方式就是要保持持续的警觉。保持警惕；不要暴露过多的会让自己感到脆弱的内容；永远不要放松，不然危险就会突然发生。以上这些原则对于来访者而言都很重要。

那些创伤受害者对于伤害他们的罪犯所感到的愤怒常常会在移情中被再次唤醒，伴随着这种愤怒的则是愧疚或恐惧，害怕施虐者（治疗师）会以某种方式进行报复。这反映了他们在作为无助的受害者时感受到的困苦。在另一种情况下，移情的来源是那些没有提供帮助的旁观者。一些家庭成员没有来拯救她，或是参与到了保守秘密的活动中，这些都是来访者愤怒和不信任的对象，而治疗师则会被视为跟这些人一样。在此，愤怒指向了旁观者的背叛、被动和懦弱。重要的在于，要去区分两种基于愤怒的反应——对于受到伤害的愤怒和对于没被保护的愤怒——因为这两种移情分别反映了创伤所造成影响的不同侧面，它们各自对于来访者后来的人际关系带来了不同的影响。

创伤的来访者会给治疗师带来许多挑战，尽管最终如果治疗师能够帮助他们重新获得对于自己生活的掌控感，那么治疗师会感到深深的满足。如同移情反应一样，反移情也往往会很强烈。有六种常见的反移情反应。

第一，治疗师可能会特别强烈地认同来访者的痛苦和那些无法承受的伤害、恐惧和愤怒。一如既往，共情性认同（empathic identification）会帮助治疗师理解来访者的感受和挣扎，但是如果它严重到让治疗师无法进行冷静的观察和无法推动来访者进步的程度，那么它就会给治疗造成困难。认同可能会演变成过度认同，进而会让治疗师陷入彻底的被动和绝望，从而脱离了其本应坚守的助人角色。

第二，你或许会低估和轻视创伤的严重性。如果来访者自己就在轻描淡写或是在否认虐待的重要性，那么治疗师就尤其会陷入这种反移情。因为虐待太恐怖了以至让人不敢去正视，因为对于这些受虐时的感受共情会引发太多痛苦的情感——恐惧、愤怒、脆弱、绝望——所以治疗师会倾向于否认这些虐待。

第三，治疗师也许会认同罪犯。在这种情况中，治疗师会对来访者感觉到气愤，或是想要对其进行控制。逐渐地，治疗师会不尊重来访者的需求和感受，就好像来访者的身份低贱，所以不值得给予平等的对待一样。当创伤性再活化（traumatic reenactment）正在进行的时候——来访者感觉到治疗师具有虐待性——治疗师本人甚至都会体验到自己正在某种程度上施虐。这常常会伴随着愧疚感和邪恶感。有时，即使在现实层面找不到任何迹象或证据，治疗师在治疗创伤来访者的时候仍旧会感受到自己的邪恶和内疚。

第四，你或许会感到无助。呼应于来访者的那种被动旁观者移情，你会觉得自己做得还不够。你眼看着一个处在极大痛苦中的人，却只是站在那里什么都没做。在现实层面，谈话、反映（reflecting）*、问题解决，这些正是来访者所需要的，但是有时治疗师会觉得自己所做的工作对来访者没有实际帮助，也没有什么实际意义。这就是作为旁观者的反移情愧疚。

第五，你也许会觉得感受到的情感强烈到无法承受。在听来访者讲述创伤经历的时候，尤其是那些重复发生过的创伤，你会在某些时刻觉得无法承受。来访者需要能够尽情地复述好几遍他们的经历。事实上，在延长暴露疗法（prolonged exposure）中，即一种由 Edna 及其同事所开发的针对 PTSD 的有效的结构化行为疗法，来访者就是要去将他们的主要创伤体验用语言一遍又一遍地表达出来（如，Foa，Hembree，& Rothbaum，2007）**。

一遍又一遍地倾听创伤经历会导致一种难以被察觉的创伤后应激障碍，

---

* 反映是一种基本的治疗技术，即将来访者所表达出的内容和情感经过措辞和提炼之后反馈给来访者。——译者注

** 就像祥林嫂做的那样。——译者注

倾听者会想要逃避，感到焦虑，甚至出现再体验经历。解决这些自身感受的最好方式就是去接受督导和参加朋辈讨论。在加工和消化这些在自己倾听创伤经历时产生的强烈情感时，你需要得到支持和指导，这个过程跟来访者在治疗中的体验是平行的。重要的是，你应该限制自己在某个时间段内接待的严重创伤来访者的数量。

最后，你可能会体验到一种特定形式的困惑，而这实际上是反移情的一种。你可能会忘记来访者历史经历中的某些部分，忘记在先前会谈中讨论过的内容，或是发现自己无法将对于来访者所谈论内容的理解整合起来。你的思维和感受可能会像旋涡一样地盘绕在一起，或者，你会撤回到一种焦虑困惑的精神状态当中。这常常就是来访者自己对于创伤的感受。此时，你的主观知觉在严重的打击下无法维持正常的认知功能。这或许会帮助你理解来访者当下有时在应对创伤记忆时会体验到的感受。

在上文中，比起其他的核心心理动力学问题，我们对创伤工作中发展治疗联盟和常见移情反移情的描述要多了不少。这是因为这些动力是如此地强大和激烈，以至于如果它们没有得到识别和关注，那么治疗将很有可能会脱离正轨。

实证基础

目前，就对于 PTSD 的治疗而言，尚未有现代的（modern）随机控制实验将动力取向治疗与 CBT 进行比较。Brom，Kleber 和 Defares（1989）将基于 Horowitz（1976）的限时动力取向疗法（time-limited dynamic therapy）模型的短程心理动力学治疗与系统脱敏疗法（desensitization）和催眠疗法（hypnotherapy）进行对比。他们发现，每组被试中都有60%的来访者情况出现好转。另外，他们还报告，心理动力学治疗带来了更大程度的回避性症状的消退，而系统脱敏和催眠则产生了更大程度的闯入性（intrusion）症状的降低。即使有上述这些正面的结果，我们却尚未发现有其他研究去延续或进一步印证此类实验数据。这是令人惊讶的，因为在许多关于 PTSD 的人际、发展和人格理论当中，动力取向心理治疗都被认为是适合创伤人群的（如果想对此类文献进行更深的了解，参见 Schottenbauer，Glass，Arnkoff，& Gray，2008）。

总　　结

对于六大核心心理动力学问题进行回顾——抑郁、强迫、抛弃恐惧、低自尊、惊恐焦虑、创伤——能够帮助治疗师识别并预期每种类型来访者的心理治疗会以怎样的方式去展开。在鉴别出了核心问题和开始发展治疗联盟之后，你的下一项任务就是：基于已收集到的历史资料和个人信息，发展出一个综合个案概念化。

第七章

心理动力学概念化

对于一个问题的概念化通常要比其解决方案来得更为重要。

——Albert Einstein

当接受训练的时候,有些老师能够在听完案例报告后立刻抓住来访者的关键问题,他们的这种能力总是让我们觉得金光闪闪、璀璨照人。他们感知到了来访者的关键冲突,并用以解释来访者生活中所有重要的事物和情境。这种近乎于魔术般的能力似乎是高不可攀的,于是我们将其视为自己在治疗技术方面的终极追求。现在,我们明白了,那种近乎奇迹的能力实际上就是习得了迅速进行个案概念化(formulate a case)后的表现。*

Perry 等人(1987)提出了一个重要的观点:书写个案概念化并不只是一种教育性的训练;它也是一种确保你认真投入地了解来访者的重要且具体的方法。他们还引用了 E. M. Forster 的论断,"我一点都不知道自己是怎么想的,

* 本章中的许多内容都源自 Summers(2002)。这些内容的使用得到了心理治疗进展协会(Association for the Advancement of Psyhotherapy,AAP)的许可。——作者注

直到我读了自己写出来的东西。"开放开明的思想、灵活弹性的态度，迎接变化的勇气，尽管上述三点对于治疗师来说都是十分重要的品质，但是，含混不清和模棱两可却经常都是我们在掩护自己头脑中的困惑和混乱时所用的借口。一份经过深思熟虑的个案概念化正是一种远离以上借口的途径。

细心理性的读者读到这里很可能会感到警觉和惶恐。一个人怎么才能将有关来访者生活的材料与核心心理动力学问题整合起来，然后阐释出来访者的核心冲突，还能将那些重要却无从查知的神经生物学因素考虑进去呢？如同在面对任何新的心理任务（mental task）时一样，个案概念化的写作最好遵循下述原则：先将其打碎成多个部分，每次集中精力完成一个部分，然后进行酝酿和思考，直到灵光一闪领悟到它们之间的联系为止。我们的受训者们在第一次尝试写个案概念化的时候都会觉得不知所措和诚惶诚恐，但是随着经验的不断积累，事情就越来越容易了。等到第三次写概念化的时候，他们就能够写得比较成功了，届时，让他们挣扎的就变成了如何才能更深刻地理解这位来访者，而他们也会认识到个案概念化的写作在推动他们澄清临床思考方面的重要价值。

这里是一份对于彼得的个案概念化，他是那位我们在第五章中曾经讨论过的抑郁男子。我们从学生的经验中学到，对于一份完整的概念化报告，最好先通读一遍，再进行结构和内容上的讨论。在以下范本中，每个部分都被加上了标题，从而方便后续的引用和讨论。

第一部分：总结性陈述

彼得是一位19岁的男性，大学一年级学生。虽然长期感到一定程度的抑郁、社交焦虑（social anxiety）和对爱情的失望，但是他的学业成就却很高。他描述的感受包括极度地孤独和焦虑，还有着持久的自杀意念。他体验着强烈的对于亲密关系的渴求，无论是在男女爱情中还是男性友谊中，但他总是会感到失望。他在按时完成工作这方面有困难。最为严重的抑郁、焦虑和自杀倾向往往出现在社交领域的失望之后。他在童年就表现出明显的害羞，在青春期之前就表现出过抑郁症状，还有家族的抑郁和精神分裂的历史。

第二部分：非动力学因素描述

彼得符合重性抑郁症的诊断标准。他的奶奶患有偏执型精神分裂，而他的父亲，作为一位受人尊敬的大学老师，被描述为具有情感疏离，过度理性，羞怯拘谨的特征。她的母亲遭受着慢性轻度抑郁的折磨，情绪化，时常需要他的关注。彼得小时候是个容易焦虑且十分害羞的孩子，还有行为抑制的特征。在青春期之前，他有过一次严重的社交焦虑发作，还表现出明显的情绪波动和低自尊。先前的创伤*经历包括：青春期阶段频繁被其他男孩取笑和羞辱，以及被第一任女友的拒绝和当众羞辱。他觉得先前接受过的心理治疗有帮助。在先前的药物治疗当中，血清素再摄取抑制剂类（serotonin reuptake inhibitor）抗抑郁药物（antidepressant）有效地帮助他降低了人际敏感性，也让他在失望时的反应不再那么地具有毁灭性了。

第三部分：中心冲突的心理动力学解释

彼得的核心心理动力学问题是抑郁。主要冲突涉及他早年伴随着愤怒和愧疚的丧失感，以及他先理想化他人然后又对他人感到失望的倾向[**核心心理动力学问题和基本冲突陈述**]。

彼得回忆了许多关于母亲的内容——母亲向他敞开心扉，表达她在婚姻中体会到的沮丧和孤独，向他抱怨他父亲让人感觉不到温暖。她非常感谢彼得在她父亲的葬礼上轻拍了她的肩膀。以上这些

---

* 这里指的是广义的创伤，而非六大核心心理动力学问题中的创伤。——译者注

经历，连同她单单只让他作为陪伴，都让彼得感到跟母亲非常亲近但却又被她强烈的需求所压垮。他觉得她没有为他对于独立和活力（vigor）的需要提供足够的支持。反之，她似乎只是想要一个被她束缚着的陪伴者。他的父亲过度理性，彼得跟他相处从未感到过舒适，他渴望自己变得更加阳刚。在童年里，彼得跟双亲的依恋问题导致了一种孤独感，其中混杂着指向父母的愤怒和对于愤怒的强烈愧疚 [**童年经历**]。

在这学期，彼得的抑郁越来越严重，受到来自愤怒和自杀性感受的困扰也越来越多。他感到孤独，并被好几个姑娘拒绝了。他体验到了强烈的被拒绝感，觉得除了自己别人都是成双成对。这让他更想自杀了，但是他对那些拒绝他的姑娘们也非常气愤。他渴望跟男性——其他学生和教授们——的亲近，并且想从中得到指导和保护。为了应对这种对于他人的需求和对于自己不够格的恐惧，他表现出了自我挫败（self-defeating）的行为，如晚交作业，约会迟到，以及过度坦白自己的抑郁历史。在最近一次约会女孩失败之后，由于失望，他用刀浅浅地割了大腿。这表达了他所受到的伤害，呈现了他的那种指向自身的愤怒，展示了他对于被理解的渴望 [**近期经历**]。彼得的 CCRT 是：希望是跟他人亲近和理想化他人，他人反应是让他失望和拒绝他，自我反应则是失望、愤怒和愧疚。

上述问题也反映了他在完成学校课程，按时提交作业，和坚持参加课外活动方面的困难模式。他一方面表达出了对于即将被他人拒绝的愤怒，另一方面却促成了这一局面的发生。有时，他通过攻击性行为和争论反驳来处理自己在人际关系中的需求。在高中，他发起了一场一个人的环保宣传活动，在校报上写文章评论那些环境威胁，组织见面会。然而，他并没有寻求别人来加入他的抗议活动中 [**人生事件**]。

惊人的智商，华丽的口才，还有顽强坚持的精神，这些特质都助他应对了所有的痛苦。彼得是一位"斗士"[**力量品质**]。

彼得有着对于社交焦虑和害羞的神经生物学上的易感性，也有着对于抑郁的易感体质（predisposition），这些都有可能助长了他在孩童时期易于遭到拒绝的倾向，也可能强化了他对于失望和愤怒的体验。这可能让他更加依赖母亲，对于跟父亲关系中的失望更加敏感。他的分裂型（schizotypal）易感性（奶奶有精神分裂，父亲有一些分裂型特质）也许会导致他对于这些丧失和挫败的反应变得更为混乱无序，以至超过了对于这些负面感受本应造成影响的预期[**生物学因素对心理动力的影响**]。

另一方面，彼得害怕被拒绝，他的自我挫败行为则跟这种对于拒绝的恐惧有关，这些都让他的反复性抑郁和社交焦虑得以长久存在。他对于拒绝的敏感性是他发病的触发因素（trigger）。因此，他的抑郁动力很可能又加强了他的生物学易感性，从而造就了他在前来治疗时报告的急性症状[**动力学因素对生物学易感性的刺激**]。

第四部分：对于治疗情境反应的预测

彼得有许多正面的预后特征（prognostic feature），包括高水平的学业功能；即使有冲突却也算持续稳定的亲子关系；以及先前参加治疗的历史。他聪明，口才好，有毅力，这些都对于他在经历移情风暴（transference storm）时的平复来说至关重要。

在初始阶段的正性移情发展了一段时间以后，他也许会开始对于治疗师产生如下负性移情：跟父亲有关的愤怒和竞争感，以及跟母亲相关的冲突着的依赖感。因此，他可能会感觉到失望和被拒绝，他还可能会表现出自毁行为和愤怒的反依赖反应（counterdependent reaction）。彼得对于精神科药物的态度可能会遵循相似的模式，即希望获得帮助但却在接受药物治疗时感受到矛盾和冲突。

在阅读这份个案概念化的时候你有些什么反应？我们希望这份报告向你传递了来访者身上所具有的如下主题：受伤、愤怒和自我挫败行为；还可以让你看到这些主题当前的表征与其早年缘起之间的草蛇灰线伏脉千里的关系。这份报告也在力图向你呈现来访者的内心动力与其生物学易感性之间的联系。尽管一份综合个案概念化能够提供一幅由成长经历和生物学易感性相互交织而成的丰富画面，但是，它所引发的疑问丝毫都不会少于它所解答的问题。

如你所见，一份概念化并非一段历史。它只是围绕着某一核心心理动力学问题的一份高度浓缩的精练的总结。它将来访者的症状、经历、重要关系和浓缩过了的生活事件组织在一起，形成了一个聚焦、连贯、清晰的整体。一方面是等待着来访者的那些浮出水面的新内容，进而在深入的探索和讨论中对其进行理解；另一方面是对于核心问题尽快做出一个判断和定义。作为治疗师，你总会处于以上两个倾向之间的张力当中。如果我们着急地推进治疗过程，我们的结论势必会过早地形成，其基于的只是些不完整的数据和理解。然而小心谨慎也是有代价的。等待一切都清晰浮现，等待来访者能够对自身有一个简明的了解，这种保守的态度常常是缓慢和不切实际的。这会把来访者暴露在太多的不确定性和焦虑中，让他们感到太多的挣扎。这也就是来访者们会抱怨治疗师"毫无作为"的原因之一。

个案概念化能够让你将对于六大核心心理动力学问题的理解应用到你眼前的来访者身上。尽管分类是具有一般性和普遍性的，但是这并不会削弱它们对于你眼前的这位独特来访者的价值。个案概念化还能够帮助你去界定适合的治疗目标，并且预测治疗关系的展开方式。大多形式的心理治疗都强调通过个案概念化来引导治疗目标的形成，进而决定出最好的干预方式（如果想以一种不同的视角来全面回顾个案概念化的意义，请参见 Eells，2006）。我们这里所表述的概念化方式是综合性的，这意味着它包括了来访者问题在神经生物学、社会和系统等多方面的含义，及其在心理动力学上的含义。这种概念化的方式要求你去判断，与其他因素相比，心理动力学因素在来访者问题的发展和维持方面的相对重要性。

彼得的例子阐释了个案概念化的结构和内容。本章我们将会描述个案概念化作为一种临床工具的演化历程，以及为了获得个案概念化所需要收集的数据。并且，我们还总结了一些在得出个案概念化的过程中你可能会真实面对的陷阱和问题。

心理动力学个案概念化的传统

Freud 在对其来访者做出简明的构想和理解时并未使用个案概念化这一术语——例如，在著名的 Dora 案例中（Freud，1905），他精确地指出了来访者与其父亲和其他男性之间的冲突。在随后的历史中，人们对于心理动力学个案概念化在结构和形式上的兴趣则主要来自于其在教学方法上而非临床应用上的意义。个案概念化被视为是一种很好的教学方法，因为它可以帮助初级临床工作者们更敏锐和更清晰地思考来访者的问题，刺激他们更好地跟老师们和督导们对个案进行讨论（MacKinnon，& Michels，1971；MacKinnon，& Yudofsky，1991；McWilliams，1999）。我们同意这一观点，并且认为进行个案概念化对于所有临床工作者们来说都是一个很有价值的习惯，无论是新手还是老手。我们会为我们所有的来访者都鉴别出一个核心问题并且发展出一份个案概念化，只不过因为这样做的时间久了，我们就不再需要把脑海中的概念化写出来了。书写个案概念化似乎对于那些正在接受训练的治疗师而言尤其有帮助。

最早对心理动力学个案概念化的使用进行仔细探索的是 Perry 等人

(1987)。他们精练地提出了一种简洁的个案概念化格式，而我们在本书中遵循的正是这种格式。其四大基本部分分别是：(1) 案例的大体总结；(2) "非动力学因素" 回顾；(3) 以自我心理学、客体关系或自我心理学的模型对于核心心理动力进行描述；(4) 为了识别潜在的阻抗领域而进行预后评估。尽管 Perry 等人 (1987) 指出，将神经生物学因素包括在个案概念化当中非常重要，也解释了心理动力学概念化与非动力学取向治疗之间的关联，但是，他们却没有提供一种能够将以上内容整合进个案概念化的系统书写格式。

由 Luborsky（1977）所发展出的 CCRT 疗法为我们提供了一种尽管有些过于简化但却非常清晰的概念化方法。CCRT 能够帮助临床工作者对于临床资料进行聚焦和组织，另外，CCRT 也是我们在本章中描述的多层面心理动力学个案概念化模式中的重要组成部分。

Summers（2002）为心理动力学个案概念化进行了结构和格式上的更新和升级，即对 Perry 等人（1987）先前提供的概念和框架进行了拓展和延伸。将 Summers 的工作与 CCRT 结合起来，这就是本章内容的基础。

历史时间线

你最先要收集的临床资料就是来访者当前和过去的主观体验（subjective experiences）。什么经历曾经让她心烦意乱，什么遭遇让她痛苦不堪，什么事情让她艰难无奈，伴随着这些糟糕体验的又是些怎样的感受、想法和幻想？有哪些突出的症状？来访者又有哪些重复性的体验或行为？

你的任务就是要发展出一条历史时间线，清晰地描绘出来访者那些症状的阴晴圆缺和潮起潮落，并且记录那些似乎促发了症状的先前经历。对于潜在触发事件（trigger）的聚焦是极为重要的，治疗师需要温柔而坚定地进行询问，即使来访者坚持说那些症状都是毫无预兆地凭空发生的。就像那部老电视剧《神探可伦坡》（*Columbo*）中的可伦坡先生那样 *，治疗师需要以一种谦虚适度，善解人意，但却坚定执着的姿态，将这些问题呈现给来访者以进行探讨。为了让来访者开口回应吐露实情，治疗师的探索方式应该尽量简单直接，且充满好奇。要怀疑谨慎，但也要恭敬有礼！

如果来访者在讨论自己的过往历史时表现得健谈和感兴趣，那么你也许通过多问一些开放式问题就能够收集到她的发展史（developmental），并且对于她的生活经历有一个初步的了解。而有的来访者则需要你花上一次或半次会谈专门用来聚焦在这些早年的历史经历上。在这种情况下，治疗师需要询问来访者的家庭背景，并且对她一生的每个阶段都进行探索，从出生甚至出生之前就开始问起。

历史包括的不仅是症状，还有来访者一生中的重要经历。如果太过聚焦于来访者的症状，就会忽略来访者的重大生活事件和来访者本性中的力量品质。请不要犯上述这种常见错误。相关的人际问题和文化社会背景也是来访者问题全貌的重要组成部分。举例来说，一位婚姻破裂的来访者由于其退缩、焦虑和害怕的感受前来接受治疗，那么对于她的理解就应与一位感受相同但却婚姻美满的来访者有所不同。

对于来访者问题的理解也需要在对其神经生物学易感性有所评估之后才能完成，而这种评估则是建立在其家庭历史或特定精神科症状的基础上的。通常你需要依仗来访者所报告的症状和家庭历史来进行评估。可是，我们时常很难将神经生物学因素与心理动力学相关因素进行区分。随后，我们将会对这一重要且棘手的问题进行简短的讨论。

---

* 可伦坡是美国电视剧《神探可伦坡》（*Columbo*）的主角，他以从容淡定的心态，诙谐洒脱的话语，温和优雅的举止，敏锐精细的推理，侦破了一桩桩离奇诡异且看似天衣无缝的凶案。日剧《古畑任三郎》即为对其模仿和致敬的作品。——译者注

心理动力学个案概念化工作表

我们使用心理动力学个案概念化工作表（psychodynamic formulation worksheet）（见表7.1），来记录那些对于综合个案概念化来说重要的不同领域中的数据。另外，这一工作表还能提醒我们去寻找那些来访者生命过程中的纵向（longitudinal）信息[*]。这份工作表会让收集信息的任务变得更加具体务实。工作表中各个方框中的内容需要你在治疗过程中的前4—6次会谈内填写完毕。当然，这一个个方框并无法呈现出来访者那独特而又复杂的历史中的全部内容，而且有时来访者不会在治疗前期就谈论她的那些重要历史。但是，你还是应该把这些方框内所涉及的关于来访者发展历程的重要内容先大略地鉴别和标识一遍。如果来访者已成年，那么每十年我们就要在工作表的右侧再加一列（如，20—30岁，30—40岁）。

重大生活事件（seminal life events），包括重大家庭变动或家庭破裂、创伤或医疗事件、改变生活的发展性事件（如，进入新学校或离家生活），以及职业或关系事件。这一类别反映了外部现实，即那些发生在来访者生活中的客观事件。

关键主观体验（key subjective experiences），其指的是来访者对于频繁出现的精神状态（mental states）或心理体验的描述，其也与来访者的那些精神科症状相关联，如显著焦虑、抑郁或强迫行为。这不仅涉及来访者有着怎样的感受，还涉及由此而发展出的症状。本行中所要记录的内容既包括一些宽泛的普适体验，如孤独、恐惧、满足，也包括那些较为具体的特定体验，如担心自己的外貌、为钱财而焦虑，或职业发展方面的困惑。信息总是多多益善的。

---

[*] 随时间和年龄阶段而不断地在发展和变化的前后关联的资料。——译者注

表7.1　彼得的心理动力学个案概念化工作表

	0—5岁	5岁—性发育	青春期
重大生活事件	索取的母亲和疏离的父亲。一个弟弟和一个妹妹。	取笑，一些社交异化（social alienation）[*]。	被女孩拒绝和当众羞辱。随后被其他人多次拒绝。良好的学业表现但却因拖延症而挣扎。离家上大学。
关键主观体验		社交焦虑，低自尊，情绪波动，渴望亲近。	长期的低程度抑郁，准自杀行为。学业任务拖延。社交焦虑。社交失望后的自杀倾向。
神经生物学因素，综合征性病理	害羞，家族抑郁史和家族精神病史。	青春期前的社交焦虑。	抑郁，社交焦虑。
心理动力学主题	跟母亲的依恋问题，一定程度的侵入性。	父亲的疏远，矛盾的认同。有些纠缠的母亲。在跟父母的关系中的愧疚和愤怒。	认同问题、抑郁。社交异化（alienation），跟朋友的冲突关系。寻找伴侣和朋友，理想化他人，频繁失望。被拒绝后的愤怒和愧疚。竞争。
先前的治疗和反应			先前的心理治疗有一些响应（response）。抗抑郁药物有良好的效果，即情绪反应和人际敏感度降低。

*　社交异化指的是一种学校、工作、社区中的状态，其中，个体之间，以及个体与周围群体之间出现了价值观上的裂痕，彼此在观点和认同方面难以相互整合，距离感增强，乃至相互隔离，最终可能会导致帮派冲突和霸凌。——译者注

作为一种外部因素，创伤在心理病理发展中所扮演的角色是十分清晰的，其对人格发展和内心世界的深刻影响也有目共睹。在心理动力学概念化当中，你需要小心地去理解各类创伤所造成的各类影响，即单次创伤经历、反复性创伤（recurrent trauma）和反复性微创伤（recurrent micro-trauma）*对于来访者的自我体验、他人体验（experience of other）、自尊以及后续的心理病理所造成的影响。创伤经历会在重大生活事件中显现，同时也会掺杂在那些反复出现的主观体验和症状当中。重要的是，你需要在问及创伤时保持一种好奇和开放的态度，但不要暗示或鼓励来访者进行回忆。

神经生物学因素指的是那些来访者身上的非动力学因素，如其对心境障碍（mood disorder）、精神病（psychosis）、焦虑、物质使用（substance use）、进食障碍（eating disorder）、注意力问题（attentional problem）的易感性，或是其受生物学因素影响而产生的气质或人格因素。确实，在判断是否有神经生物学因素存在于来访者的描述中时，我们所做出的决定在本质上只是一种推论。然而，个案概念化本身也是一种推论，是一份可以并应该随着时间的进行而得到修改和补充的工作记录。对于早年亲密关系和冲突给来访者带来的那些影响，我们认为有必要去提出并发展出一些假设——我们在提出假设时大胆勇敢，却会在做出结论时谦虚谨慎——因此，我们没有理由不在分析生物和环境相关因素时采用相同的态度。

Summers（2002）建议，需要对如下因素进行评估：

1. 气质，即人格的先天固有部分，对于行为和经历具有重要影响，其必然会影响到儿童对于自我和他人体验的发生和形成（Chess, &

---

* "微创伤"的含义几乎等同于"累积性创伤"，即 accumulative trauma，其对于个体心理的伤害往往较单次重大创伤更大、更深，且更难修通。推荐读者阅读由 Margaret Crastnopol 所著的《微创伤：一种对于累积性心理伤害的精神分析理解》（*Micro-trauma: A Psychoanalytic Understanding of Cumulative Psychic Injury*）。
——译者注

Thomas，1996；Rutter，1987)。心理动力学个案概念化应该试图去澄清在来访者的情况中哪些是源于内心冲突和发展困难的，而哪些则在一定程度上是由气质所决定的。

2. 对于童年心理病理进行较好的分类和鉴别，能够帮助我们阐明来访者的童年心理病理对于其身心发展和其成年心理病理所起到的潜在影响（Biedermanet al.，1993）。这包括鉴别出那些学习困难和其他神经发展领域中的易感性，以及鉴别这些因素对于个体和其人格动力（personality dynamic）的影响（Brown，2000）。童年期的精神科诊断应该被包括在内，而其所造成的影响也应该得到讨论。

3. 亚综合征性疾病（subsyndromal illness）对于情绪发展的影响至今尚未得到较好的研究（Akiskal，2001），例如，随后会演变为全面发作的疾病的轻度心境综合征（mood syndrome），或是未严重到符合诊断标准的焦虑问题。那些即使是幼儿都会经历到的亚综合征性症状可能会对个体自尊的发展产生深刻的影响，并且可能会在个体情绪发展的过程中起到重要作用（Biederman，Hirshfeld-Becker，& Rosenbaum，2001）。可能只有当我们在回顾性地重构成年来访者发展史的时候，上述的影响和作用才会清晰显现。

4. 随着有效且强力的药理学治疗变得越来越普及，越来越多的个体都曾经接受过长期的药物治疗，甚至是在其关键发展阶段的早期就服用过精神科药物。这些干预及其效果当然会对来访者的经历造成影响，也当然会参与塑造来访者的自我体验。现在，这些影响必须要被作为一种重要的环境性经历得到考虑，因为它们本身会对个体随后的发展产生重要影响。

综合征性病理（syndromal pathology）是指，个体当前所表现出的明显的精神科症状在一定程度上是其长期具有的纵向疾病（longitudinal illness）

的一部分。如果来访者在历史上得到过某个综合征的诊断，或是表现出了一种神经生物学易感性，那么你就应该去给予关注。我们知道收集这些有关神经生物学易感性的信息也许很困难，而且来访者可能无法提供足够的信息。在一些情况下，你也许需要通过来访者的家属来收集历史信息。以上列出了四类神经生物学因素，其目的在于提示你去对相关领域进行询问，除非它们跟动力学概念化有关，否则你就没必要对其进行评论。

心理动力学主题，它可以让临床工作者注意到那些浮现出来的动力学冲突（dynamic conflict）。最开始，你只要记录下这些问题和冲突本身呈现出的样子即可，例如，丧失、依赖、竞争、愧疚、跟男性或女性的冲突、与权威有关的问题（authority problem）、分离、自尊问题、刻板、愤怒和冲动，或是对于躯体伤害的恐惧。尽管这些主题不会直接将你引向六大核心问题——抑郁、强迫、抛弃恐惧、低自尊、惊恐焦虑、创伤——但是，这些微小的线索将会帮助你去决定哪种核心心理动力学问题最适合描述你的来访者。这一行也是你用CCRT的格式记录重复模式（repetitive pattern）的地方。

先前的治疗和反应，这既包括心理治疗，也包括精神科药物治疗。在工作表上列出来访者对于先前治疗的响应（response）* 可以提醒我们：治疗是发生在整个生命周期当中的。并且，我们能从中学到曾经的那些管用的和不管用的治疗方式，而移情模式（transferential pattern）也为我们了解心理动力学问题提供了一个窗口。

撰写个案概念化

你需要对在概念化工作表中收集并记录下来的数据进行综合整理。你也

---

* 这里的"响应"是指治疗是否和在多大程度上对来访者有效，也包括来访者对治疗的体验和配合度如何。——译者注

许能够将一些线索串联起来找到来访者的核心心理动力学问题，并且发现其在来访者的一生中所具有的意义和作用，不过也许来访者的核心心理动力学问题到此时都还是显得很隐蔽和模糊。

一份理想的概念化报告通常有750～1000字。它应该是简洁而清晰的，而且要尽可能少使用术语。可以用一些具体的例子来对要点进行解释。概念化不是历史，所以你应该尽量克制自己的冲动，不要把收集到的全部信息都写下来。一份好的概念化报告应该是一份高水平的推论（inference）而非一部历史。基于 Perry 等人（1987）和 Summers（2002）的框架，我们描述了概念化撰写的四个部分，表7.1是对它们的总结。本章开始的那份概念化的范例就是遵循着上述的框架和格式撰写而成的。

综述

第一部分总结了来访者的身份信息（identifying information）*，疾病的促发事件，显著的诱病因素（predisposing factor）。** 这一部分为其余的概念化部分铺设了基础和背景，因此它应该对于如下信息做出判定性的总结：重大历史事件，人际关系的时间长度、广度（extent）和质量（quality），重要的神经生物学因素等。在第一部分的末尾，你需要对于后续将要具体解释的来访者的表现和特征进行综述。这一部分要能让读者对于这位来访者的情况有一个概览，要对其核心问题、症状、易感性、力量品质和生活事件等进行总结，而这些正是概念化报告的后续部分将要力图解释的元素。

---

　* 全面的身份信息通常包括性别、年龄、婚恋状态、职业、教育背景、信仰、种族、居住状态、出生序列、子女数量、外貌和言谈举止的简述。——译者注

** "诱病因素"是指病患的环境、生理、心理、社会因素中的那些对于疾病发生有贡献的长期存在的不利因素，如抽烟、单身、偏执等。其不同于"促发事件"，后者指的是最终将这些诱病因素沉淀成疾病的近期事件。——译者注

非动力学因素

第二部分详细描述了那些跟个案概念化相关的非动力学因素。本部分开始于一些并发的综合征性诊断，如重性抑郁或双相情感障碍（bipolar disorder）。随后则是以"系统回顾"的方式对于神经生物学易感性的总结：家族精神病史、气质、综合征视角的童年心理病理、亚综合征性疾病或先兆性疾病（prodromal illness）、对于精神科药物疗法的响应，以及可鉴别的创伤经历。在描述这些因素时应该配以重要的支持性证据。当然，描述的确定性程度是可以有差异的，从有良好数据支持的清晰诊断，到推论和假设，都可以。因为个案概念化是一种一直都处在进行中的工作（a work in progress），也就是说我们希望能够对其进行后续的修正和完善，所以，为了构建出一幅来访者的综合画面，在这里，推论不仅是可以接受的，甚至是有必要的。

心理动力学综合

第三部分的内容是心理动力学综合（psychodynamic synthesis）。这是最难写却最重要的一部分。最开始你要陈述的是，来访者的痛苦源自六大心理动力学问题中的哪一个，然后你要在其余的篇幅中支持和阐述你的判断。你也要说明跟这个特定的心理动力学问题相关联的（associated）中心冲突。你需要分别描述童年经历、重大生活事件和近期事件这三个领域中的各一个例子，然后把例子跟来访者的心理动力学问题和相关冲突联系起来。你必须写出这三个事件分别如何反映了来访者的核心问题，以及她典型的应对方法是什么。你可以从最适合解释这一问题的精神分析模型里——自我心理学、客体关系或自体心理学（见表7.2）——选择相关的术语和概念去对于来访者的问题进行描述。

表7.2 综合心理动力学个案概念化中的元素

第一部分：总结性陈述

- 来访者身份
- 简略地总结如下内容：
  - 促发事件
  - 历史上最显著的诱病因素
  - 重大历史事件
  - 人际关系的广度和质量
  - 重要的神经生物学因素
- 后续将要解释的表现和特征

第二部分：非动力学因素描述

- 当前的综合征性诊断
- 家族精神病史
- 简略地总结如下相关信息：
  - 综合征性精神科疾病
  - 气质性因素
  - 童年心理病理
  - 亚综合征性疾病
  - 接受精神科药物治疗的经历
  - 其他因素：医疗疾病，智力低下，社交剥夺，影响大脑的药物／物理因素
  - 创伤经历

第三部分：中心冲突的心理动力学解释

- 核心心理动力学问题
- 从个人历史中追寻核心问题及其相关冲突的线索和足迹
  - 包括童年经历、重大生活事件和近期事件
- 解释来访者试图解决核心问题的非适应性的和适应性的方法

表7.2 （续表）

- 用最为适合的心理动力学模型对核心问题及中心冲突进行概念化：
  - 重要的意识及潜意识层面的愿望、动机、行为、防御
  - 重要的发展性挣扎（developmental struggle）
- 推导出可能的重复性CCRT
- 关键力量品质，以及这些品质与核心问题之间的相互作用
- 非动力学因素通过其对自身、他人、关系体验的影响对于心理动力学问题的形成所起到的影响
- 动力学因素对于综合征性疾病的发展和保持所起到的影响

第四部分：预测对于治疗情境的响应

- 预后，聚焦于来访者对于治疗的体验
- 可能的移情现象，可预计的阻抗
- 治疗过程中可能需要依仗的来访者人格中的力量品质
- 可能的对于精神科药物治疗的反应
- 治疗各个阶段中会出现的预后反应

注：以上资料来自Summers（2002），使用得到了心理治疗进展协会的许可。

举例来说，如果来访者的主要问题是抛弃恐惧，那么她的核心冲突将很可能会涉及分离和愤怒，而这些冲突的情感将会在她的重要关系和重大生活事件中都得到呈现。正如我们在第六章中讨论过的那样，客体关系理论为此类问题提供了最为有用的思想框架和语言体系。在客体恒常性以及自体和客体表征方面的典型问题，都会在童年时跟养育者的经历中、在一个重大生活事件中，以及在近期的某些事件中呈现出来。这些例子会让对来访者冲突的描述具体化，并且为其提供生活资料方面的支持。如果从CCRT的视角来看待这个例子，那么愿望是寻求亲近，他人反应是疏远，而自身反应则是愤怒。

个案概念化解释了来访者是怎样努力尝试去处理这些痛苦的冲突的，也解释了她的重要防御、愿望和认同。就像一个循环出现的主题一样，或是像一条将来访者的历史串联起来的"红线"一样，一份良好的概念化报告不仅会呈现重要的问题，呈现这些问题是如何在来访者的生活中表达出来的，还会呈现来访者是怎样处理和应对它们的（如防御）。在面对这些问题及其所造成的影响时，人格力量品质为来访者提供了顺应力（复原力）和缓冲，所以也应该描述一下这些品质。

因为发展同时也是由许多非动力学因素所驱动的，所以一份现代的心理动力学个案概念化也需要去尝试将动力学与非动力学方面的因素整合起来，从而更好地理解来访者的生活。于是，在概念化报告的第三部分，你还有两项额外的任务需要去完成。

首先，你应该解释来访者的神经生物学因素对于其心理动力学冲突的形式和内容所造成的影响。个人对于自身和他人的体验是由一个个事件所塑造的，同理，它们也是由个人身上的神经生物学因素所塑造的。举例来说，相比那些相对温和的（placid）个体，那些在气质上具有主动性和攻击性的孩子将会在分离个体化（separation-individuation）、俄狄浦斯期（oedipal period）、青春期及成人生活中遇到不同的发展性挑战。那些具有双相情感障碍易感性的孩子，会在青春期后期发展出综合征性疾病，而在回顾时你会发现他们其实在青春期前就表现出了一些亚临床症状，这些孩子很可能在情感调控（affect regulation）方面存在着不易察觉的缺陷，从而让他们在成熟的过程中遇到更多的困难。那些具有注意力缺陷多动障碍（attention-defict/hyperactivity disorder,ADHD）的孩子，会因为跟规则约束相关的困难而体验到深刻的自尊伤害，他们也许会在掌控感的发展上遇到特定的挑战。儿童强迫症也许会加剧孩子在分离方面的困难，因为他们会在自主性尚未成熟和感到孤独的时候有着深刻而强烈的对于安抚的需要。尽管童年经历会对个体的发展产生特定的影响，这些神经生物学因素无疑也会全方位地影响个体的后续发展。

其次，你应该去为动力学因素对于神经生物学因素的影响提出假设。也就是说，这些心理动力学问题对于来访者的综合征性疾病的发展、复发、保持或解决起到了怎样的贡献？举两个典型的例子：（1）一位有着三代惊恐障碍家族史的来访者，由于一次在工作中受到了别人的侵犯（agression），其冲突被激活，从而惊恐发作或是患上了惊恐障碍；（2）一位早年经历过分离和丧失的来访者，由于最近婚姻关系的日益紧张，从而重性抑郁复发。

相比概念化中的其他元素，对于动力学因素与神经生物学因素之间关系的假设往往是更具有猜测性的。有些人认为这种假设是不可能完成的。我们承认其难度，但是我们觉得，无论是在这两种因素的关联部分还是在别的部分，个案概念化的发展都是一个过程，是运用有限数据发展出一种顶层（overarching）解释的过程。我们会持续地对于概念化的准确性进行精练、改变和提升。如果你不去对于神经生物学–动力学关系进行明确的客观假设（hypothesize），那么你（和来访者）就会对其做出主观猜测（assumption），于是这种关系就会模糊，就会得不到讨论和考虑。最后，你就相当于给了自己去失误和犯错的机会。

总之，在第三部分中，你需要陈述如下内容：（1）核心心理动力学问题；（2）来访者的特定冲突和防御；（3）至少三个可以用来阐明和支持上述问题、冲突及防御的例子（童年经历、重大生活事件、近期事件）；（4）关于非动力学因素与来访者心理动力相互影响的推测。

对于治疗情境的响应

第四部分的焦点在于，利用由第三部分所提供的综合信息，去预测来访者对于治疗情境的响应。这包括来访者可能的对于治疗的体验和可能的移情表现。你也许还要对那些来访者将要在治疗中依仗的特定的力量品质做出假设。因为防御风格和移情范式（paradigm）都会不可避免地影响到来访者对于药物治疗的态度，所以个案概念化需要提出假设，去预测来访者可能会对于精神科药物治疗所出现的反应，以及可能浮现出的治疗关系。

预后应该包括对于治疗各个阶段可能出现的情况的推测。举例来说，如果接受治疗的是一位抑郁症患者，并且其在先前接受精神科药物治疗和心理治疗时的情况很不顺利，那么与其进行的工作就很可能会涉及延长的药物尝试期，而治疗师也要格外注意那些将会促发治疗阻抗的心理因素。在这段治疗的初始阶段，来访者也许会周期性地感到跟治疗师亲近并且觉得自己得到了治疗师的照顾，这一反应能够让药物治疗获得更好的效果。治疗的下一阶段也许会涉及更为强烈的心理治疗性工作和更为冲突性的移情反应，而来访者此时在治疗中的工作也可能会变得更加有效，因为抑郁症状在药物的作用下已变得没那么严重了。

问题和陷阱

在个案概念化的初始版本中，时常会有许多含混不清之处——这毕竟是你在才跟来访者工作过几次之后所看到的景象。尽管此时你还有不少理解不了的东西，但是一份有用的概念化报告会为你提供一个清晰的用以组织数据信息的方法。然后，你就能聚焦在报告中的那些不确定的区域，仔细倾听，看看是否最初的概念化得到了支持和证实。这份概念化应该能够为你跟来访者后续的深入讨论打下基础；如果不能，那么你就应该重新回到初始访谈的状态中，以相互合作的态度向来访者进行询问。请不要把你的概念化想象成一次对你的个人理解所私下进行的测试；实际上，这份报告是一个工作记录，它需要不断地被讨论，思考和修改。

重要的是，你需要专注在一个核心问题上，并意识到也许还有其他的相关问题，而它们可能会成为治疗后续阶段的重点。个案概念化的目的是为治疗中的工作提供指导。如果你对于几个同等重要的心理问题辨别不清，无法确定当前工作的焦点，那么怎么会有能力帮助来访者去理解他们自己，又如何去决定该做出怎样的评论？大多数来访者都不能同时在两个或三个核心问题上工作，尤其是在治疗早期。

撰写个案概念化将会让你（最终也会让来访者）意识到，对于来访者的心理发展、心理病理、神经生物学因素，以及三者之间的相互联系和相互作用而言，你当前的知识是有限的。另外，撰写概念化会让我们直面现实——对于正在接待的这位特定的来访者而言，有一些内容是我们现在还不知道的，或者是以后也无法知道的。你不可能知道这位来访者的童年真正的样子，也不可能知道该如何以最为简洁的方式去描述她的主要冲突。对于这些问题，来访者和治疗师都会有一些最初的想法，而这些想法一定会随着时间而发生改变。

在撰写彼得的个案概念化的过程中，我们需要推测社交焦虑给来访者所带来的影响，推测家族抑郁史和精神病史在来访者身上的体现。通常，我们无法分辨那些气质上的或性格方面的遗传因素究竟对于病情的发展起到了怎样的作用，我们也无法断定那些对于来访者不利的环境因素究竟对于她的心理疾患造成了怎样的影响。尽管基于人群的大样本研究让我们对于这类问题有了越来越清晰的理解，但是对于某个特定案例来说，我们知道的却很少。个案概念化让我们必须静下心来去对上述问题进行评估。当然，信息的有限性从来都无法阻挡满心好奇的动力取向心理治疗师的脚步，我们会不断地对来访者早期的关系体验和发展经历提出假设，我们也不会在对生物因素和动力学因素之间的关系提出假设时停步不前。理解这种关系不仅对于治疗师来说很重要，对于来访者而言，他们同样想要理解自己身上的神经生物学因素。现代的自我叙述包含了个体对于自身的神经生物学印记（fingerprint）的印象，许多来访者都会思考他们身上的遗传易感性，尤其是当他们在为一些情绪情感问题所挣扎的时候。

彼得完成了为期5年的高强度的（intensive）心理治疗和药物治疗，他现在觉得比原来稳定多了，也对自己的生活满意多了。他仍旧对于丧失和抑郁具有易感性，但是他应对这些情感的能力则好了很多。他理解到了自己在跟女性交往时的高度敏感，理解到了那些由女性所带来的极度强烈的情感体验，理解到了自己想要跟强大的男性相连接的冲动，也理解到了自己以愧疚和自我挫败的方式来处理愤怒的倾向。他在跟治疗师的移情关系中修通了这些感受，并且获得了一些越发健康积极的亲密关系。他正在跟异性约会，并且跟女性有了一些令人满意的亲密关系。那些在初始概念化中鉴别出的重要主题确实被证明是重要和相关的。但是，在治疗中，他的拖延问题和在自己兴趣天赋方面的不确定性还仍旧不太清晰。由于他强烈的抑郁症状和他在基本生存方面的挣扎，这两方面的问题显得很模糊。最终，彼得完成了研究生学院的申请并且被录取了，从而开始了他在职业生涯领域的征程。在完成治疗时，他对未来充满热情，且持有开放的态度。

在本章结束之际，我们想提醒大家注意，要以小心谨慎的态度去看待这份案例描述。我们假设来访者的改变是由我们所提供的心理治疗所带来的，但是我们却无法十分肯定，因为，如同生活一样，心理治疗并不是一个控制实验（controlled experiment）。我们做出选择，我们采取行动，我们学习模仿，然后我们获得改变。我们永远无法确认上述这些改变在来访者不接受心理治疗的情况下会不会发生。

总　　结

心理动力学个案概念化是一份对于来访者问题的简洁解读和构想，它起始于核心心理动力学问题，阐明了来访者的症状、关键童年经历、重大生活事件和当前生活问题之间的联系。在理解来访者人生过程的时候，一份综合个案概念化结合了心理动力学因素和非动力学因素。这份概念化让治疗师能够去预测心理治疗的展开方式，这包括：改变的机会、障碍和阻抗，以及治疗关系中可能会出现的主题。

第八章

界定焦点和确定目标

没有目标的人注定会一无所获。

——无名氏

在初始访谈中收集到的信息和做出的个案概念化为治疗焦点（focus）的界定提供了方向。这一焦点将会同时有益于治疗进程的启动和治疗联盟的建立。如果有了一个清晰界定的（defined）治疗焦点，那么你也许就能够缩短治疗过程，就能够更加坚定而持续地在来访者所提供的信息之上工作，就能够强化你与来访者之间的关系。你应该保持警醒，不要过早地在得出概念化和界定焦点的时候下结论。或许你还没有认清来访者问题的某个重要方面，或许来访者还没有打开心扉、放松到愿意把她的整个故事和盘托出。但是，对于在治疗早期就界定治疗焦点这件事，好处是大于风险的。并且，在我们的临床实践中，几乎所有治疗进程中的重大突破都会伴随着失误，我们往往是在先犯错，后道歉，再改正的模式下去成长和进步的。我们在治疗早期就界定焦点，而随后会在有需要的情况下更改这一焦点。

界定**焦点**，这意味着来访者需要同意你对其问题的描述，因此也就意味着来访者需要同意你与她共同去跟她的问题进行作战的方式。焦点的界定需要在你了解了来访者的核心问题并发展出了一个初步的概念化之后才能完成，而这些通常可以在最初的2~6次会谈中完成。焦点为治疗师指明了方向，让治疗师知道该去探索什么，询问什么，以及该如何去对干预进行组织和措辞。焦点的界定需要得到来访者的认可，它是在咨访双方相互合作的方式下完成的。焦点不同于**目标**（goal）：目标是治疗的终点。目标是在来访者和治疗师成功地聚焦和工作之后我们所希望发生的事情。

上述对于焦点和目标的工作定义（working definition）是治疗师对于治疗进行思考的方式，但却不是来访者自发的思维模式。对于来访者而言，目标就是一切。目标就是她想要的，她希望的，她期待完成的。通常，来访者会表达出她对于目标的想法和希望，而治疗师则需要回过头来去界定焦点。

举例来说，一位前来寻求治疗的来访者抱怨说，她的丈夫被动、抑郁、迟钝，而她的希望是让丈夫获得改变并且比以前更爱她。此时，这位来访者就需要在帮助下才能得到一个有用的治疗焦点。无须多言，治疗师自然不太可能去帮助她的丈夫做出改变。反之，治疗师会聚焦在她为什么会在丈夫表现出内向和沉默的时候体会到如此强烈的被拒绝感。为什么她觉得自己非要去照顾他不可，而又对此感到如此气愤？她的愤怒和受伤对于她对待丈夫的方式以及对于他们的婚姻关系又造成了怎样的影响。于是，治疗的焦点就变成了：来访者自身的需要和冲突——依赖、照顾别人、牺牲、怨恨、抛弃恐惧——以及她该怎样去面对和处理这些需要和冲突。焦点是那些来访者内在的，能够通过主动去做些什么而去改变的东西。与之相对，在这个例子中，目标则是去减少她的那些旧时的感受、需求和防御在当前情境中的闯入性，去帮助她决定是否应该继续维持这段婚姻，以及让她学会该怎样在这段婚姻中维持一种尽可能好的关系。

在治疗焦点清晰的时候，治疗师会有一种特别的感觉。那是一种对于治疗中互动的清澈感知，一种有思路和有头绪的感觉，就像是在锻炼时看着自己那已经塑形过了的肌肉一般。从治疗联盟的角度来讲，焦点的界定意味着咨访双方在治疗的目标和任务上意见一致，而咨访双方之间的联结也会因此而得到促进。然而，界定焦点需要在治疗师不断的努力下才能完成，因为焦点是不会自己浮出水面的。

来访者的目标

尽管来访者都是因为他们想要在某些方面觉得好一些才来求助的，但是他们的治疗目标却是多种多样、千差万别的。有些来访者想要改变他们的某些内部状态——少一些焦虑感，或是多一些满足感或愉悦感。有些来访者想要改变他们的某些心理功能——提升专注能力，或是让自己在某些特定的领域中更有条理。他们也许想要做出重大的外部生活的改变，比如结婚或离婚、生孩子、变更职业，或是改变跟父母或兄弟姐妹的关系。有些来访者想要处理他们的人生发展性问题，如适应衰老、丧失，或家庭中的变故。有些则是想要改变他人，这类目标就需要我们来重新进行审视和组织了。

有些来访者十分雄心壮志，热切地盼望做出一些显著的、戏剧化的改变。另外一些则会在脑海中为自己的目标设定稳扎稳打的阶段和层次。有些来访者聚焦在很狭窄的领域，甚至就只想改变一件事，所以他们会拒绝在任何与此目标无关的领域进行工作。有些人想要做出重大的人格改变，无论这是否现实。

有时，来访者是按照他们自己看待问题的"理论"来表达目标的。每个来访者（甚至每个人）都有一套理论来解释自己为什么会是这样。这类理论通常包含了一些真实的、准确的知觉，但也总是包含了一些合理化（rationalization）的部分，以此去试图解释那些来访者并不真正理解的事情。并且，这类理论往往会力图避免承认问题中的那些棘手的和痛苦的部分。来访者的目标通常遵从着他们的理论。举例来说："我的焦虑源自我有的那些坏的、有问题的念头，所以我需要控制这些念头，那么我就能觉得好些了。"这位来访者的内隐目标也许是去回避那些刺激情境，并且去分散注意力和抑制这些念头。又如，"我的表现很糟，做了不对的事，现在我很愧疚，而我应该得到批评和惩罚。"按照这个理论，来访者的目标就会是去变好，变得无可指摘，从而不再应该得到惩罚。再如，"我身上有些地方是不值得被爱的；我很愤怒，我很糟糕，而我的这种特点让他人离我而去。"按照这个理论，来访者是匹害群之马，而这导致了她的孤独，所以来访者的目标将是变得不再愤怒。

未被说出的目标

你必须要向来访者询问她的目标，然后对这些目标进行探索和讨论。这样做会帮助你和来访者在一开始更好地投入和合作，而这也是治疗联盟发展的基础。但是，警觉的治疗师往往会认识到，每位来访者在前来求助时都带来了一些重要的，对于心理治疗的，未被说出的私人目标和潜意识愿望，例如，希望得到保护，希望跟治疗师进行权力斗争（power struggle）并取得胜利，希望被赞美或理想化，或是希望被爱。大多数来访者都没有意识到这些目标，或者是从未认真地思考过这些目标。有时，动力取向疗法需要在来访者的自我觉知有所提升之后才能去逐渐地帮助他们澄清这些未被说出的目标（unstated goal）。

有些来访者对心理治疗所知甚少，所以他们最初的对于目标的看法折射出了他们在经验和信息层面的匮乏，而并非是反映了他们在意识和潜意识层面的对于目标的看法。随着接受治疗的经验逐渐增多，他们会越发能够中肯而贴切地跟你交流他们的想法。有些来访者害怕对于治疗目标进行冒险性的讨论，因为他们害怕无法实现这些目标，或是因为这种讨论会触及他们对于治疗师的不适感受，如依赖或喜爱。有时，来访者前来求助的问题恰恰导致了他们在清楚地跟你交流治疗目标时所遇到的困难。

丹妮是一位22岁的女性，她在过量服用了从柜台交易（over-the-counter）*中买来的药物后前来接受治疗。在过量服药后的住院期间，她叙述了她那孤独而充满失败的人生。

这位来访者身上有一种生如浮萍般的吸引力，她极其害羞，有明显的社交焦虑，从很小的时候就具有社交回避（social avoidance）的倾向。她成长在一个中产阶级家庭，父母对她关爱有加。她的哥哥曾常年与严重的学习障碍（learning disability）进行斗争，而这让他成为了早年间家庭的焦点。她的母亲情感丰富，疼爱子女，但也有社交焦虑的问题。对于女儿的焦虑问题，母亲回应以同情和宽容。当丹妮拒绝跟邻家的孩子玩耍时，母亲接纳了她的态度，转而帮她去安排一些好玩的单独活动。当她想留在家里不去上学时，母亲也会允许。

有时，父母会敦促丹妮多跟家庭以外的人们建立联系，但是她会坚定地回避这类行为。她总觉得自己在这类涉及上学、夏令营、度假类的事情上拥有控制和做决定的能力，在跟父母的力量角逐中占据上风。通常，她和父母会彻底回避这类涉及在外出社交的决定方面的冲突，转而维持一种舒适却肤浅的互动方式。讽刺的是，她失去了对母亲的尊重，因为母亲太容易被她控制了。

丹妮曾患有言语学习障碍，并且有越发严重的完美主义、强迫和过分在意体重与外表的问题。随着年龄的不断增长，她变得越发与世隔绝，在高中时几乎没有任何校外的社会接触。她去了一所离家较远的小学校上大学，感觉到自己有生以来头一次被扔到了一群同龄人中间。她对于未来的在校生活满怀憧憬，但也感到了强烈的焦虑。她挣扎着让自己表现得"正常"一些，但却长期地感受到困

---

* 即 OTC，非处方药。——译者注

感和被疏离。在内心深处，她希望逃离这些同龄人之间的关系。在大一结束时，她觉得自己必须要在跟他人建立"真正的关系"或离校这两个选项中抉择。不幸的是，她觉得无法承受跟其他同学的亲近，所以退学了。

随后，她先是在家跟父母住了一段时间，然后就努力地重新振作。她找到了一群做生态学研究项目的年轻人，生活在一个较为偏僻的乡村地区。她想要靠近却又想要逃避社会连接的模式又出现了，她很快觉得自己需要离开，需要回家。然而，在这次逃离了对于同伴的需求之后，她陷入了急性抑郁，然后过量服药，从而导致了住院。

丹妮的核心心理动力学问题是抛弃恐惧。在她接受治疗之初，她声称自己的目标是找到一些自己在乎的事情，找到一项活动或一个地方能够让她得到启发和动力。她觉得无助，想要得到归属感和对于未来的希望。她希望得到评估、建议、指引和支持，从而有能力去做些事情并且能够坚持做下去。用她的原话来概括就是："我想要我的生活，我想要建议、支持和敦促来让我得到我的生活。"最后，她还说，"你应该给我一个属于我的生活。"

在随后的治疗中，她谈论了更多的对于心理治疗的想法、感受和幻想，于是她对于心理治疗和治疗师所持有的强烈幻想也就变得越发清晰了。她将自己视为一个小小的、毫无防御的婴儿，寻求着一个强大、有力和善良的母亲。她幻想着成为治疗师子宫里的婴儿，像小鸟一样依偎在治疗师的肩旁，每天跟着治疗师，形影不离，日夜相随，像小孩子那样躲在治疗师的身后，"活在治疗师的庇护里"。

这个例子戏剧性地向我们展现了来访者声称的目标和未被说出的目标之间的反差——她来时说的是她想要寻求一种个人的意义感和身份感，但是她渴望的却几乎是共生般的关系。尽管来访者声称的目标和未被说出的目标之间总是存在差异，但是最终在治疗中这两个目标必须相互汇聚。探索和揭示的过程促进了她对自己潜意识目标的觉知，于是，过了一段时间，丹妮能够认识到自己想做婴儿的幻想了。在治疗中曾有的需要，长久以来的需要，和更加真实可行的实际需要，她对这三者之间的距离和差异进行了哀悼。

对于治疗师来说，阐明那些未被说出的目标并不总是件容易的事，要让来访者认识到它们就更难了。然而，当做到这些的时候，来访者就会从中获得更为深刻，更为强大的领悟，因为此时来访者会看到，她的那些未被说出的目标并非是只针对治疗师的，而是还会指向她生命中许多其他的重要人物。

在来访者意识层面的目标有多重要？

一名好的教练会知道他必须要尊重运动员当下的技术和能力的水平，要帮助运动员建立自信，支持和鼓励他获得进步，并设定一个较高的期待。同理，一位好的心理治疗师也必须接纳来访者当前的状态和位置，尊重她所声称的目标，仔细地聆听和探寻那些未被说出的目标，进而去期待她做出力所能及的成长和改变。

来访者声称的目标必须被作为心理治疗中初始的投入感和卷入感的基石，直到你们能够一起合作来改变这些目标。这样做是出于你对来访者的技能和力量品质的尊重，出于对来访者在与自身问题的斗争中所取得的成就和付出的代价的尊重，出于你清醒地认识到来访者已经尽了最大努力去应对自己的问题，以及出于你明白来访者比任何治疗师都更了解他们自己的这一事实。另外，如果你不这样做，那么就会破坏治疗联盟中的一个重要部分。

如果你认为这些目标应该被改变，那么你当然有理由去这么建议。举例来说，你也许可以说，"如果按你爸爸说的，去找个好住处，而不是去整个地改变这段关系，是不是会更现实一点？"或是，"也许你的问题是去想办法开始一段新的关系，而不是去挽救和恢复一段旧的关系。"

成功的治疗涉及设定合理而可行的目标，以及接纳有些目标是无法实现的这一现实。为治疗设定不合理的目标或许源自你对来访者潜能的慷慨欣赏，但是这可能会导致失望和沮丧，并且会让来访者再次经历失败。

界定一个有用的焦点

做出最终的决定和设定最终的治疗目标都并非是治疗师的任务，但是提出一个合理且合适的焦点却是治疗师至关重要的责任之一。为了开启界定焦点的进程，我们需要盘点如下五类因素：个案概念化、宽焦点（wide focus）与窄焦点（narrow focus）的对立、雄心和动机、问题的层面（level），以及来访者的人格特征（见表8.1）。

表8.1　界定治疗焦点的相关因素

- 来访者问题的概念化
- 宽焦点还是窄焦点
- 动机
- 问题的层面
  - 内心的
  - 关系的 / 系统的
  - 人生的 / 发展性的
  - 对于神经生物学因素的适应
- 来访者的性格特征

来访者问题的概念化

治疗必须聚焦在核心心理动力学问题之上，以及那些能够反映出这一问题的特定冲突之上。你应该用简单朴实的语言去解释这一核心问题。这会让来访者在认知和情感层面都更容易理解。

在彼得的案例中，抑郁涉及了愧疚、身份问题、低自尊、关于女性的冲突，以及拖延的模式。在此，个案概念化将来访者的这些冲突联系在了一起，同时还整合了历史事件，并且鉴别出了来访者身上的那些重要的非动力学因素。这份概念化的主旨是：彼得需要跟他人亲近，而在亲密关系中这种需要却伴随着许多令人苦恼的感受。治疗的焦点必须包含这一主要冲突。

我们的临床经验让我们相信，亲密关系中的愧疚和冲突正是心理动力学疗法尤其擅长和有效的问题类型。但是，我们无法用具体数据来支持这一论点，因为，不幸的是，那些关于治疗效果的研究都是聚焦在诊断之上的，而非聚焦在那些促使人们前来接受治疗的问题之上。

宽焦点或窄焦点

治疗焦点的宽窄程度取决于来访者问题的大小和位置。有些来访者呈现的问题范围有限，尽管问题也许很严重，却没有怎么侵入生活中的其他领域；另外一些来访者的问题就属于较为广泛普遍的困难，他们生活中的绝大多数或全部重要领域都受到了问题的侵害。

治疗师在界定治疗目标时总是显得节俭吝啬，只去治疗需要被治疗的部分。从效率的角度来讲这是有道理的，但是这种节俭吝啬之所以重要还有另一个原因：一个领域的功能失调会辐射到其他领域，而如果主要领域的困境得到了减轻，那也许在其他没有特别受到治疗关注（therapeutic attention）的领域的问题也会有所好转。举例来说，一位在亲密关系中遇到困难的来访者也许在职业功能方面的冲突和症状相对较轻，但是那些在私生活领域中的令人痛苦的问题也许会折射到工作和工作中的人际关系当中。因此，在个人私生活关系领域中的关注和提升就会使得那些工作领域中甚至都没有得到特别治疗关注的问题也得到改善。

有些来访者倾向于持续地关注某个特定的领域，只谈论他们的家庭生活，或是只谈论他们的躯体症状。在此，你必须要做出临床上的判断，确认是否来访者的这种单一领域的关注是其对于深入探索的焦虑和阻抗的表现，还是仅仅因为这一领域确实正是她问题的病灶所在。有些来访者会本能地将彼此不相干的领域中的思维、感受和功能（functioning）联系在一起；对于他们来说事物都是彼此联系在一起的。那么，这究竟是一种广泛和全面的探索呢，还是一种低效率和无意义的闲聊呢？让受训者感到沮丧的是，几乎没有什么清晰的方法去做出这类判断。但是，在评估你的焦点界定得是否成功时，我们有一个指导原则，那就是看来访者是否能够在后续的工作中发展出越发深刻和清晰的自我觉知。有时，只有在治疗进行了一段时间之后才能够清晰地知道工作是否取得了进展，而这正是确认先前的临床判断是否正确的证据。

动机

动机，这一难以定义的属性，是治疗师在思考自己应该对治疗有多少雄心壮志的时候需要考虑的重要内容。有些来访者看起来真的很愿意通过努力、思考和合作让自己变得更好。有些来访者确实活得很痛苦，然而他们却在忍耐心理治疗的严格和艰苦时较难保持毅力和聚焦。尽管有一些治疗师将来访者的动机归入来访者病理的范畴（例如，较弱的动机源自来访者的那些僵化的防御），大多数有经验的从业者（practitioner）则认为动机因素是独立于来访者的问题的。这一因素也许跟人们获得延迟满足（delay gratification）的能力同源，也类似于那些让人们能够在工作和锻炼中专注和坚持的因素，以及那些让人们能够战胜躯体病患的因素。

聚焦在哪个层面？

对于每位来访者而言，他们的问题都可以在许多层面上进行理解和分析——个体层面、关系层面、发展层面和神经生物学层面。界定焦点意味着选择一个你要重点进行工作的层面。如果你在同一时间努力做的事情太多，那么来访者就会觉得事情太过复杂。你可以进行聚焦的层面有四个：

1. **内心**。这是传统心理动力学个体心理治疗模型的关注点，其中，来访者的问题被解读为他们内心中的冲突，以及伴随着冲突而产生的妥协和行为。问题被视为对于冲突的那些功能失调的适应方式所造成的后果，而治疗的目标则是去理解冲突的各个组成部分，从而得到一种更好的适应方式。治疗师会推荐来访者去努力地理解自己的内心冲突，从而带来体验、知觉和行为方面的改变。以CCRT的方法（见第三章）聚焦在核心内心冲突，这是一种将问题进行概念化的良好途径，它能够让来访者便于理解和乐于接受，而且对于正在受训的治疗师来说也容易实现。

2. **关系/系统**。此处的焦点在于来访者问题的关系层面。焦点仍旧是来访者自身的内心，但是却在于重要关系对于来访者的影响。是什么决定了来访者的反应，而来访者的行为又怎样影响了她的关系？从本质上讲，治疗师会提议去帮助来访者改善她对于关系或系统的适应方式，从而来改善她的主观感受和行为。在此，同样，聚焦在CCRT的模型之上会大有帮助。

3. **人生/发展**。这类问题强调的是儿童和成年人所处的大致发展阶段，预期的过渡问题和危机，以及普遍存在的人生事件，诸如父母去世、疾病、子女成长、人际关系的成熟和改变。在此，来访者的问题被视为源于正常的人生事件和对于这些事件的适应困难。之所以我们会将这一层面视为一种心理动力学视角，是因为我们坚信，内心的冲突和妥协会给个体在对于人生挑战的有效处理和适当解决方面带来障碍。

于是，心理治疗的作用就在于帮助来访者以最为有效的方式去应对那些正常的发展性问题。

4. **对于神经生物学因素的适应**。这是在治疗中进行解释和聚焦的第四个层面，它所基于的是神经生物学适应上的局限。这些局限也许包括气质易感性，诸如害羞和社交敏感，或是脾气（temper）或冲动方面的倾向。这也包含了对于精神疾病的基因易感性，如心境障碍或焦虑障碍的遗传倾向。这一聚焦会帮助来访者去理解那些在她的经历和体验中的跟脑功能有关的因果关系，去理解她自身的反应方式并对此进行更好的归因，从而去尝试找到一种更好的且更具适应性的反应。举例来说，一位来访者也许会通过这一聚焦认识到她在先天气质层面的诸多特质，如平静、低反应性（low reactivity）和情感储存（affective reserve）*，或是情绪化和体验到强烈情感的倾向。

这四个不同的理解层面——内心层面、关系 / 系统层面、人生 / 发展层面、对于神经生物学因素的适应层面——彼此差异很大。每个解释层面都各有其优缺点，当然其中的某一层面也许更为贴近来访者对其自身问题的看法。

内心层面为个体治疗提供了清晰的焦点和基本的原理和依据，但是它有可能会更容易引发来访者的焦虑，更容易引发阻抗，也更容易让来访者觉得被"病态化（pathologized）"**。关系 / 系统层面的解释很容易跟来访者的抱怨产生共鸣，但是这同时也会将治疗的焦点限制在关系或系统上面。人生 / 发展层面可以有效地支持和确认青少年和成年在发展过程中普遍存在的诸多问题，并且可以帮助来访者去对自己当前的状态有一个更为宏观的认识。然而，

---

* 情感储存，指的是个体性格中可以用以抵御负面情绪的部分。——译者注

** "病态化"是与"正常化"相对的概念，指为来访者的症状和问题贴上疾病的标签，套进某种疾病的诊断标准，而不是将其在充分地考虑个体差异和个人历史的情况下，理解为个体在特定状态中会有的正常反应。——译者注

通过"正常化（normalizing）"这些问题，对来访者问题所处的个体冲突背景的潜在探索和理解就会被削弱。因此，这也许会在某种程度上减弱个体接受治疗的动机。最后，对于那些具有显著的神经生物学疾病易感性的来访者而言，适应的观点十分重要，然而神经生物学因素和心理动力学因素两者对于来访者问题所起作用的大小往往是不太清晰的。这种聚焦的风险在于，其会导致心理治疗在动力学问题上所做的工作不足，或是会将治疗引向对于生物学因素的更改之上。后者是相当艰难的。

来访者的性格特征

在来访者的性格特征中有一些因素能够预测她对于心理动力学疗法（以及对广义的心理治疗）的良好反应，对于这些因素的评估已经得到了详尽的研究，因此我们不会在此进行大量和详细的讨论，而只是对研究的发现进行总结。以下列出的性格特征似乎与来访者对于心理动力学疗法有良好反应的能力相关：心理学头脑（psychological mindedness）、好奇心、内省（introspection）、运用比喻和象征的能力、言语能力、智力，以及在关系中亲近的容易度或能力（Gabbard，2000；Ursano，Sonnenberg，& Lazar，1998；Beutel，Stern，& Silbersweig，2003）。我们不想给你留下这样的印象，即动力取向心理治疗是一种只适合那种"没病找病（the worried well）"的人的疗法*。上述列出的性格特征跟良好的治疗响应相关，但并非是良好的心理治疗响应的必要因素。举例来说，Milrod、Leon 和 Barber 等人（2007）报告，在用心理动力学疗法治疗惊恐问题的时候，C 族人格障碍**的出现反而会预测

---

* 所谓"没病找病的来访者"，即 the worried well，指的是那些其实问题不大，具有疑病倾向，占据了大量医疗资源的人。在心理治疗界，其尤其指的是那些没有精神疾病，而更多是享受与人交谈的来访者。——译者注

** C 族人格障碍是 DSM 中人格障碍谱系中的第三类，包括回避型人格障碍、依赖型人格障碍和强迫型人格障碍，患有这些障碍的个体通常会显得焦虑或恐惧。——译者注

出更好的治疗反应（相比那些未患有任何人格障碍的来访者）。

除了那些传统上可以预测心理治疗响应的来访者性格特征以外，来访者在接受治疗的过程中可预期获得的资源也很重要，它们具体包括：参加治疗的时间、可在治疗过程中付出的情感能量、经济条件，以及来自他人的支持。

综合考虑各种因素

治疗师需要尽力将上述讨论过的因素进行综合，从而形成一个焦点。这一焦点将整合概念化中对于来访者的理解、对于焦点宽窄适用性的觉知、来访者的动机和资源、来访者问题的层面以及来访者的性格特征。这一焦点应该为对于来访者问题所进行的工作提供最为精简和概括的方向。来访者意识层面的目标、对于来访者潜意识目标的印象、咨访双方最初互动时的感觉，这些内容也必须被考虑在内，并被整合进最后所界定的焦点当中。

当然，我们所描述的这个过程必须是高度个性化和个人化的。通过找出并且列出所有这些因素，新手治疗师将会学到该如何处理好界定焦点这一治疗初期的重要任务。相比被动地等待来访者界定焦点，你应该采取主动积极的方式。下面，我们将通过两个具体的例子来阐释进行综合界定的过程，在例子中，我们会描述来访者和她的问题，列出需要考虑的各方面因素，并且在此基础上提出焦点。例子之一是关于成功界定焦点的，而另外的一个例子则不那么成功。

卡丽是一位53岁的女性，她前来接受评估的原因是抑郁和对于自己正在上大学的女儿的情感问题的担忧。她担心女儿有人格障碍，还觉得这是自己的错。卡丽身材高挑，风韵犹存，扎着深色的马尾，带着可亲的笑容。她看起来对于见心理治疗师这件事有一点窘迫，不过却在会面时表现得恭敬有礼，顺从迎合。

卡丽的女儿也在接受心理治疗，而且似乎在做出关于生活的最为基本的决定时都会十分依赖母亲的建议和帮助，不过却能够成功地应对繁重的学业负担。女儿对于母亲有许多憎恨和批评。卡丽觉得照顾女儿让她很有负担，还觉得愧疚，因为她觉得女儿的问题一定跟她的养育方式有关。对于这种愧疚，她十分坚定；她争论说，"毕竟，难道还有其他的方式来解释我女儿的问题吗？"她还有两个年龄较小的孩子，心理看起来还都挺健康的。

卡丽有个哥哥，还有个姐姐，她是父亲在第二段婚姻中生的。父亲是一位时髦有范儿，但却风流成性的律师，而母亲则美丽动人，却挑剔且没有安全感。卡丽的母亲不喜欢那位由前任所生的儿子。母亲还过度地依赖卡丽的姐姐，一位在学业上成功努力，可在社交上笨拙欠缺的学者。父亲在卡丽前来接受治疗的前一年去世了，而这对于她来讲是一个巨大的丧失。在她成长的过程中，父亲付出了很多，他活跃活泼，深情有爱，且从不对她进行任何评判，而卡丽却觉得母亲总是处在没有安全感和生气的状态中。在成年以后，她就把母亲当做一位刻薄的竞争者来看待。

很快，对话的主题就转向了很多关于她与母亲之间关系的例子上。实际上，每次跟母亲的电话、见面或互动，都让她觉得恼怒和被拒绝。她的母亲说话从来都没得体过，似乎总要说最后一句话，或是通过在电话中长时间的停顿来表达不同意。她的母亲会没完没了地说自己的事，自己的健康问题，自己的孤独。而卡丽则觉得被迫要倾听和帮忙。

在第三次会谈结束的时候，治疗师已经开始对于个案概念化去进行组织了。治疗师注意到了卡丽显著的自我批评和愧疚，及其在对于自己的母亲和女儿的态度上的矛盾情绪。治疗师还清楚地注意到，尽管女儿确实有些问题，尽管这些问题或许跟早年母女联结的破裂有关，但是卡丽显然在当母亲这件事上十分尽力且做得不错。治疗师的印象是，这些对于女儿的担忧更多地是来访者核心问题的症状，而非严重的现实忧虑。

　　对于卡丽当前生活的进一步探索揭示出，她的丈夫是一位有趣有爱，充满活力，但却不负责任的人。他看起来没有肩负起抚养子女的责任，也对家里的财务不管不顾，更是在家务方面不做不为。卡丽笑着评论道，"这感觉就像是养了四个孩子。"

　　同时，更多的童年历史也被揭示了出来。卡丽觉得自己在家里是多余的。她的姐姐由于学业上的杰出表现而成为了母亲的掌上明珠，她的哥哥对她很好，但是年龄比她大很多而且很忙。母亲希望她随时守候在那里，随时可以回应自己对于关注的需求，同时却对于卡丽表达出的任何情感上"麻烦"或复杂的事情进行批评。早年间，卡丽交到了一群朋友，觉得他们让自己的生活很充实。她竭尽全力地争取着母亲的关爱和兴趣，但是却总觉得她能得到的最多的也不过是免于被严厉地批评。

到此为止，概念化变得更为清晰了。卡丽的抑郁与其早年跟母亲之间的依恋问题有关，这给她带来了愤怒、自我批评和愧疚，而她对此的应对方式则是去照顾好其他人——她的母亲、丈夫、孩子，尤其是那个处在麻烦之中的女儿。

　　卡丽的治疗兴趣在于她的女儿和母亲，以及她与她们的关系。她跟丈夫之间有些问题，但是总体上她对于夫妻关系还算满意。其他的两个孩子是她幸福的来源之一。她享受自己的工作并且在事业上非常成功。她的理想是让自我感觉更好一些，还有尤其是找到一些方法以处理好跟母亲和大女儿的两段让人苦恼的关系。对于期待的改变，她有着一个相对较窄的焦点，而更为宽泛宏观的功能上的改变并不是她的目标。她的动机十分强烈——她清楚地说过，如果她觉得自己要做什么，就会非常坚定地履行约定，并且努力为之而工作。

卡丽的困难最好在内心层面去进行理解。如果将她的问题放在关系／系统层面去进行工作，因为她的问题不止限于一段关系，也不止限于一代人，那么治疗就会遇到一些障碍。此外，似乎卡丽把自己身上的一些动力都带入了这些关系中。事实上，就连她所选择的职业都是去服务大众和取悦客户的。尽管问题的人生层面是有意义的——她的孩子们正在成长和离开家庭，而她的母亲也正处在年老多病的时期——然而从这一角度来理解她的问题看起来没办法帮助她去处理她那强大的内部动力，而这些内部动力似乎正在影响着她的生活质量。

这位来访者有着适合接受心理治疗的典型特征。她言辞流利，聪明智慧，思维灵活，善于内省。对于接受治疗而言，她有资源，有时间，还有来自丈夫的支持。在心理治疗这件事上，有一个有趣却不幸的发现，那就是：心理最健康的人往往能够从治疗中得到最大的收获。《道德经》里说，"人之道，损不足而奉有馀（the rich get richer）。"似乎正是对此现象的描述。然而，对于这句话，我们不该理解为那些拥有较少心理资源的来访者就无法从治疗中获益，而应将其解读成：对于那些资源较少的接受治疗的来访者而言，我们尤其需要为他们设计一种更有组织的，更为聚焦和更为有效的治疗方法。

在第四次见面时，治疗师描述了他对于卡丽核心问题的印象——抑郁、自我批评、愧疚——和看法：这些核心问题中的感受似乎都跟她对于母亲的情感有关。他提议说治疗的焦点应在于理解和修通她对于母亲的左右为难的矛盾情感，从而让她找到更好的方式去在关系中满足自己的需要，并为最终会到来的母亲的死亡做好准备。这种对于焦点的界定将会为治疗提供一种清晰和有限的视野，而对于这一焦点的工作所带来的收益也将注定会扩散到她的其他人际关系当中。卡丽在听到治疗师的描述后含泪欲洒五味杂陈。这让她难过地意识到了她与母亲的关系在她的问题中所处的关键位置，不过当这一点被说破之后她也感到了些许释怀和解脱。另外，这种界定也让她看到了母亲在自己的痛苦中所扮演的角色，明白了自己对于女儿的愧疚实际上只是自己对于母亲纠结的情感的一种折射——也许她在做母亲这方面也有些问题，即便如此，这也是由她曾经接受的养育方式所造成的，而不是因为她本身就很糟糕。

于是，对于焦点的界定在相互合作中达成了一致。有了这个焦点，治疗师就能够鼓励来访者去以一种更加主动和有活力的方式去探索她的情感。来访者觉得她知道了自己在治疗中工作的对象，以及为什么要就这一对象来进行工作。治疗以每周一次的频率持续了将近一年。在结束的时候，卡丽能够以一种冷静的方式来看待自己的母亲，有更多共情却也更有能力去坚定地表达和保护自己。丈夫在她的敦促下承担了更多的家务方面的责任，而她也允许女儿跟自己多保持一些距离，接受了女儿在大学毕业后去独立生活的做法。

但是，界定焦点的工作并非总是如此顺利！当心理治疗不太成功的时候，你往往会注意到那些来访者身上所具有的阻碍治疗进行的特质，注意到来访者问题的顽固性，或是注意到治疗可能需要更多的时间才能取得进展。但是，治疗不成功也有可能是因为没有找到合适的焦点。下面的治疗情境（vignette）将向你呈现这种情况，并且包含了一些或许能够改变局面的建议和分析。

> 玛格丽特是一位年近40的女性律师。因为抑郁和焦虑，她被介绍来接受心理治疗。之前她曾经接受过一段长期的心理治疗，但好似不是特别成功。

　　尽管她在职业选择方面很成功，但不幸的是她在将近30岁时患上了类风湿，最近病情开始恶化。这使得她的行动受到了很多限制，尤其是影响了她的锻炼计划。在过去的许多年里，她经历了一段段充满矛盾和冲突的恋情，曾经有好几次她都觉得男性最终显露出了不诚实、不可靠和自我中心的本质。然而，她似乎觉得自己很需要处在男女关系当中。

　　别人鼓励她"到处转转"，多见几个心理治疗师。最终，她在"逛了一圈"之后选择了自己最喜欢的一位治疗师开始工作。早期的会谈是围绕着她在几段过往恋情中的痛苦情感而详细展开的，当然也包括她在最近的一次恋情中经历到的背叛和伤痛。

　　在玛格丽特的早年经历中，最为关键的部分是：虽然她感觉得到父母对她的爱和支持，但是母亲对于她所做的任何事都表示出脱离现实和不加选择的肯定和表扬。她的感觉是，如果任何坏的事情在她身上发生，那么母亲就会担忧和心烦，还有，早在她出生之前母亲就对她抱有一些愿望，并期待她能实现。她喜爱这种来自母亲的无限支持，但这种支持也让她感到窒息。

　　治疗师在因素清单（inventory of factors）的帮助下界定了一个焦点。核心心理动力学问题和个案概念化都将来访者的问题指向了自尊。冲突是围绕着依赖和独立以及取悦他人的需要而产生和发展的。她的慢性疾病显然加重了心理问题。玛格丽特的问题似乎被限定在了人际关系层面，而她身上的许多特质都预测着她对于心理治疗的良好响应。因为她在跟男性交往方面有很大困难，问题似乎应该被锁定在关系／系统层面。治疗的焦点最好被理解为一些跟亲密关系有关的问题。而治疗的目标则是去拥有一段跟男性的成功关系。玛格丽特希望治疗会提升她选择潜在配偶的能力，减少她的那些可能会导致人际冲突和争吵的行为，并且帮助她去讨论和解决那些在未来可能会出现的问题。

以上所描述的这一焦点让来访者的心境在治疗初期得到了提升，也让她对于讨论和考虑自己的问题有了更加强烈的动机。不过，来访者所服用的药物在同期也发生了变更，所以很难确定究竟是什么导致了她的心情变好。在随后的很长一段时间里，治疗基本是围绕她的那些跟男性有关的失望和痛苦感受而进行的。越发清晰的是，玛格丽特倾向于选择那些有自私的潜质和本质的男性，然后去试探他们的底线，刺激他们把最自私的一面表现出来。随着她不断地描述着在此模式中的那些跟受伤、拒绝和抛弃有关的痛苦体验，她越发对于治疗师感到气愤和沮丧。治疗师尝试去理解她的愤怒，并将其释义为一种移情性反应，也就是说，指出她从治疗师这里感受到了与她母亲所提供的一样的鼓励和支持，这让她觉得乐观和有希望，但同时也感到失望和被拒绝。来访者认为这些释义是准确的，但却觉得更有理由感到抑郁和被拒绝了。治疗师试图通过支持性技术和持续的释义帮助来访者看到其在治疗中感到的沮丧与其童年经历之间的联系，同时来访者也接受了不同类型的药物治疗，然而这些都于事无补。

玛格丽特告诉治疗师，这种指向亲密关系的工作焦点是有道理的，而旨在帮助她获得良好亲密关系的目标也确实是她所需要的。但是，她觉得这些都让她觉得好像是自己出了问题，这一点让她感到非常地痛苦和难过。这让她想起了她的父母，他们只想让她开心，希望她找到解决自己不开心的方法，而不愿她做她自己。对于自己在心理治疗中所得到的帮助，她含泪表达了感激，然而她也明确表示只谈论男人让她觉得很糟糕。为什么治疗师们总认为所有女人都需要一段跟男性之间的关系呢？她声称要结束治疗了。

　　大约三年后，她在社交场合偶遇了这位治疗师，她主动告诉治疗师她现在觉得好多了，遇到了一个男人，最近还跟他结婚了。这个男人让她比较满意，除了躯体疾病变得有些严重以外，一切都还挺不错的。

　　如果这段治疗可以从头再来，那么我们能做些什么让情况变得更好一点呢？究竟是哪些地方被治疗师忽略了？是心理动力取向疗法在技术方面所固有的局限？是来访者的成长历史和她问题的本质？是她的性格特征？还是她身上的神经生物学因素？她是不是真的如她后来说的那样从此过上了幸福和快乐的生活？心理治疗到底对她有没有帮助？这些问题都没有明确的答案，但是，治疗结束时来访者的那种特殊的批评态度应该与治疗开始时经过协商所确立的治疗焦点和治疗目标有关。我们需要对此进行严肃认真的思考，想一想是不是把治疗目标设定在关系层面——设定在帮助来访者找到一位好伴侣——是最好的和对来访者最有帮助的选择。母亲需要她正常、开心和健康，而以上这个目标是不是促发了来访者与母亲的关系在治疗关系中的重演？要知道，她对于批评非常敏感。

　　焦点是不是应该更多地放在她在独立性、自我觉知和自我接纳方面能力的发展上？也就是说，这位治疗师或许应该将焦点界定在独立性和自我满足的发展上，更多地去关注人生发展的层面而不是提升亲密关系的能力。毋庸置疑，她仍然可以抱怨这种聚焦对于她在获得亲密关系方面的诉求于事无补，但是也许这种聚焦所带来的帮助能够具有更为持久的收益。

治疗契约

界定焦点和建立目标都隶属于 Bordin（1979）所提出的关于任务和目标的概念（已于第四章讨论过）。我们将识别特定的目标和承认咨访双方各自特定的任务视为治疗联盟中的重要元素。事实上，对于焦点的界定构成了一种治疗契约。患者提出她想要实现的愿望，而治疗师指出可能的好的焦点。然后双方就此讨论。如果能够达成一致，治疗就能够进行。这种在咨访双方之间的一致意见成为构筑联盟的基石。

不可避免的张力

契约是一锤定音的，但这并不意味着咨访双方就一定会去履行。就来访者而言，他们不可避免地会倾向于去使用一些人格性的防御机制（characteristic defense），去重演旧时的人际情境，去不遵守承诺。由于意识或潜意识层面的种种原因，来访者也许会不愿意在议定的焦点上工作，或者会就这个焦点抛出一些观点并执着于此，从而很难深入地理解问题。当治疗没有进展让来访者感到沮丧和无助时，她也许会顿足捶胸然后停止治疗。在这些情况下，也许就应该提出另一个焦点了。

我们专门有一个词用来描述这种在就问题进行工作时所遇到的困难——阻抗。对此，我们曾在第四章讨论过。如果来访者能够就她的问题以容易和舒适的方式进行思考，那么她早在前来接受治疗之前就已经这样做了。对于来访者的那些关于治疗工作、焦点和目标方面的反馈，务实的心理治疗师会去倾听并进行反思，进而以建设性的方式对业已提出的焦点和目标进行重新评估。这种治疗进展方面遇到的困难是否只是不可避免的阻抗，还是说它反映了目标的设定过高或者定义不准？焦点是不是太宽了或太窄了？个案概念化准确吗？能不能重做一次概念化？当问题之前被界定在内心层面时，是不是将其转换到人生／发展层面会让治疗更有效一些？如果治疗合约没有板上钉钉，那么它就需要被重新评估，进而被确认或修正。

另外，治疗师也许会在工作时偏离之前所界定的焦点。缺乏专注、被自身因素所干扰、活化，或是特定的实际情况，这些都可能会导致治疗师失去工作焦点。些许程度的失去焦点会让工作更有灵活性甚至创造性，但是过多的失去焦点就会给治疗工作带来混乱、无组织性，或是造成边界跨越的发生。

透明化

实用主义动力取向心理治疗要求我们在治疗联盟方面保持直接性（directness）和透明性（transparency）——在联盟的建立和焦点与目标的界定方面都是如此。我们需要跟来访者直接讨论这些事情，而且要做到尽可能地详细和诚实。我们无法预测改变的发生，因为这根本就不可能被预测。患者也要知道这种不确定性，总体来说他们会欣赏这种治疗师在看待治疗的焦点和目标时所具有的现实和开放的态度，并因此觉得治疗师值得信任。改变是困难的，尤其是在充满情绪张力的治疗关系当中，我们要认识到这一点，并且在乐观和现实的态度之间保持平衡。而这种平衡正是来访者所需要的。

总 结

来访者表达了其在心理治疗中的目标，而这正是心理治疗师与来访者就治疗焦点进行讨论的第一步。心理动力学概念化、来访者的说出的和未说出的目标，以及来访者在有效利用治疗方面的雄心和能力，凭借着对于以上三方面的觉知，治疗师会提出一个治疗焦点，而这一焦点要在治疗关系中得到讨论且达成妥协，并由此得出一个咨访双方都认可的治疗计划。在计划中，来访者的问题会被界定在内心、关系、人生挑战，或是神经生物学因素的层面。

第三部分

中　盘

第九章

叙　述

构建个人的故事

受到太多限制的叙述就像是被自己的脐带勒得窒息的胎儿。

——John Gregory Dunne

在 Freud 的理论模型中，为了得到那些价值连城且货真价实却又深埋地下的宝贵资料，对于那些层层包裹、草蛇灰线的个人历史信息，我们需要以考古的方式去追根究底、抽丝剥茧，从而才能真相大白、水落石出。如今，这种观点已经逐渐沉寂让位，取而代之的是：人们意识到了，每个人身上都有着多重真相（multiple truths），这些真相会在其一生中的不同时间点被发现，而发现的过程可能需要数位心理治疗师以不同取向的心理疗法才能够做到。叙述这一概念为对于心理治疗故事（psychotherapy story）的内容和结构的研究提供了一种新的视角和方法，从而让探究来访者人生的过程从一种对于可验证的个人历史信息的科学性探寻转换成了一种更具主观性的企望和计划（enterprise）。

在文学创作、故事讲述和文本阅读的学术领域中，叙述都是一个传统的研究对象。如果将这些理念应用于心理治疗，那么来访者就是文本 (text)，而心理治疗就是一个咨访双方对于文本进行共同阅读的过程。这种理念构成了对于心理治疗性叙述进行研究的本质。事实上，许多人都认为，发展出一些新的且更具治疗性的叙述正是心理治疗的本质所在；而一些心理疗法则将对于个人叙述或共享叙述 (shared narrative) 的撰写和重新撰写视为唯一的焦点 (Josselson，2004；Singer，2004)。

Roy Schafer (1981) 和 Donald Spence (1982) 等人脱离了传统精神分析中客观主义的观点，转而去强调那种在精神分析性过程中获得的共同构建的理解。这些作者强调多重叙述的存在，强调客观真相与叙述性真相 (narrative truth) 之间的差异。这种强调预测了人际精神分析的发展，也预言了近些年学界对于咨访二元 (therapeutic dyad) 体验的越发增多的兴趣。Lieblich，McAdams 和 Josselson (2004) 在他们的编著中回顾了有关心理治疗中叙述的文献。他们总结说，该领域的文献强调了超越心理学范畴的多重解释的框架，强调了在心理治疗中使用的多种类型的叙述，也强调了叙述在处理心理治疗中的那些跟权利、虐待和性别有关的问题时的特殊应用。

从我们的观点来看，叙述是一部人生故事，它以一种连贯而清晰的方式涵盖并总结了那些关键的传记性 (biographical) 信息。叙述可以是更为综合和全面的，也就是说包括那些早期童年经历、所有的重要人际关系、重大人生事件、重要的人生过渡和领悟 (epiphany)、个体的生物学因素、重大的成人经历、对于上述信息的理解，以及这样理解的原因。但是，叙述的内容并不总是非要看起来如此宏大，它也可以是聚焦的，就比如用一个小故事去呈现来访者性格特征的一个方面，从而提供一份她的历史和背景的梗概。通常来讲，心理治疗的强度越高，持续时间越长，那么新发展出的叙述就会越发具有综合性和全面性。来访者在前来接受治疗的时候就携带了她已经自我建构出的叙述，而在治疗师的帮助下，一种新的、(希望是) 更有用的、更复杂的和更加自我觉知的叙述就得以产生和发展。即使是行为主义治疗师也会建议，对于患有创伤后应激障碍的来访者，CBT 的目标之一就是要去构建一种更为完整的、更加详细的和更为平稳流畅的叙述 (Foa，& Rothbaum，1998)。

我们相信，如果新的叙述能够足够精确地包含对于过去和现今的理解（这也包括核心问题的鉴别和个案概念化），并且是以一种包含较少责备和愧疚的方式所组织起来的，那么新的叙述就是具有治愈性的。有一些特定形式的叙述品质是有帮助的，所以来访者们的叙述之间会具有许多的共同点。典型的叙述是一些关于自我和他人的故事，故事里有着发生了却未被解决的张力 (tension) 和冲突。例如，本书第三章所讨论过的核心冲突关系主题 (CCRT) 就提供了一种系统的方法，由此帮助我们去得出那些蕴含着希望、他人反应，和自我反应的中心关系叙述。

除了描述那些我们深深在意着的他人，叙述也是在内部逻辑的推进下完成的。叙述关系着我们处理无序 (disorder)、冲突和困乱，从而在生活中获得更多的掌控、自由和安全的方法。有益的叙述总是会包含一套具有概括性的、能够提纲挈领的张力和解决方法。尽管，相比优秀的好莱坞大片，心理治疗叙述的结构和内容没有受到那么严格的限制，但是，确实有一些特征会预示和造就一段良好的叙述。如果没有丰富和有趣的人物角色，没有复杂性，没有关键事件，那么就不会有张力，从而也就没有决定和解决 (resolution)。

> 保罗是一位天主教牧师，在一段教堂性虐丑闻被曝光并引起轩然大波之后，他自己在童年时期被性虐的经历被唤醒了，于是他前来寻求心理治疗。他知道这些经历的重要性，但是又不太确定它们有多么重要以及为什么重要。保罗因为强烈到无法承受的愧疚感而纠结和挣扎着，即使取得了许多成就但却仍然感到自卑，而且总是强烈地需要别人的喜爱和尊重。
>
> 保罗为自己曾经被虐待的经历而感到羞耻，并且不敢看自己的照片，尤其是近期的照片，因为他觉得自己很丑陋。在最初的叙述

中，他总是觉得不安全，他太需要关爱了，因此他主动去寻求别人的虐待。通过这样的故事，他总结并解释了自己生命中的那些痛苦和问题。他觉得让一位牧师以不当的方式触碰他的身体是他的错，更糟糕的是，他还在不久之后就让另外一个男人对他做了相同的事情。他深深地相信那时候的自己是邪恶的，一直到成年以后都还觉得自己的一部分是邪恶的。他的经历让他对自己的性取向产生了怀疑，而一想到自己可能是同性恋他就非常害怕。*这就是他在治疗开始时对于自己人生的叙述。

随着保罗在治疗中谈论了越来越多的内容，他开始看到了另一种在自己的早年经历与现今感受之间的强力连接。他觉得愧疚和自责，并且坚信母亲还在认为遭受虐待是他的错。他思考了自己现在作为牧师的感受，思考了被虐待的经历是如何让他变得沉默寡言、无法接受赞美、觉得自己恶心和下贱，并无法跟他人社交，从而影响了他的人生的。他觉得牧师的身份让他感到窘迫和不安，而在听到有人竟然会操控和诱奸男孩时他就会感觉到恐惧和惊骇。

保罗开始同情过去的那个没有安全感的和孤独的自己。他是一个大家庭里最小的男孩，妈妈是家里的主导，而爸爸要每天工作很长时间来养家。作为家里的老幺（那时他9岁），他感到被爱，尽管他的妈妈不是个太有感情的人。但是，在虐待发生之后，一切都变了。他觉得自己跟哥哥们不一样，因为哥哥们都体格健壮、爱好运动、擅长社交、人缘很好、活得自在、怡然自得。他觉得羞耻、孤独、抑郁，却又不知道为什么。

随着治疗地逐渐展开，一种新的叙述开始浮现。作为一个小男孩，他很虔诚，在每日弥撒（Mass daily）中做圣坛活动的牧师助手，

---

* 天主教非常不接受同性恋。——译者注

他还十分尊重教区的教士。这让他很容易就成为了那个利用他的虔诚的变态牧师的性虐对象。是的，保罗在这位牧师的喜爱面前屈服了，他很喜欢那种有人给他关注、钱、礼物，还会讨好他和他母亲的感觉，但是他的目标并不是性。他当时不知道该如何处理那种由性接触所带来的不适的感受和体验。他私下里责备自己，感到深深的羞耻。随着他不断地反思那些曾经发生过的事情，他逐渐明白了，那个权威角色的牧师才是那个逾越边界的人，才是那个做错事的人。为什么那位牧师会这样做？

旧的叙述强调了来访者的邪恶意图和终身痛苦，并且凸显了他的那些为了不再让自己的不良冲动再次失控而做出的努力；然而，新的叙述则是更为复杂的，它以一种更为共情的和更为综合的态度去描绘了保罗的童年。他孤独，在跟同胞的竞争中挣扎，渴望得到关注和喜爱，寻找着一位导师或是老师去指导和帮助自己，就像大多数那个年龄的孩子们一样。不幸的是，让他得到这些的那位牧师利用了他的需求进而诱使他去满足自己的性欲。他觉得恐慌、羞耻、困惑，陷入了这段关系而不能自拔——不想失去那位牧师的特殊关注，却同时感到这段关系的继续让他不安和堕落。他的羞耻感导致了他的退缩和与家人的距离感。

保罗觉得越发能够放松和舒服地去谈论那些发生过的事情了，也能够分享更多的细节了。最终，他和那位牧师的事情败露了，当家人知道他的这些秘密时，他感到无地自容。牧师被驱逐了。后来发生的第二段性虐关系是非常短暂的，他对此感到更加愧疚，因为他没法用强迫或操控来解释这次的经历。在旧的叙述中，第二段经历确认了他的理解，即自己是坏的，是应该被羞辱和惩罚的。而在新的叙述中，他将其理解为一种对于以往无法承受的恐惧情境的重复——他无法应对第一次被性虐时的感受，无法带着这段回忆继续生活，所以只好去重复自己的那种在情感上无法承受的经历。

来访者关于早年历史的新叙述让他修正了自己对于现今生活的看法。他把当前在外貌方面的羞耻感以及对于别人喜爱的渴望与他在童年时的自我厌恶联系在了一起。他理解了后来他的那种对于自己成功的不安和愧疚其实是由早年的受虐经历所造成的后果。借助这种对于童年的行为和动机的包含着更多宽容、原谅和理解的观点，他能够将那些自我批评性的症状理解为旧时感受的反映，而那些感受在当前的叙述中已经显得不再合理和现实。他能够看到，自己没有做任何应该感到羞耻的事情，自己不需要那么拼命努力也能得到别人的喜爱，而自己成年后也理应得到那些经过努力所取得的成功。

心理动力学心理治疗的本质在于：过去是现在的序言，而早年经历塑造了后来的生活。心理动力学叙述是由彼此共存的两个故事所组成的：一个是关于早年关系的，而另一个是关于当今成人生活的体验的。也就是说，叙述总是一个双重故事——过去发生了什么，又是如何影响了现在正在发生着的事情。这个双重故事会让来访者对现今获得一种更为清晰的认识。两个故事之间的差异和冲突构成了治疗的主干，而治疗要做的就是去让来访者对此关注，并且帮助她以一种健康的方式来开启人生的新篇章。

治疗前的人生叙述通常无法帮助来访者以一种适应良好的方式去生活。因为叙述存在着种种局限，种种对于自我和他人的不准确的观点，种种错误的知觉，来访者倾向于做出错误的选择。她也许会觉得困惑，对于自己有不确定感，或是拼命去控制那些强烈的情绪，于是，她在生活中失去了灵活性、自由和满足感。在治疗中，一种新的叙述会被构建出来，它不会比来访者真实的经历更加美好或更加乐观，但也不会过于冷酷或消极。随着这种新叙述的形成，来访者逐渐开始相信它了。在本章中，我们描述了一些存在于有效的心理治疗叙述中的必要元素，也阐述了一些帮助来访者去发展新叙述的实用技术。

叙述与释义

释义是传统的心理动力学取向的和精神分析性的干预，其旨在将一种更为深刻的理解传递给来访者，并且关注那些更深层次的真相。释义反映了治疗师对于新叙述的贡献。释义应该聚焦在核心问题和个案概念化之上，进而帮助来访者以一些新的方式来看待自己。但是，释义这一概念是以治疗师为中心的，而叙述则是来访者用来谈论自己和讲述自己故事的语言。因此，相比释义，在对于新理解和新领悟的获得方面，我们将叙述视为一个更为简洁和更为有用的概念，因为它更加贴近来访者的体验，回避了让人有距离感的术语，并且应用了我们与生俱来的讲故事的倾向。

新的叙述与治疗的成功

来访者前来寻求治疗的动机来自于她天然的好奇心和对于摆脱痛苦症状的愿望，但是这些动机很快就会消磨殆尽。在获得了不同的或更好的感受之后，进行叙述工作的动机才能被真正地激发。自我理解能够让来访者对那些令人不安的情境拥有一种连贯且清澈的感觉，从而降低来访者的焦虑，并且帮助他们取得一种控制感。新的叙述做到这一点了吗？它是否减少了困惑，纠正了错误知觉，并且为新的行为和应对方式（solution）打开了一扇门？这是至关重要的，因为如果它能够做到这些，那么来访者就会看到动力取向心理治疗所带来的帮助，就会更有动机去继续接受治疗。如果不能，那么治疗就会看起来没有意义，患者就会转而要求去接受一些聚焦在症状上的疗法，无论是其他流派的心理疗法还是精神科药物治疗。

撰写一部新的人生叙述

构建（build）一部叙述是一个重复性的过程。新的叙述脱胎自旧的叙述，但是旧版本的叙述首先需要被面对、审视和质疑。治疗师的工作在于，通过个案概念化去理解那些更深层次的动机、那些更为广泛的主题和那些尝试过的对于冲突的解决，从而去挑战这个最初的叙述，并且为以后的改变提供激励。如果你能够帮助来访者去看清她带到治疗中的这个隐约已经完成了的叙述，并且指出这个叙述中的解释不仅有其局限性而且限制了她的生活，那么来访者就会有更强的动机去对这段旧的叙述进行深入理解和提出挑战。

这段旧的叙述会逐渐发展成新的叙述，而新的叙述将会包含一种更为全面、综合和清晰的观点，一种关于来访者的发展性体验、主要冲突、体验发展性问题的方式的观点；同时也会包含一种更具适应性的、更加立体的关于她当下体验的观点。在本质上，来访者表述的是"曾经发生过的事情是这样的，我当时对它的体验是这样的，这件事以这样的方式塑造了我现今的体验，而这才是现在真实发生着的事。"

> 杰夫在离婚后前来寻求心理治疗。刚来的时候他极其焦虑、激动、亢奋和气愤。他预约的时间是一大清早，通常，他会提前15分钟就到达，会谈前的几个小时他就已经睡不着了，满脑子都是关于前妻的渴望和绝望。他想要摆脱这些令人烦恼的感受，想要得到安慰和平静。在最初的叙述中，他曾经爱着他那执拗古怪的妻子，但是她混乱的生活模式和自私的性格特点让他觉得沮丧。她觉得他太刻板和太爱控制，所以离开了。他觉得自己曾经那么努力地工作，为她付出了那么多，负担了家里的经济开支，还花了很大的精力去让家庭运转良好。在他看来，她的需求是永无止境的，而她的

自私则是毫无底线的。他觉得是自己让家里的混乱无序不至于无可挽回，觉得自己对于妻子的迎合与满足是任何人都无法企及的。可是，她竟然离开了！

他站在道德的制高点上对于妻子的所作所为怒发冲冠，对于自己的付出和慷慨深信不疑，对于自己的愤怒和怨恨他觉得理所当然，他毫不怀疑自己作为拯救者和救火队员的能力，他坚持认为别人（尤其是女人）都不值得信任。这就是他最初叙述的主要内容。总结起来就是一句话，"我努力工作，我付出许多，我被坑惨了。"

在做完了历史信息采集并且进行了几次会谈之后，治疗师得出了如下的个案概念化：杰夫在跟母亲的紧张关系中感觉到被爱、被放纵和被支持，但也感觉到被控制和被命令。这种关系塑造了他成人以后所有的关系体验，尤其是跟女性的。母亲对他来说很重要，他渴望有母亲在身边，但是又希望远离她和摆脱她。他需要通过控制女性来保护自己，他通过批评来表达自己的愤怒。他想要找到那种自己可以驾驭和照顾的女性，这样自己就不会觉得她们的需求多到让他无法承受，多到让他觉得卑微和渺小。在他的婚姻、友谊和跟女儿的关系中，这种动力都昭然若揭。

治疗师的困境在于，一方面要对于他的悲痛、困惑和愤怒给予支持性干预，与此同时也要开始去挑战他最初的人生叙述——努力工作，无私奉献，还要跟那些每天都在求关注求帮助的难缠的女性们抗争。他故事中的每一块基石——他的无私奉献、妻子的难以取悦、母亲的性格特征——都需要被质疑。当然，他的那些知觉也有可能就是完全合理的和准确的。问题在于，这些知觉是怎样组合和搭配的，以及有没有其他的视角能够让他的故事变得更加丰满立体，从而帮助他去以一种更有意义和更有灵活性的方式来看待周遭事物。

叙述的要素

每个人的生活都是不同的，但是，在所有那些有益的心理动力学心理治疗叙述中，一定会存在着一些常见的元素（见表9.1）。下面，我们会描述一下这些元素，再谈谈该如何由此挑战旧的叙述。

表9.1 叙述的重要组成部分

- 对于人生历程的解释（如，为什么我的生活会是这样）
- 最重要的人生事件和人生体验
- 对于重要关系的多维度的观点
- CCRT——描述愿望、他人反应和自我反应
- 有什么是可以改变的（可变性）
- 希望和同情
- 文化环境
- 叙述语态

对于人生历程的解释

"这为什么会发生？"往往是来访者故事的中心，这个问题就像胶水一样将叙述中的其他元素黏合在一起。重要的因果解释是位于叙述核心地带的定海神针，其为叙述提供了治疗性的价值。这种解释为复杂的人生提供了一种连贯而清晰的描述，它让来访者觉得足够的准确和合理，足以帮助他们组织自己的生活并且拥有更高的功能。我们鉴别出了叙述中常被使用的五种解释，通常它们是以某种方式结合在一起的。我们不会把这些解释提升到科学性因果关系的级别，因为在心理治疗中，我们的目标是得出一个有益有用的叙述，而不是一个客观的真相。

这些解释符合我们所普遍具有的那种把自己的故事讲给自己听的需求，

同时也能够回答那些关于为什么我们的人生会这样发展的问题。这些解释反映了积极的而不是消极的看待自己的观点，或许这就是叙述具有治疗性的原因。在治疗结束的时候，我们会去回顾来访者的叙述，看看他们的中心因果解释都是什么。通过这样的方式，我们总结出了这几种解释的类型。我们要探究的是驱动着故事发展的核心力量。

1. "**过去的经历**在重复。"早年的经历铺设了模板，而我们倾向于重复过往。我们期待能得到比以前更好的过程和结果，但是通常我们只是重复着曾经的错误和误解。任何一段心理动力学叙述都注定会包含这种重复，而大多数来访者都会觉得这种解释符合他们的直觉。这种叙述性解释（narrative explanation）通常会遵循以下的形式："我有X、Y、Z这些重要的过往经历，从那以后我就一直在不断地重复着这类经历，试图改变它们。"*

2. "**外部的事件**影响了我们的生活。"这里所关注的是那些造成的结果和影响可以被理解的事件。来访者的体验是："因为发生了那件事，我看待事物的方式就变成了这样。"这种解释可能是使用得最为频繁的叙述手段了，尤其在心理治疗的早期，它暗含着负面事件所造成的影响以及来访者试图应对这些事件的方法。这类解释让来访者自身相对来说远离了指责和否定的困扰。当然，这种叙述性解释有时会被用来进行防御或逃避责任，但是我们都知道，有益和有用的叙述应该能够帮助来访者去将自己视为一个本质上是好的却一直在跟艰难困苦做斗争的人。有时我们需要为事情的发生承担责任，而有时外部事件的影响才是重点。在这两种彼此相对的视角间保持一种灵活而开放的态

---

* 在此分享 George Santayana 所说的一句话，"那些不记得过去的人注定要重蹈覆辙（Those who cannot remember the past are condemned to repeat it）"。——译者注

度，这需要我们进行复杂的判断，而这种因果性的解释往往伴随着躲避个人责任的风险。

3. "我现在之所以如此是因为这已经是我以前能够想到的**最佳生存策略**了。"这种解释在叙述中是重中之重：旧时的应对机制被保留下来，而现在它已经是功能失调的了。这种解释力图在逃避责任与自我指责之间创造一种平衡，并将两者综合起来。它想表达的是：在面对令人苦恼的感受和不可调和的冲突时，孩子们已经竭尽全力了，但是由于认知和情感功能上的限制，他们所找出的那些应对方式往往是有问题的，而这些策略却在他们以后的生活中被不断地使用着。前文中杰夫的叙述就是基于这种解释的。

杰夫在童年和青少年时期一直在处理着跟家庭的分离方面的问题，尽管在跟母亲的关系中有不少冲突和挣扎，总体来说他处理得还不错。他想要跟母亲保持亲近但是又受不了她，作为应对，他保持着一种控制和独立的姿态——表面上顺从母亲的愿望，心里却埋藏着许多负面的感受，然后每年都去参加夏令营。

这种生存策略在他小的时候足够管用，但是在他的婚姻中却造成了问题。在表面上，他回应着妻子的需求，甚至做得有些过头。而实际上，他的心理一直都对此充满怨恨。通过略加遮掩的蔑视和被动攻击的（passive-agressive）行为，他间接地表达着这种负面情绪。他的妻子常常觉得他在生气和控制，而他的孩子们也对此有许多负面的反应，尤其是在青春期。

杰夫看到了自己旧时的模式及其在后来生活中的重复，而这成为他叙述的主题，从而为当下生活的改变开启了大门。例如，在跟新女友的交往中，他能够坚定地表达自己而不再担心被拒绝，而在跟子女的相处中，他也只有在认为孩子们的需求是合理的时候才去响应。

4. "对我们来说，**失误在所难免**。"人们知道这句话，也基本承认它是对的，可是一旦事情到了自己头上，他们就不这么看了。有时，这种观点能够帮助来访者构建出一部清晰连贯的叙述。来访者看到了自己生命中发生过的事情，理解了其中可能存在的因果关系，明白了她当初或许能做出更好的决定或是能更有效地控制冲动。但是，失误总是在所难免的，人们难免会犯些错误。这种叙述性解释说明了，尝试和失败都是人生的主题，是生命本质的一部分，是不可或缺的。接受这种观点能够让来访者去理解自己曾经的生活轨迹，并且为自己曾经的那些反应和决定进行辩护（justify）。这是一种健康的自责方式，毕竟人非圣贤，孰能无过。

5. "**个人选择与自由**"这种叙述性解释恰恰跟之前的四种解释相对立。在此，来访者不是被动的演员。对于旧时的那些人生经历、有限的应对技能、重要关系和意外事故所带来的影响，来访者并不是只能逆来顺受、委曲求全，或是消极面对。反之，来访者是她人生的主角和主导者，她拥有着自己的资源，用智慧战胜了艰难险阻（也许是在别人的帮助下），发展出了新的应对方式，并且得到了新的体验。在这种叙述中，个人的自由选择和对于环境局限的超越有了自己的位置。这种类型的解释是不可或缺的。

重要的人生事件和人生体验

如果说对于事情发生原因的解释是人生故事的框架，那么来访者的重大事件、它们的意义、体验它们的方式就是人生故事的血肉。故事中的那些角色都是谁？那些关键时刻是什么？而那些人生轨迹中的转折点又是在何时出现的？在跟父母和其他早年养育者的关系中，哪些是重要的？在这些关系中发生了什么？谁是稳定而可得到的（available）？谁让人失望？谁去世了？

而谁又离开了？后来的关系、得到和失去的爱情、家庭、朋友、同伴和同事，这些都是故事的内容。此外，还包括创伤事件和积极体验。如果叙述是一个关于我们是谁的故事，而我们从本质上讲又是社会性动物，那么这个故事的主题就应该是我们的关系，以及这些关系是如何发展、改变和被内化的。

对于父母的多维度的观点

相比于许多来访者在治疗早期对于父母的单一维度的观点，在成熟的（在接受治疗之后的）叙述中，一幅多维度的、清晰明确地描写早期重要关系的绘画就显得格外重要并且必不可少。在这幅绘画中，可以从很远的距离去观察和理解父母。他们有他们的力量和弱点，也有他们的动机和需求；他们付出但也索取，既是在滋养和哺育又是在渴望关爱，独立却也依赖，超越了他们所在环境的限制但又为环境所束缚和羁绊。在对于新叙述的构建过程中，这种理解是来之不易的，它来自于详细、安全和彻底的探索，而探索的对象则是来访者的童年记忆以及其自己作为母亲／父亲、爱人或朋友的经历和体验。

举例来说，杰夫只有在治疗进行了一段时间后才认识到了母亲有多么异乎寻常：她有许多局限，需要他来成为自己的自恋延伸（narcissistic extension）*，从而帮助她得到她所渴求的关注和赞美。杰夫也看到了母亲在自己没有满足她的需求时她的那种操纵和控制。但是，通过治疗，在他就自己与子女们的关系进行了很多工作以后，他也注意到了母亲的能量、热情、喜爱，以及那种为家庭创造美妙体验的非凡能力。她极其健谈，为别人带来

---

* 作为自恋延伸的个体被自恋的人视为满足自己自恋需求的对象，被物化了，而不是被当做一个有血有肉的独立个体。自恋延伸既可以被用来为自恋者直接提供自体客体功能；也可以被用于为自恋者去赢得来自他人的自体客体功能。电影《消失的女孩》（*Gone Girl*）中的女主角与其母亲的关系就是后者，而某些"成功人士"在年龄很大时娶来的网红般的花瓶老婆（trophy wife）则能够同时符合两者——她的崇拜和他人的羡慕。——译者注

了许多欢乐，也是位极好的女主人。在治疗的后期，杰夫逐渐能够同时认识到母亲的力量和弱点；她给了他许多却也造就了他的痛苦。

核心冲突关系主题

人生叙述必须要捕捉到来访者的重要冲突，无论是以怎样的语言来描述，只要来访者觉得舒服就好。CCRT 提供了另一种组织叙述的方法。来访者的愿望、他人对于愿望的反应和自我反应，这些都是关系性冲突的本质所在，而故事也正是围绕这些关键的重复性元素而构建出来的。在杰夫的案例中，他希望得到母亲的爱和支持，而他感觉到的母亲的反应是苛求、控制和潜在的惩罚。他的自我反应则是变得顺从和怨恨。作为这个核心冲突的后果之一，尤其是由于他的自我反应，杰夫发展出了次级愿望（secondary wish）（Wiseman, & Barber, 2008）从而去逃离关系，或是控制关系，以此来让自己觉得不再处于危险之中。但是，这些次级愿望也带来了另外的一些问题。

有什么是可以改变的

对于改变，一部治疗性叙述应该是饱含希望却又符合现实的。当然，没人能完全确定改变将会发生。也许在对于杰夫的治疗中最为艰巨的部分之一就是去接受现实，即他可能没有能力去改变自己的那种关于女性的内心感受和第一知觉；不过，他将会有能力去理解这些感受和知觉的缘起，注意到它们的重复，并且逐渐发展出一种能力去区分在那些知觉里究竟哪些是源自过去情结的，而哪些又是更加基于当下情境的。他接受了如下现实：他可能时不时地还会觉得被控制、怨恨和疏远；他可能需要找到一个在当前最适合自己的女性，一位让他能够容忍那些感受而不会觉得明显不适的女性。他意识到，这一性格模式是他自身的一部分，是无法改变的，但是能够在程度上有所降低；还意识到，他无法抹去这些负面的感受，但是它们可以变得不那么强烈，从而让他也能找到一位令他满意的伴侣。

希望和同情

对于未来的希望，这于治疗性叙述而言至关重要。但是这种希望是怎么真实地产生的呢？通常，这跟对于人际关系或对于拥有新关系的可能性的希望有关。在治疗早期，来访者对于配偶、伙伴、父母或上司的理解往往是单一维度的，而其中充斥着痛苦的感受——受伤、气愤、背叛，或失望。这些感受的强度通常跟来访者看待他人方式的执着和僵化程度有关。

这些痛苦的关系可以被以不同的方式来体验，认识到这一点会给来访者带来希望。对于他人的新的理解会让来访者认识到，那些关系情境可能比自己最初认为的更为复杂。面对着其他个体的复杂性，来访者可能会对他们感到更多的共情和喜爱。有时，希望来自于，认识到关系已经无法挽回，而离婚或疏远才是最好的选择。这种认识同样也会增加来访者得到更好的关系和更多的爱的可能性。

无论是上述的哪一种情况，如果叙述能够包含更多的希望和更多的同情，那么它就有可能会让人做出积极的回应而不是做出满含怨恨和愤怒的回应。希望是一种自验预言（self-fulfilling prophecy）——越是心中充满希望，来访者也就越有可能去实现那些希望。

文化环境

在叙述中，涉及文化的价值观和挣扎抗争是重要的因果要素，然而它们同样也是表达那些更为普世的问题的媒介。许多来访者发现，找到叙述中包含着的重要文化元素会让他们的故事更为真实。举例来说，杰夫的上中产阶级犹太人背景正是他故事中对于母亲的依恋和跟女儿冲突的一部分。他与母亲的关系尤其符合犹太文化中母子紧密关系的普遍模式。这种潜在的文化背景很可能部分地塑造了他们之间的人际动力，同时也能够以简略的方式为他们母子间的纠缠关系提供一种参照，从而为更复杂的心理真相提供素材。群体历史中的重要事件，权力、镇压（subjugation）、歧视和异化（alienation）的问题，这些都是来访者个体故事中无法被回避的部分，同时也是至关重要的叙述性元素。

叙述语态

我们使用传统的文学概念去分析治疗性叙述，而人类学家用精神分析的理论去分析艺术作品，这是两个互逆的过程。在对于来访者叙述的分析中，Alon 和 Omer（2004）描述了"心魔（psychodemonic）"、"悲剧"和"喜剧"这三种叙述。下面，我们将分别对其进行描述。在我们看来，"悲剧性叙述"是心理治疗叙述中最为成功的。

心魔叙述把来访者描绘为在本质上恶劣、邪恶和有害的人，描述了来访者的这些品质给他们的生活所带来的影响。这种"性本恶"的解释会将矛头指向来访者的基因、灵魂或是更为原始的一些东西。在叙述的其他部分中，所有的人际关系、人生经历、始末缘由，都是在来访者"性本恶"的基础上发展而来的。按照这种解释的模式，改变发生的程度、范围和概率都很有限，而希望和同情也最少。

相比与心魔叙述，"悲剧"叙述则强调那些致命缺陷、事故、局限和错误，突出了那种由早年的微小偏差所导致的蝴蝶效应和恶性循环。在"悲剧"叙述中，当前的苦难被视作先前事件的后果。痛苦和煎熬是来访者的命运，并有其可被理解的原因。悲剧叙述中的这种"性本善"的解释和对于来访者的无辜假设会让来访者的故事更加丰满和复杂，从而包含更多的改变和超越，并最终带来希望。大多数心理治疗叙述都采用了这种悲剧的形式，不过彼此之间会有许多差异。杰夫的故事显然是一种悲剧叙述，它所围绕的主题包括：他小时候跟母亲的纠葛，这段艰难的关系体验在他后来的人生中引发的痛苦，一些让他很难在与母亲的关系中获得不同体验的能力局限，以及母亲对他的那种一成不变的方式和态度。

喜剧叙述的形成仰仗于那些偶然事件和误解，往往开始于好心办坏事和好心当作驴肝肺，结束于有情人终成眷属和从此他们过上了幸福快乐的生活。心理治疗叙述要不要遵循这种模式呢？这是一个有趣的问题。我们的看法是，这类叙述尽管对于大多数人来说是合理、准确和有益的，尽管在生活中并不罕见，但是它却较少出现在长程心理治疗当中。大多数治疗性叙述都包含了丧失和磨难，不过通常那些较为成功的和带来显著改变的治疗会让来访者能够回顾过去、放眼未来，看到塞翁失马焉知非福，从而拨云见日、苦尽甘来。

在治疗后期，杰夫觉得他发现了一种对他有帮助的叙述来理解他的人生。随着对于自己与母亲的关系的理解越来越深刻，他变得能够在面对她时坚定地表达自己了，这让他觉得不那么被控制，从而也就没那么气愤了。他能够更加全面地欣赏她的那些正面特征。不过真正让他看到新叙述的治疗效果的是他在新恋情和与子女关系中的体验。在他的早期叙述中，他与自己子女的关系出问题是迟早的事。随着他们在青春期羽翼渐丰，他们与他的关系接连从亲密变得疏远，这让他非常难过。

杰夫担心自己在子女长大后会变得老无所依，他知道自己依赖他们。他尤其对大女儿感到气愤，她刚愎自用、过分自信、冲动任性。在他与女儿的关系里充满了对于控制权的无休止的争夺。规律睡眠，清洁厨房，帮做家务，完成作业；几乎每件事都会成为争论的导火索和辩论的主题。她不会放弃或屈服，而争吵越多他就觉得越要赢得这场战争。对此，他以往的看法是：如果我让步，她就会为所欲为，而我就会因此而失去她；如果我赢了，她就会留在家，表现良好，跟我保持亲近。随着一种让他能够清晰地理解自己生活的叙述逐渐形成，他看到了这种父女关系实际上是他与母亲的关系体验的一种重复，在两段关系中，他都在用控制去保护自己，让自己免遭拒绝。

　　每次对于旧有模式的成功抵抗都会让他欢欣鼓舞，他知道这种变化对于他和女儿都有好处。也许他会再次陷入以往的模式，不过很快他就能爬出陷坑，而且反应得越来越快，甚至都能提前预测到冲突的发生。与此类似，他与新女朋友的关系也比以往任何的一段恋情都更加健康。他能够忍受意见上的分歧，能够坦诚交流而不再那么地受到旧时情绪的困扰，并且得到了一种从未体验过的亲密。

创造新叙述的技术

挑战观念

　　除非旧版本的叙述失去力量，否则就不会有新的叙述。在对于他人、关系和事物的理解上，总会存在着另外的视角、解释和维度，而这些跟以往不同的理解方式则可以被用于补充和改变旧的叙述。例如，杰夫真的是他最初所描述的那样善良慷慨、工作努力和诚实正直吗？还是说他也会有苛刻和竞争的一面，会有自视清高和假仁假义的一面？支撑着他的那种带有道德批判性质的愤怒的，究竟是一种健康的成人对于承诺和爱的公平感，还是些别的什么？他对于妻子只是无尽的给予和付出而几乎没有得到回报，这究竟是不是真的？在母子互动中，他的母亲是不是当真那么的具有侵入性和那么的自我中心，还是说他从来就没有告诉过母亲，说她的做法给他带来了烦恼。

从表层开始工作

　　在杰夫能够开始质疑自己最初的叙述之前，他需要的是对于他的痛苦和恐惧的安抚。治疗中的共情和支持能够让来访者感觉到安全和自由，而这是她能够表述那些令人不安的想法并对它们进行反思的前提。

这种安全感，以及希望灌注，是改变旧叙述和创造新叙述的必要基础。对于跟杰夫进行工作的治疗师来说，治疗的过程应该具有一定的循环性。这个循环始于对旧有的知觉和观念的阐释，随即提供支持，然后再多探索一些，随即再给他支持，如此往复。每过一个循环，杰夫对于自己的感受和经历的探索就会更深一步。从相对表层的那些忧虑和解释开始工作，这样他逐渐就能开始去承认那些更为复杂的感受，去承认那些对他来说看起来没那么合理和没那么真实的解释了。例如，一开始，杰夫特别确信自己的慷慨付出，坚信自己观点的理所当然，以至他无法看到：他对于家庭的每一份付出都伴随着一种对于愤怒和想要逃离的表达。

在来访者谈论了一段以往或当前的重要经历之后，治疗师要做的是去引出她对于这个事件的最初的叙述和理解。下面列出的是一些典型的提问，它们能够让来访者展开隐性叙述（implicit narrative）*：

- "在那个情境中，你的感受是怎样的？"
- "在那个情境中，让你担心的是什么？"
- "你觉得将会发生什么事？"
- "你觉得为什么那件事会发生在你身上？"
- "你觉得是什么让别人对你做出了那样的反应？你觉得他为什么会那样做？"
- "你觉得是你说的或做的什么让别人有那样的表现？"
- "这种情景让你想起什么了吗？"
- "如果你害怕的事真的发生了，那么你会有什么感觉？你会有什么反应？"
- "你怎么看待那些感受？"

---

* 隐性叙述指的是一段叙述的雏形，包含着一些叙述的碎片，虽然有描述，但却不连贯，不完整，也不清晰。——译者注

● "这种事总是在你身上发生，对此你怎么看？"

当你问这些问题的时候，来访者时常会真的不知道答案，但是他们往往会有一些想法或设想。从表层开始工作意味着先去就那些贴近来访者觉知的内容进行提问，而不是去问那些深层次的想法、感受、动机或冲突，也就是那些你作为一名治疗师要去进行假设的内容。从表面开始工作也意味着先对那些来访者已经知道或想到的内容进行工作，随即再去推进和探索，去提出其他的可能性，仔细倾听，说出你心中的疑惑，询问那些潜藏着的信息。

例如，只有当杰夫开始看到他的那些感受和对于感受的解释是不准确和不恰当的时候，他才能够去质疑自己最初的那种陈述。对于初始陈述的反复探索能够帮助他了解和靠近自己的那些愤怒和伤痛，从而开始意识到，为了应对这些感受，他在不断地尝试着跟别人保持距离或是对别人进行控制。这一过程为后来新叙述的形成奠定了基础。

有的来访者发现以一种更为具体的方式就叙述进行工作会更有帮助。日记（journal entry）、简要自传、诗歌、艺术作品和图表可能都会有用。有的来访者倾向于更为正式的叙述文本，而且会把写好的新版本的叙述带到会谈中，从而跟你去一同讨论和回顾。

应该在多大程度上关注和强调过去？

心理动力学心理治疗十分看重过去，会对过去进行大量、广泛和详细的讨论。在 Malan 三角（Malan, 1979）中，来访者的中心冲突可以借由彼此平行的三种关系来表示：过去的关系、真实的现在的关系和跟治疗师之间的关系，即移情*。同理，一部综合全面的叙述也应该包括这些元素。这个故事起始于童年，一路裹挟上那些重要的人生事件，进而融合了那些重要的人际关系，最后以现在收尾。移情向我们再次呈现了故事中的冲突，因此也应该被包括在陈述当中。

一些来访者的脑海中装满了回忆，很容易就能够对过去的事件进行反思；而另一些来访者则满心是现在，不太愿意回顾过去。有些来访者喜欢谈论那些具有治疗性的此时此地，谈论那些对于治疗师的感受和想法，有些则不然。如果可能，我们最好去将 Malan 三角中的所有三个领域都跟来访者详细地梳理一遍，把它们具体化，因为这三个领域是彼此呼应和互补支撑的，对于某一领域的理解就能带来对于其他领域的理解。

有的来访者会询问在心理动力学心理治疗中她是不是必须要谈论过去。我们认为，以现在或移情为主要关注对象的心理疗法可以是有效的，但是这样可能会让治疗变难而效果变差。要想获得最大的改变潜能，就要进行更为广泛的探索从而构建更为全面和综合的叙述。对于相对短程的疗法，聚焦在现在通常有可能更为有效，因为单一领域的信息会让叙述更加清晰和坚固（consolidation）。相比之下，在更为长程的治疗中，因为治疗的目的更为广泛，所以在全部三个领域都进行工作也就更为合适，时间上也更被允许。从本质上讲，叙述中包含着一条时间线，所以如果能让叙述以过去开始并延续到现在，那么它就会更有力量和更让人信服。

---

* Malan 的"领悟三角"包括两部分，即"人物三角"和"冲突三角"，上文描述的三种平行关系就是人物三角，而冲突三角则由潜藏的冲动／感受、焦虑和防御组成。这两个三角被学界视为所有心理动力学疗法的基本框架，包括 CCRT。不过，需要指出的是，就连 Malan 本人后来也承认，它的模型在很大程度上借用了 Karl Menninger 的思想。——译者注

叙述与治疗师

正如我们之前所主张的那样，透明化对于治疗师所扮演的角色来说很重要，因为它能够帮助治疗师去加强治疗联盟，并且让心理教育更加容易。治疗师应该去解释叙述的价值，解释为什么对于隐性叙述去进行阐释、分析和拓展是很重要的，并且解释发展出一部新的人生故事所能够带来的益处。尽管这样做有可能会让来访者变得比较偏向认知和更加理性，但是它也会带来一些情感上的共鸣，并且会帮助来访者去理解治疗师的行为和态度。

来访者对于治疗会有许多常见的问题和顾虑，而其中大多都可以在人生叙述的框架下得到解答："为什么我们非得谈论过去？治疗最终会指向对于我父母的指责吗？那不就成了单纯的抱怨了吗？我的问题是现在的，去理解过去会让事情变得有什么不同吗？我怎么才能知道那些过往经历真正的样子？我看待家庭的方式跟我兄弟姐妹非常不一样，我怎么才能知道谁是对的？治疗看起来是非常主观的，那么我怎么才能知道我们正在谈论的事情是真实的？"在回答这些提问的时候，你都可以去解释说叙述的发展是心理治疗的中心任务，然后再引用一些我们在本章中讨论过的概念、知识和理论。我们会告诉患者，以咨访双方相互合作的方式，就一个关于他们人生的、新的、更加清晰和复杂的叙述进行工作，这是治疗的主要任务。对于人生的新理解需要让来访者觉得有道理。另外，有些事情是来访者以往没办法去想和不愿意去想的，治疗让他们对于这些事情有了新的觉知，因此，新的理解也需要将这些觉知整合进来。发生了什么，怎么发生的？这就是来访者的故事，这就是叙述。在别人看来，甚至在家人看来，故事的内容或许是不够准确的，但这并不重要。在治疗师的帮助下，来访者以深刻的方式持续地就他们的故事进行讨论和反思，在他们看来叙述是真实的，以上就是判断叙述是否真实的标准。另外，一段新的叙述也应该让来访者获得希望，看到未来有许多新的可能性，看到生活可以变得更美好。

治疗在本质上是一个学习的过程，而学习的焦点则是改变看待和体验自己和他人的方式，因此，就像其他学习过程一样，重复和回顾是非常重要的。许多来访者会表示说自己觉得在上次会谈里发生了一些重要的事情，但却不记得是什么了。尽管这或许反映了退行的力量和对于焦虑的回避，但是它或许也提醒我们：学习那些关于自身的新事物是很困难的。如果学习得不够充分，人们就会遗忘。治疗师应该去重复那些迄今为止已经建构出来的叙述，这样做会降低来访者的焦虑，让他们更加感到稳定并且得到安慰。在来访者感到烦乱或遇到危机时，这种重复尤其有用；而在他们觉得平静时，对于叙述进行总结则会让治疗已经取得的进展得到巩固。

总　　结

通过提问和假设从来访者的表层觉知开始工作并逐渐深入，最终发展出一段详细、综合、全面的叙述。这样的阐释（elaboration）会帮助来访者增加自我觉知。作为咨访双方共同合作的成果，这样的叙述通常会在治疗进行了一段时间之后才能得出，而且会随着治疗的进行变得越发复杂。新的自我理解是治疗性改变的重要前提。

第十章

改　变

如果能诚实和勇敢地面对生活，那么人就会在经历中成长。这就是性格形成的过程。

——Eleanor Roosevelt

改变是一定会有的，除了在自动售货机那儿。*

——无名氏

心理治疗最终的目的是帮助来访者去获得改变。这才是对于心理治疗和治疗师最为实在的考验。我们怎么才能知道我们的工作是否带来了积极的改变呢？在面对表现评估时，我们都会感到紧张和窘迫。股票经纪人和奥林匹克运动员能够立刻得到对于他们表现的反馈，但是教师、艺术家和心理治疗师就不会。

确实存在着一些用以评估心理治疗的效果和过程的客观方法，但是，由

---

* 英文中，change 既有"改变"的意思也有"零钱"的意思。——译者注

于在真实的心理治疗中混杂着许多额外的因素，我们不得不在对改变进行计划、观察和评估的时候保持谦虚。来访者常常不太清楚自己想要改变什么和改变多少。在治疗过程中，咨访双方对于已经发生了的改变的解读，对于正在发生着的改变的观察，以及在数周、数月、数年之后对于先前改变的看法，都是不固定和不确定的。对于什么是**能**改变的，什么是**应该**改变的，以及什么是**已经**改变的，治疗师会做出评价和判断（有时是有偏颇的）。客观的对行为改变的效果评估显然是一种最为干脆明了的手段，然而这些评估却不见得符合来访者的目标和主观体验。

尽管，在心理动力学心理治疗领域的文献中，我们能够找到大量的关于来访者如何体验改变的讨论和解释，但是，对于心理治疗和治疗师促进改变的方式，这些文献却描述得没那么清晰明确。或许这就是为什么许多来访者会说"我越来越理解自己了，但是这些理解怎么才能帮助我去获得改变呢？"的原因。作为心理治疗领域中的研究者和实践者，我们竟然无法就这个问题给出一种简洁而一致的答案。

在传统上，心理治疗界普遍会将领悟（insight）视为促进改变的灵丹妙药。领悟在导致改变方面所具有的力量曾经在一定程度上定义了精神分析和动力取向疗法。但是，除了促进领悟之外，我们却从未精确地描述过治疗师用以促进改变的其他方式。多年来对于动力取向心理治疗的实践经历，加之认知行为疗法在研究改变方面所造成的影响，最终让我们决心对心理动力学疗法中的改变去进行详细讨论和重新解读。在本章中，我们提出了一个改变的模型，并且就PPP中促进改变的策略进行了详尽的阐释。

> 米歇尔是一位身材娇小、活泼外向的女性，她大踏步地走进我的办公室，带着一个大大的，温暖的微笑。她是一名全国性化妆品公司的销售，她告诉我她有个正在上中学的儿子，他最近显得越来越暴躁不安，她很为他担心。但是，她来接受心理治疗的主要原因

是她那摇摇欲坠的婚姻，这让她特别害怕。她与丈夫的关系变得非常的消极和空泛，这让她感到气愤。她喋喋不休地讲述着自己与丈夫在相互交流方面的困难以及这些困难让她多么痛苦，以至在最开始的时候我都很难对她的话做出回应。

在米歇尔的描述中，她的丈夫杰克是一个安静而具有创造力的男人，他无奈地投入到了家族生意当中，只能把自己的理想和抱负抛在脑后。她曾经在3年里一直受到一种难以诊断的生理疾病的折磨，而现在终于觉得好起来了。就在准备好要回归正常生活的时候，她却惊讶地发现她的丈夫似乎已经准备好要离开了。杰克拒绝接受伴侣治疗，而最近却刚刚开始去见他自己的治疗师。在遇到杰克的治疗师时，米歇尔知道了丈夫正在试图找寻他自己，还知道了他不确定要不要继续这段婚姻。

米歇尔有一个妹妹，而米歇尔才是父亲的宠儿。她深爱着她的父亲，每当在电话里听到父亲的声音，她都会觉得精神振奋。可是，她与父亲之间的历史却很复杂。小时候，他常常对她连吓带哄，要求她在学校里一定得表现良好并且成绩优秀。另一方面，他也把她当做知己，教给她有关商业运作的一切知识。而且，他自己也是一名金牌销售。米歇尔的母亲则是一个安静、亲切和忠诚的女人。米歇尔相信自己无法忍受杰克的拒绝；她确信自己没法一个人生活，觉得自己像是个"大输家"。我很难把她的这些关于自己的描述与坐在我办公室里的这位优雅、开朗和迷人的女性联系在一起。她看起来拥有很多优点和资源。但是，她觉得能够嫁给他的丈夫纯属自己的运气。她觉得自己在一个二流公司里工作，又在一个二流城市里居住。

婚姻关系的恶化让她觉得自己像一个失败者，也让她很生气。她是一位斗士，在家里她制造出了一场又一场的冲突，斥责和批评丈夫，要求他给自己陪伴、关注和礼物。可想而知，她要求得越多，他就变得越是被动、呆板和迟钝，不给她回应。

看起来，米歇尔的核心问题是低自尊，这种动力学概念化跟她与父亲的那种既兴奋又痛苦的关系有关。她既觉得被他批评又觉得被他重视；这种强烈的情感纠葛让她对于杰克对待她的态度过分敏感，易受伤害。她期待他让自己完整，让自己感觉到被爱，而在他做不到的时候她就觉得痛不欲生、怒火中烧。这种模式在她与丈夫的关系中一直都存在，而更加让他感到精疲力尽和气愤的是那些由她的疾病和症状所带来的压力和劳累。治疗的焦点是她在关系中的体验，以及她该做些什么才能感觉好一些，才能让他们的婚姻状态好一些。她的自尊在生活的其他领域中也比较低，但是低自尊在婚姻关系中的体现才是造成她巨大痛苦的主要原因。

来访者能有哪些改变？

有效的心理治疗会改变来访者的主观体验和客观功能（objective functioning）。心境、情感、认知、人生满意度（life satisfaction）和获得乐趣的能力，这些都会朝好的方向变化。理论上，上述一个或多个领域中的改变都会"渗入（trickle down）"到其他的领域。在家庭、工作和关系的领域中，以及在运筹组织和集中注意力的认知方面，功能是否比原来提高了？来访者在解决问题时有没有表现出灵活性和创造力？她有没有觉得自己在依恋和亲密方面的满意度和能力有所增加？她在观察、理解、变通方面的能力有没有获得提升——心理治疗功能（psychotherapy function）有没有被内化？是否还有其他的一些显著的改变是来访者或许还没有注意到的？

对于心理动力学心理治疗的效果，及其与那些更加针对症状的疗法在效果上的比较，学界一直都有争议和辩论。当代，许多这样的争议和辩论都聚焦在一个问题上，即心理治疗是否应该是仅仅做到去除症状就够了。减少症状显然是重要的，也的确会让来访者感觉更好，然而治疗是不是也应该积极地去帮助来访者提升他们的心理健康度和功能呢？我们是否应该仅仅是消除病灶然后让来访者自愈，还是说我们也应该为其提供一些训练和复健（rehabilitation）呢？

米歇尔的症状——孤独、焦虑、气愤和冲动爆发——对于她和她的婚姻来讲是一个问题，但是她也展现出了在健康情绪功能方面的局限。她在独处和寻找自我满足与自我实现的资源方面有许多的困难。她指望从丈夫和儿子那里得到确认和赞同，就像幼年时她指望父亲为她提供这些一样，她并没有发展出一种发自内心的自信感和兴趣。即使婚姻得到了修复，那么在未来，她也迟早会在年龄变老、失去双亲、儿子离家以及其他关键的转换问题方面遇到挑战和困境，届时，只有更强的情绪力量（emotional strength）才能让她渡过难关。心理治疗是否能够（和应该）帮助她去加强情绪调节方面的能力和品质，即使是在她的当前症状（presenting symptom）消失之后？

以下，我们列出了一些传统的（和没那么传统的）心理动力学治疗中的"改变的目标（target of change）"（参阅 Sharpless，& Barber，2009）。

- 较少的情绪困扰和更强的对于压力和痛苦情境的应对和抵御能力。
- 减轻和减少症状。
- 积极的自尊，伴有一种生活符合自己预期的感觉。觉得已经最大程度地利用了拥有的机会，并从而获得一种掌控（和接纳）感。
- 更加稳定和持久的关系，并在关系中得到连接、分享、支持、激励和确认。
- 提升在外部世界、职业发展、休闲娱乐和满足基本需求方面的功能。
- 更好的创造性地适应新情境的能力。处理人生发展需求和找到良好解决方案的能力。
- 更强的以基于当下和现实的方式进行思考，并由此做出决定，以及寻求满足、意义和人生价值的能力。更强的创造力。

● 更多的积极体验和积极情感，更少的消极体验和消极情感，提升那些对于促进积极体验来说所必须的技能。

大多数以上列表中的条目可能是你所熟悉的，而且是不存在争议的。我们需要对最后一条额外做一些解释。一位患者曾经说过，他的目标是"找回（他的）微笑"，这句话出自当时很流行的一部电影《城市滑头》（*City Slikers*），电影叙述的是三个中年男人为了解决中年危机远赴西部找乐子的故事。他的治疗目标在当时看起来是可以理解的，但是这个目标是模糊的，而且跟让他寻求治疗的那些明显的家庭问题没有联系。这个目标有些一厢情愿，而且不太实际。然而，这位来访者所说的目标确实触及了一些对于每个人来说都很重要的东西。而其背后的理论就是积极心理学：积极的体验本身就是一个终极目标，而且能够帮助个体去缓冲那些消极体验。积极心理学所关注的是那些积极的情绪和那些让体验变得更加积极的方法。研究表明，创造并维持积极体验的能力是可以被发展和提高的，从而带来更加符合个体期待的结果（Seligman et al., 2005）。这显然跟米歇尔案例的情况相符合。当然，米歇尔需要明白为什么她会感到那么受伤、对杰克那么气愤，进而就此进行工作。但是，除非她也能找出如何在与杰克的关系中获得享受和积极体验的方法，否则他们的婚姻将仍然是比较艰难和不太令人满意的。

改变的机制

在大量关于心理动力学心理治疗中改变机制的文献中，我们不难发现一种随着时间推移而发生的观点演变：早期是基于对来访者的潜意识进行准确迅速释义的宣泄疗法，进而是强调在咨访双方之间发展出的治疗性亲密关系，最近则会关注那些能够促进良好适应（healthy adaptation）的方法和技能。该如何理解这些文献中思潮的变迁呢？新的领悟、一个新的和更好的父母形象、新的技能，到底哪个才是促进改变的核心机制？

早期的精神分析师们，包括 Freud，相信自我理解和对于冲突的觉知是改变发生的根源，因此，领悟既是改变的目标又是改变的机制。那些看似令人费解的内容（如，梦、歇斯底里性症状）或那些看似毫无价值的内容（口误、笑话等），对于它们的理解正是经典精神分析的重点所在，这显示了学界对来访者关于自己的领悟所给予的高度重视。可是，这种由领悟带来改变的机制却并未得到清晰的描述。

Strachey（1934）清楚而明确地阐释了精神分析中治疗性改变发生的经典机制。在他看来，治疗师所做出的准确释义构成了一种缓和（mitigating）超我的力量，从而允许来访者去以一种不太具有批评性的视角来看待自己，进而带来了更大的内心灵活性和冲突的减少。Strachey 的观点主要基于的是自我心理学的理论模型，他认为，对于来自分析师的理解的认同会让来访者的自我体验变得不那么具有批评性和惩罚性，以及不那么让人焦虑。从来访者的视角来解读的话，就是说"治疗师提出了一些温和的对于我的理解，我欣赏并理解了它们，所以我没事了（I am OK）。"对于米歇尔来说，这意味着，治疗师就她与父亲的关系、她对父亲的矛盾情感和依赖都进行了释义，在接受并理解了这些释义之后，她的自我批评降低了，而且不再那么地倾向于将自己视作"失败者"了。她将会对于自己的感受和冲突拥有更多的觉知，更好地理解自己，并且更少地进行自我评价（judge）。

Alexander 和 French（1946）以激烈的方式从根本上与早期的精神分析师们分道扬镳了。他们两人认为，"矫治性情绪体验（corrective emotional experience）"会帮助来访者改变。也就是说，来访者能够以新的方式重新体验旧的冲突，能够在跟治疗师的工作中获得一种新的体验，这种体验并未遵循以往的关系模式。这一概念在精神分析界造成了巨大的争议，但它也被证明给后来的精神分析思想带来了重要的影响。

Winnicott（1965）及其他的客体关系学派（见第三章）的学者强调，治疗关系是撬动改变发生的杠杆。类似于母婴联结（mother-child bond），跟治疗师的连接为来访者提供了一个安全的容器，去容纳她的那些有毒的（noxious）、令人不安的和无法接受的感觉和冲动。通过投射和再内射（reintrojection）的过程，治疗师将这些痛苦和令人不安的感受进行解毒，就像是母鸟为她的幼鸟预消化（predigest）食物一样。容纳痛苦感受的体验，以及借用治疗师的力量去容纳自身的痛苦感受的体验，让来访者变得更加能够去容忍自身的这些感受，并且增加他们活在当下的能力。"因为我的分析师能够容忍我和容纳我，我现在也能容忍和容纳自己了，所以我没事了。"在治疗中，米歇尔能够表达出她对于杰克的需求和愤怒，而治疗师帮助她容纳了她的愤怒。通常，她觉得自己的这种非常生气的状态很可怕，觉得自己很难控制它。但是，谈论这种气愤，接纳并理解它，这些会让她能够更加舒适地去处理自己的情绪。

Loewald（1960；又见 Cooper，1989）阐述了治疗关系对于促进改变的重要性，然而他却有着不同的想法。他描述了新型连接的发展，其中，跟分析师的亲密造就了新的、具有创造性的解决冲突的方案。治疗师真实的可得到性，以及治疗师跟来访者在潜意识层面的情感共鸣，共同创造了一种新的关系场（relational field），而这种场会促进来访者对于自身潜意识的开放。当来访者与自己潜意识的连接得到重建，她就会因此回归到正常的发展路径，而这条路径之前被神经症性疾病阻塞了。简单来说，"我现在能对自己和我的分析师打开了，这种体验让我接纳了自己，并且对他人和其他的体验也开放了，所以我没事了。"Loewald 会说，如果米歇尔觉得她与治疗师的关系能够让她感觉到力量（strong）、有价值、有创造性和特别，那么她就会变好。她将能够吸纳（take in）这种新的关系，并且因它而改变。上述概念类似于 Kohut 在其自体心理学模型中所描绘的那种来访者发展出的自体客体关系（Kohut，1984）。

基于这些早期的客体关系理论家们的工作，Greenberg 和 Mitchell（1993）、Renik（1993），以及其他的学者清晰地阐述了关系取向对于改变的观点。按照关系学派的看法，治疗过程从本质上讲是一项两个人的（two-person）事业，这种看法打破了以往对于患病的来访者与健康的治疗师的分隔。反之，关系学派的精神分析师认为，治疗师将不可避免地在潜意识层面跟来访者接触并融合，从而将来访者和治疗师双方过往的体验都进行活化。源自治疗师主体性（subjectivity）的这些因素是根本不能被忽略的，甚至是无法通过分析性觉察被消除的。它们被视为构成了一个完整的关系——自然也包括治疗关系——所必须的组成部分。在治疗关系中，咨访双方必然会是彼此纠缠和相互卷入的，而健康的改变则来自对于这种纠缠和卷入的理解。治疗师需要在体验中行使参与–观察（participatant-observation）的功能，只有在这种功能的帮助下，上述理解才能够得以形成和深化。在此，对于治疗师在关系中所扮演的角色保持相对的透明性，这本身就是治疗技术的一部分。关系学派会强调，米歇尔与治疗师的关系所反映的并不只是她的移情（担心被评价，希望得到认可），而且有治疗师本身的个人背景，以及由米歇尔和治疗师两个人的主观体验相互融合所创造出来的那种新的东西。这种新的东西是如何被创造出来的，又是如何被体验和理解的，都是关系取向的治疗师会十分看重的内容。

Gabbard 和 Westen（2003）在综合了以上观点之后提出，学界已经不再受限于那些有关治疗活动的单一机制理论了，而是意识到了精神分析中治疗活动的多样性。他们也提醒，治疗的目的并不等同于为了促进改变而需要使用的技术，对于两者进行区别非常重要。我们同意这种说法，因为它是适用于动力取向心理治疗的，而且，我们认为上述改变机制中的每一种都很重要。

在上述所有讨论过的心理动力学模型当中，治疗的目的都是去改变内部体验，而这种改变被认为会带来新的想法、情绪和行为。但是，大多数非动力学心理疗法则对此持有相反的观点。例如，认知取向的治疗师相信，对于想法的修改会带来行为和情绪方面的改变。类似地，行为主义治疗师会认为内部的改变是行为尝试所带来的结果，而不是相反。因此，CBT，作为以上两种流派相结合的产物，将焦点放在了那些功能失调的思维和行为模式上，力图帮助来访者去尝试一些对于旧时情境的新的认知和行为反应。那些跟行为相关的感受会被观察，进而作为资料来源在后续的治疗过程中被使用。

技能发展被 CBT 视作改变发生的中心机制。例如，Baber 和 Derubeis (1989) 强调，发展出对于自身认知过程的觉知以及新的应对技能，这才是认知疗法在治疗抑郁时起到预防复发作用的机制所在。其他一些适应性技能对于改变来说也是有意义的，包括发展出亲密的个人和工作关系的能力，也包括灵活的问题解决能力、保持健康、时间管理和资源管理等方面的能力。因为一些持续的症状或是学习方面的发展性缺陷，来访者也许没有充分地发展出某些技能，如独断力（又见 Wachtel，1997）。如果在尝试一种新的问题解决途径时取得成功，那么成功就会成为一种强有力的强化（reinforcer），而且会为来访者提供一些很有价值的信息，以供她将来进行回顾并借此重新检视那些不现实的想法和知觉。

模型的综合与整合

米歇尔前来接受每周一次的心理治疗已经有大约一年半的时间了。在治疗前期，她努力地让自己在即将到来的婚姻破裂中保持坚强，但她还是会感受到悲伤、恐惧和气愤。她与杰克之间没有交流，他冷淡而有怒气，他们很少有性生活。她得知杰克已经在外面租了一套公寓，但是并没有告诉她。

这件事她谈了好几周，她意识到了自己对孤独很恐惧；她觉得自己没法处理和容纳这种恐惧。米歇尔的儿子过一阵子要去参加一个为期两个月的营地活动，家里即将会出现的安静和冷清令她感到抓狂。

这种对于她与杰克关系的探讨是痛苦的，但这种工作也是有价值的。这让她开始有能力去区分旧时和当前的体验了：一面是童年时她在对父亲失望时所感到的悲伤和孤独；而另一面则是她眼下现实的婚姻问题。她的父亲会大声和公开地表达情感。活动、喧嚣、对话，这些都是她所渴望的，因为这些会让她感觉到充实和被爱。她意识到，她在婚姻中体验的孤独和被拒绝感是由丈夫给她的那种距离感所激发的，然而这些被激发的感受实则形成于她的童年。她明白了那些重现的旧时感受与她当下现实的家庭问题并非是完全相关的。在这些讨论之后，她逐渐明白了，如果婚姻走到尽头，那么她不仅可以活下来，还会找到独立和照顾自己的方法。换句话说，在这种以旧有方式对于当前生活做出反应的情况发生时，她能够更快地有所觉察并且去进行控制了。

随着米歇尔进一步地认识到了自己对于拒绝的敏感性，她开始能够以杰克的视角来看待当下的情境了。她长达数年的疾病让他精疲力竭；那些年里她一直在要求他付出大量的时间来照顾她和关心她。他既要独自承担所有的家务，还要照看她。他疲惫不堪，甚至不胜其烦。现在她的身体恢复了，准备好迎接以后的生活了，可是他却没有。他为自己在过去几年中的境遇感到气愤，然而更让他气愤的是她在恢复健康之后的那种对于亲密和陪伴的需求。由于自身的原因，他尤其无法容忍她的愤怒，而这最终促发了他们在维系婚姻方面的危机。

米歇尔能够从杰克的视角看待他们的关系了，在这种能力的帮助下，她对他的情感变得柔软了。她第一次开始认识到，她需要对他有耐心，需要适当放手。她不能期待他表现得完全像父亲好的一面那样，时刻都准备好跳出来给她支持和帮助。而他也并不总是像她父亲坏的一面那样，批评她和评价她。实际上，他还是那个20年前她喜欢的男人，只不过他现在正在痛苦地重新审视着自己和自己的人生。

米歇尔花了好大一番功夫才明白了自己应该学会和试着给丈

夫一些空间，支持他，而不是向他过分索取。以前，她常常会退回到童年的内心状态，希望自己被当做一个优秀的宝贝女儿来对待。但是现在，她需要做的是去支持杰克，并且等待，看他会不会再次意识到自己对她的爱。如果她强求，那么他的爱就势必会掺杂着许多憎恨，并且带有着许多不易察觉的拒绝。

最终，米歇尔学会了如何在与杰克的相处中活在当下，而不是被那些童年的情结所纠缠。她也学会了如何与他保持一种更为稳定的情感纽带。杰克也开始感觉好些了。米歇尔的治疗频率慢慢降到了每月一次，她开始觉得自己与杰克已经准备好要去迎接一个新的开始了，那将是一个不同于以往的关系起点。她觉得越发独立，越发能够与他人分离（separate）。她觉得，他表现得越来越像是记忆中的那个安静、有爱和关心自己的男人了。

所有以上提到的这三种机制——新的领悟和情绪觉知、新的关系体验，以及新的技能和行为——都在米歇尔的治疗中呈现并发挥了作用，这在实用主义动力取向心理治疗中是很普遍的。显然，对于自己和自己的过去，米歇尔获得了重要的新的领悟；她明白了，那种对于分离的强烈恐惧在很大程度上来源于她过去的经历（如，Castonguay，& Hill，2007）。她拥有了一段新的关系体验——在与一位男性治疗师的关系中感到了平等和稳定的支持，却没有感到纵容和批评。而且，她发展出了一些新的关系技能——有耐心，共情和克制自己的需求（Badgio et al.，1999）。这就是那三种机制在米歇尔的治疗中发挥作用的方式，这与在绝大多数实用主义动力取向心理治疗案例中出现的情况是大同小异的（又见表10.1中的总结）。也许有人会说我们的这一模型偏离了心理动力学心理治疗的精神，因为我们强调对于新技能的传授，并因此让治疗变得折中。说到折中的疗法，人们指的是那种将各类技术凭借直觉去进行无章法的拼凑和混合，而不是将多种技术以系统的方式有计划地应用。所以，我们的模型并不是折中的。与折中相反，我们描述了多种改变发生的机制，而我们相信这些机制会在心理动力学心理治疗中同时运转，并且我们会列举一系列能够让这些机制在促进改变时发挥最大效力的具体技术。

表10.1 心理治疗中改变的机制

	改变的机制		
	新的领悟 和情绪觉知	新的 关系体验	新的 行为和技能
Strachey（自我心理学）	＋＋	＋	
Alexander 和 French，Winnicott（客体关系）	＋	＋＋	
Lowwald（与自体心理学类似）	＋	＋＋	
关系学派	＋	＋＋	＋
认知行为疗法	＋		＋＋
实用主义动力取向心理治疗	＋＋	＋＋	＋＋

注：＋和＋＋表示强调的程度。

促进改变：一系列治疗技术

三种改变的机制造就并引出了 PPP 中三大类用以促进改变的技术：（1）情感探索，治疗师帮助来访者去探索她的感受和想法，去鉴别那些当前问题背后的重复情境，以及去提升她对于感受（feeling）的情绪觉知（emotional awareness）；（2）获得更为准确的知觉，来访者在鼓励下将旧时的创伤体验与对于相似的当前情境的替代性（alternative）看法进行比较；（3）尝试新的行为反应，治疗师对于那些新的行为反应的发展和测试进行支持。

然而，这三套技术与三种改变机制之间并非是一一对应的关系。举例来说，作为一种改变的机制，领悟和情绪觉知的增加既可以通过情绪探索的技术来实现，但也可以在获得更为准确的知觉之后完成，因为这些更为准确的知觉将会不可避免地加深来访者对于旧时感受的理解。新的行为会带来新的感受和知觉，而这些感受和知觉也会进而成为来访者新的领悟和情绪觉知的组成部分。新的技能会促进改变的发生，这不仅会在新的行为被发展和测试时出现，而且会在来访者发展出更好的自我观察和自我理解的技能时出现，还会在来访者更善于检验和修正知觉时出现。在成功的心理治疗中，这些改变的机制要在多种不同技术的共同使用下才能发挥最大效用，而每种技术也都会拥有激发多种改变机制的潜力。

情感探索

对于自我的探索会让来访者知道得更多，接受得更多，以及能忍受得更多，而这些常常就是新的理解和新的情绪觉知的由来。探索意味着有一些未知的东西是可被知晓的，而治疗师正是这一探索过程中的激励者和引导者。米歇尔的心中有一些强大的关于她父亲的旧时感受——爱、对于赞美的需求、不安全感、对于拒绝的愤怒——这些都处在她觉知的边缘地带。可是，在婚姻关系中，尤其是对于杰克的反应和知觉中，这些旧时的感受却发挥着强大的力量，强烈地增强乃至扭曲了她的体验。这一点是米歇尔必须要明白的。

以直接和强烈的方式去体验那些旧时的感受以及与之相伴的想法，这会让来访者受益良多。如果说心理治疗是一种特殊形式的学习，那么它就是一种充满情绪和关于情感的学习过程，在这个过程中，来访者就那些深刻的感受进行工作，进而获得了新的领悟。我们的工作是去找到那些旧时的痛苦情感／情绪*，而这些情感和情绪正是来访者一直在为之苦苦挣扎的。我们要帮

---

* 在本书的原文和译文中，情绪、情感和感受这三个词之间时常会出现混用。希望这不会给读者的理解造成困难。——译者注

助来访者去表达和发泄它们，再次体验它们，进而发展出一种对于它们的起源和意义的理解。如果能够成功地使用如下这些技术，那么来访者将会从这些痛苦的感受中得到一些解脱，并且逐渐有能力去跟它们保持一些距离。

用于探索情感的技术

用于探索情感[*]的特定技术包括：

- **开放式访谈**：开放式问题(open-ended question)——探索那些当前、过去和移情性的感受、幻想、记忆、想法和知觉——会让来访者能够尽可能充分和完整地体验这些感受。这是一种经典的心理动力学方法，意在帮助来访者去触及那些先前未曾得到表达的情感，亦或是去放大那些以往被抑制、否定、否认或忽视的情感。一位实施经典精神分析的分析师或许会在使用这一技术的时候不提供安慰，不进行支持，不对来访者的提问做出实质的回答。

- **指导性探索**：指导来访者去对已知的冲突领域进行探索。随着一些烦恼和痛苦变得越发清晰，越发被来访者知晓，时常对于体验中的这些部分进行回顾和重谈，这会让来访者更为充分和完整地体验到这些令人不安的情感。

- **微处理**：在访谈中，有些技术能够鼓励来访者去保持对于那些痛苦感受的觉知，它们包括：(1)直接鼓励、心理教育和支持；(2)共情确认；(3)通过沉默使来访者有空间去进行体验和再体验。

- **应对焦虑**：处理来访者在谈论那些令人痛苦的内容时所感到的焦虑和所具有的回避倾向。具体的方法包括：(1)耐心和支持；(2)尝试对于来访者不适感的本质进行理解和确认；(3)对于来访者在会谈中的不适感以及这种不适感与来访者在其他关系中体验到的

---

[*] 探索情感是情感探索类技术的一个亚类，两者请勿混淆。——译者注

相似感受进行释义。

- **澄清**：收集重复情境的例子，这会加强和加深来访者对于自身体验的觉知，从而在更大程度上认识到早年经历所具有的强大力量。

- **释义**：对于苦恼和痛苦感受提供完整的解释——鉴别并描述那些潜藏在来访者问题之下的重复性创伤情境——这会增加来访者的理解，尽管起初也许会增加来访者的焦虑和烦恼。释义会带来一些新的感受形式，而这会引起焦虑；但是，很快，足够准确和有益的释义会降低焦虑，因为这些解释是真实的，也是可以被理解和忍受的。一些实验研究发现，释义是一种有效和有益的干预技术（如Orlinsky，Ronnestad，& Willutzki，2004）。

痛苦的情感常常会在防御机制的作用下受到压制（见第五章和第六章）。对于防御的分析是心理动力学疗法的一个核心组成部分，而心理治疗已经被发现能够提升防御机制的适应性和健康性（Hersoug，Sexton，& Høglend，2005）。不仅如此，防御性功能（defensive functioning）的提升*也与症状的缓解彼此相关（如Coleman，2005）。然而，有趣的是，一些证据指出，防御的提升或许实际上发生在症状的减轻<u>之后</u>（如Akkerman，Lewin，& Carr，1999），而不是之前。

深入挖掘并鼓励来访者表达出他们的感受是我们一个重大的任务乃至职责。对于治疗师来说，这个过程是令人兴奋的，而且它意味着治疗取得了进展、关系正在变得亲密。然而，这一过程在某种程度上也会令人恐惧。新手治疗师也许会寻求这种体验，但又会对此感到害怕。有时候，在来访者开始体验到某些强烈的情感时，你会想起那句老话，"许愿的时候要当心，因为弄不

---

* 此处所谓"防御的提升"是指削弱那些原始或低水平的防御，而促进那些成熟或高水平的防御机制，从而让心理防御机制在整体上更具适应性，更少给来访者造成问题。——译者注

好它就会实现"。刚开始实践的治疗师必须要学会去忍受那种焦虑，那种在来访者感受到和表达出强烈情感时治疗师会体验到的焦虑。

有些人认为，重复地暴露于痛苦的旧时情感会削弱这些情感的强度，而情感探索恰恰就能起到这种"脱敏"的效果（McCullough et al., 2002）。因此，作为情感探索类技术中的第一亚类，探索情感的技术涉及对那些痛苦的情感体验的聚焦和加剧（intensify），我们期待这一做法会让来访者变得更加习惯这些痛苦的体验，从而让焦虑和不安逐渐得到降低。这种"脱敏-习惯化"的过程也许会发生在几次会谈中，而每次只有几分钟，也许会持续整整一次会谈，又也许会在心理治疗中持续几周，几个月，乃至几年。*

引出情绪并且为来访者的那些此前都未被表达或是无法忍耐的感受提供支持，如果能够成功地做到这一点，那么心理治疗的过程就开始了。但是，这仅仅是开始而已，有些人会误以为这就是心理治疗或是情感探索的全部内容，这是错误的。如果只是停留在这一步，那么就好比是把来访者一个人扔在了车间的操作台前。来访者常常会问（甚至是立刻就问!），"让我去想这些痛苦的事儿到底有什么意义，这怎么能让我好起来?"

事实上，这类提问对于治疗联盟的发展是有帮助的，也会是一个不错的对于来访者进行心理教育的时机。答案就是，这些痛苦的感受正是来访者生活中的困境和问题的原因所在。在发现更好的处理这些痛苦感受的方法之前，我们可以做的事情之一就是让来访者去理解这些感受，去更好地容忍它们，以及去找到新的看待它们的方式。这会为后续的治疗工作做好铺垫，即去找到对于那些旧时的情感和知觉的新的行为反应方式。

随着经验变得越来越丰富，慢慢地，治疗师会发展出一种感觉，知道在一次会谈中能够做多少和应该做多少。每次会谈都应该力图让这些痛苦的情

---

* We are healed from suffering only by expressing and experiencing it to the full. -Marcel Proust 只有通过完全且彻底的表达和体验，才能让我们从痛苦中得到治愈。——译者注

感变得更加清晰，让这些痛苦的情感得到更为直接的面对。当我们还是受训者的时候，Otto Kernberg 在一次案例讨论会上对我们说："我在每次会谈中都会急躁地竭尽全力，而在整体进程中却会耐心地循序渐进 (I am impatient in every session，and very patient over time)。"这句话说的就是他在探寻和揭示来访者痛苦情感的过程中所持有的态度。

举例来说，在米歇尔治疗的前三分之一的时间里，治疗师都在频繁地使用探索情感的技术，去引出杰克计划分居这件事给她带来的恐惧情绪，以及那些跟她父亲有关的旧时的丧失感和孤独感。她能够让自己体会那种被父亲切断联系的创伤感，而这种感觉越是清晰，当前婚姻问题所带来的恐惧感就越弱。无论多么想要保持婚姻的完整，她都开始意识到了，如果婚姻无法维系，她将不得不去收拾残局，然后重新振作。无论这有多么糟糕，它都与她早年跟父亲的经历有所不同。

用于安慰和促进自我觉知的技术

感觉先前被屏蔽的情绪，召回被否定的想法，以及回想令人不安的早年记忆，这些都是揭示性和探索性心理治疗进行顺利的结果。这些会增加焦虑，但是显然，它们也会让来访者感到更加舒适。痛苦的情感所能持续的时间通常是有限的，而且其强度会逐渐降低。

当一个人大声地跟别人谈论自己的难过和烦恼时，这些痛苦感受的强度就会下降。仅仅是在治疗中去感受和分享那些痛苦的情感就会有治愈和改善心情的效果，这是心理治疗的诸多谜团之一（至少对我们来说是）。那么，除了鼓励来访者表达情感以外，我们还有什么其他的方式去帮助她忍耐那些强烈的情感呢？

● **痛苦的情感必须被作为正常的人类反应而得到确认**。新手治疗师会把这种态度与单纯地保持友善和温暖相混淆，然而两者是不同的。治疗师必须要足够地理解这些痛苦的情绪以及这些情绪的背景，只有这样才能够让它们变得合情合理和有意义。考虑到当时所处的环境，几乎来访者的任何感受都是可以被理解的，都可以被看做在当时最适合的反应。治疗师的干预可以是用语言表达出来的共情和理解，又或是通过一系列的非言语的无声交流而表达出来的理解。对于米歇尔来说，这无非是意味着要去肯定她的那种对于被父亲拒绝的恐惧，让她知道，考虑到她理想化和爱父亲的程度，这种恐惧是可以被理解的。因为这种恐惧是在她小时候形成的，所以她真的曾经非常依赖他。

● **将个人的痛苦经历跟一个更大的意义背景联系起来**。例如，触及到深深的丧失感会让来访者觉得更糟糕和更绝望。然而，如果将此理解为人类普遍经历中的一部分，或是一种他人也曾遭受过的不幸境遇，或是个体人生轨迹中的一部分，那么这段个人经历就会被赋予更大的意义。这样做的目的并非是通过鼓励或乐观的态度去劝服来访者，而是试图为来访者的痛苦找到一个大背景并赋予更大的意义，而这种背景和意义必须是来访者觉得有道理的。例如，治疗师向米歇尔指出，她与父亲之间的强大联结在一定程度上造就了她的许多优秀品质，但同时也给她带来了不少负担。

● **在历史的情境中理解和共情痛苦的感受**。治疗师应该鼓励来访者按照如下方式去理解她的痛苦：这是一种从过往中遗留下来的，存在于记忆之中的痛苦，每当旧时经历过的创伤情境被再次激发的时候，这种痛苦就会被再次体验。如果患者能够认识到这些强烈的感受是他们过往经历中的一部分，他们就会得到安慰。之所以这种理解是一种安慰，是因为它承认了这些感受的强烈程度和直接性，却也指出了这些感受的有限性——因为它们并不代表当前的现实。米歇尔真真切切地开始感觉到，那种对于孤独的恐惧变得不再那么地无法承受了，它更像是一种旧时的情感而不再那么地跟杰克有关了。事实上，许多来访者相信，自我理解是心理治疗中的一种主要的治愈因素（Lilliengren, & Werbart, 2005）。

● **痛苦情感的强度会在它们的现实基础被探索之后被削弱**。帮助来访者考虑其他的知觉方式是一种对于来访者的提醒，打个比方来说，她的一只脚踏在过去那种强烈的痛苦体验中，另一只踏在如今的现实情境中，而如今的她会以不同的方式看待同样的情境。对于当前的情境获得一些新的可能也是更成人化的和更现实的知觉，这会帮助来访者明白在她的感受中有多少是基于现在的，而又有多少是她从成长历史中带到当前情境里的。许多流派的治疗师都会在实践中帮助来访者去思考对于负面知觉的其他的或替代的解释方式，但是 Beck 及后续的认知取向治疗师将这种干预摆在了他们工作的中心位置（Beck et al., 1979）。

● **来访者在治疗师的办公室中体验到的那种忍耐和容纳的感觉会在治疗室外为她的痛苦提供缓冲和支持**。对于治疗情境和治疗师的认同会增加来访者对于痛苦情感的耐受性。因此，通常在有效的心理治疗中，来访者会在感受到痛苦的时候有能力去容纳这些情绪，因为她知道自己可以在下次会谈中去谈论这些感受，而这对她来说是一种慰藉。即使在治疗结束以后，一些来访者仍然会在心里继续跟治疗师进行内部对话，并且从中受益（Geller, & Farber, 1993）。这类体验不见得一定就是不健康依赖的表现，而更像是一种处理、平息和容纳痛苦情感的技术。

用于处理令人无法承受的情绪的技术

以上讨论过的这些技术能够激起并处理那些旧时的情感，使得来访者习惯痛苦的内部体验并且增加他们对于痛苦情感的理解。这些技术能够帮助来访者去更好地容忍和耐受住自己和自己的感受。重复地体验到旧时情感的激发，进而将它们放在情境中理解，在治疗关系中分享，把它们留在治疗室以备在后续的治疗中继续讨论，这些过程正是情感探索的核心所在，它们会增加来访者的领悟和情感觉知。

然而，以上描述的这些意在帮助来访者与痛苦情绪保持距离的技术对于有些来访者而言或许是不够的。有些来访者的情绪是无法承受的，他们会再次体验到这些情绪，但却无法从中脱离和得到解脱。降低会谈的频率，在引出痛苦的情感和回忆时更加小心，更为聚焦的探索，这些技术都是有用的，但却不是足够的。所以，除此之外，这些来访者还需要一些特定的行为技能以提供更为直接的安慰和支持，诸如呼吸和放松技术、冥想、指导想象（guided imagery）、日记撰写，以及其他的在辩证行为疗法中有所涉及的认知行为策略（Linehan，1993）。本书不会具体介绍这些有益于来访者的技术。心理动力学心理治疗并非对于每位痛苦的来访者来说都是最好的选择，而那些觉得情感探索令他们瓦解（disorganizing）的来访者可能更适合接受技能训练和精神科药物治疗，即那些对于痛苦感受的激发和扰动程度较低的疗法。

获得更为准确的知觉

一旦米歇尔能够鉴别出那些旧时的感受，并且将它置于原初的情境中去讨论、理解和体验，那么她就会变得不那么焦虑，而旧时的感受也就会不再那么强烈了。促进改变的第二种策略是去帮助来访者更好地适应自己所感觉到的事物。我们鼓励来访者去发展新的知觉，即一些基于此时此地的、更为客观的、多维度的看待事物的方式。治疗师询问并鼓励来访者推测生活中他人的动机和体验，帮助来访者考虑对于困境的多种理解方式。这些讨论常常会让人有种做"侦探工作"的感觉，其中，咨访双方以合作的方式反复地推敲和权衡着各种可能性，进而对于知觉、反应和现实去接受或拒绝。

传统的心理动力学疗法常常是坚定不移地将焦点放在来访者身上，而倾向于远离那些对于他人的动机和体验的推测，觉得这些是不可知的并且会让人分心。与此相对，我们却认为这种类型的讨论非常有价值。我们认为，对于生活中其他人物的讨论会提升来访者知觉和理解人际体验的能力。对于米歇尔的心理康复来说，很重要的一点在于，她要变得有能力去更好地理解她的丈夫，并且从一种新的视角来看待他的行为。她需要认识到丈夫的疲惫和伤痛，明白是这些导致了他的脱离（而不是说他在本质上就是个冷漠、苛刻和无爱的人）。这种理解会让她更容易去忍耐当下婚姻关系中的痛苦。

我们不知道，而我们的来访者也不知道，究竟什么才是客观的现实，相比之下，我们知道的是他们的那些基于情境的重复性知觉。米歇尔的治疗师跟她和她丈夫共同工作过两次，这让治疗师更好地理解了杰克。作为治疗师，我们不会去对什么才是现实进行裁决，因为这会将我们置于非常不利的境地，更因为这最终是我们希望来访者去发展和提升的能力。显然，我们想要的并非仅仅是用一种僵化的看待世界的方式去替换另一种。但是，对于来访者告诉我们的那些情境，我们确实常常拥有能力去进行一些思考，并且提出一些不一样的知觉方式——我们认为"真正在发生着的"或许是什么。我们的任务就是去提出一些其他的可能性，为来访者树立一个能够以灵活而有弹性的方式进行知觉的榜样（Borkovec, & Sharpless, 2004），并且去帮助来访者，让他们更有能力得出并评估这些不一样的体验自己人生的方式。

因此，在这第二种用以促进改变的策略的帮助下，来访者会发展出同时以两种方式对于世界进行知觉的技能——基于旧时情境进行知觉和基于当前现实进行知觉。旧时的情境会伴随着特定的感受，而来访者要学会的就是识别这些感受，然后把它们放回到真正属于它们的地方：过去。新的知觉是在当前的成人现实（adult reality）的基础上形成的，识别这些新知觉的办法通常就是，去判断其中伴随着的感受是否与旧时体验中的感受有所不同。一开始，来访者要在旧时感受被激发了相当长的一段时间后才能注意到他们的旧知觉与新现实之间的不同。随着治疗进行得更加深入，他们便可以在触发性体验发生之后迅速地认识到这种差异。最终，这会变成一种立刻发生的过程。

这种技能，就像骑车或者接球的能力一样，是可以在反复的实践中获得提升的，而这种提升同样也需要训练和专注。最初，它需要更多意识层面的注意，因此会让人觉得很辛苦。但是，假以时日，这种能力就会成为一种条件反射，即便在来访者没有意识到的情况下也能自发地完成。米歇尔逐渐能够娴熟地去区分以下两种知觉了：一方面是她儿时体验到的被拒绝感和她知觉到的来自杰克的拒绝；而另一方面则是她当前所感受到的轻微的烦闷以及对于杰克正在以健康的方式忙于他的生活的觉知。

尝试新的行为反应

用于促进改变的第三类技术是去鼓励来访者尝试新的行为。凭借着对于痛苦感受的更强的忍耐力，依靠着对于重复烦恼情境的新的和更加现下的（contemporary）知觉*，来访者已经可以去尝试新的行为反应了。这些新的反应常常会需要一些社交技能作为支撑，而这些技能或许会在来访者生活中的那些较少被冲突所笼罩的领域中明显地被我们看到。来访者常常有能力去自己想出一些新的行为策略，但是我们也并不畏惧去为来访者提供一些新的行为建议以供他们参考。传统的心理动力学心理治疗倾向于让来访者自己去跟困难做斗争，而只是在他们已经尝试过新的行为之后才进行鼓励。与之相对，我们会鼓励治疗师跟来访者一同合作来策划新的行为方式，并且指导和鼓励来访者去进行尝试。

当然，以上做法可能会引发权力斗争（power struggle），会婴儿化（infantilizing）来访者，并且会通过"告诉来访者该做什么"的方式重演他们的早年创伤情境，这些确实值得我们担忧。新的行为需要被考虑而不是强迫，而我们要关注的是那些潜在的扭曲治疗关系进而破坏治疗联盟的可能性。尽管会存在这种旧时模式被治疗师活化的风险，但是我们仍然相信，就潜在的治疗

---

* 跟当下情境相匹配的知觉，而不是被激发的旧时形成的知觉。——译者注

影响而言，积极主动地帮助来访者去发展新的行为技能是利大于弊的。

新行为的尝试涉及三个步骤：(1) 发展新的行为反应；(2) 测试 (testing) 新的行为；(3) 从新的行为中学习。

发展新的行为反应

随着对于旧时情境及其重复的越来越清晰的了解，来访者打破旧的行为模式和尝试新的行为就会变得越来越容易。几十年来的行为研究证实，学习过程在新的环境中会进行得更容易。事实上，心理治疗就构筑了一种新的环境，在某种意义上，这个新环境能够促发对于旧刺激的新反应。有时来访者会自己得出一些新的行为想法，而有时这些新的想法则来源于治疗师的建议，不过在更多的时候，这是一个共同合作的过程。治疗师积极主动地跟米歇尔商讨并建议她需要在受伤和焦虑的时候降低自己对于杰克的要求。她发展出了更多的耐心，并且学会了要得少一点，然后看看自己自然而然地会得到些什么。她不去打扰杰克了，而且努力地去调节自己的那种习惯性的情感外露的风格，让自己的情感表达得更加柔和，因为她知道过分外露的情感只会把他推得更远。

借助由强健的治疗联盟所创造出的机会，治疗师可以温和地提出来访者在新行为方面的需求，逐渐地指出仅仅是感受得不同并无法让来访者获得期待中的改变。同样是对于那些旧时情境，都有哪些可能的不同处理方式呢？在对关于新行为的想法进行思考和评估的时候，它们的舒适性、有效性和适当性都是应该被考虑到的。

评估新的行为

在来访者尝试过新的行为之后，治疗的焦点就应该被放在以下几个方面：新行为让来访者感觉如何，跟旧反应有何不同，来访者知觉事物的方式有何改变，情境中其他人在新行为之后的表现有何不同。这样的评估会增加来访者的权能感，而评估的过程则常常是重要的治疗性改变所发生的时刻。新的行为就像是已经走到马前面去的马车，也就是说，来访者已经尝试过了新的行为，但是这种行为对她来说仍然是奇怪和陌生的，是在那种情境中让她觉得不自然的。来访者可以思考新尝试的反应与以往通常的反应之间的差异。自己感到的痛苦有没有少一些？人际互动的结果有没有不一样？通常，对于一个新行为的尝试会为其他的许多变化打开可能性的大门。于是，一个以往看似无法改变的人际情境开始转化成了一个可以被解决的问题——来访者有勇气去谨慎地承受它和改善它了。可以确定的是，对于新行为的尝试常常会增强来访者在治疗中的动机。

从新的行为中学习

当新的行为获得成功时，一个良性循环就产生了。在新行为的支持和启发下，来访者会觉得或者更加觉得自己是个有能力的（effective）人，有能力做出改变，也有能力去应对那些痛苦的情绪。新的行为确认了来访者知觉中的那些更加成人的和更为现实的方面，并且强化了来访者对于重复性痛苦体验的童年缘起的认识。一个成功的新行为会进一步巩固来访者在有效区分旧时情境与当前现实方面的能力。于是，在上述环境下，对于过去和现今生活中的其他人，来访者会发展出一些新的、更为现实的和相对更为真实的看法。所有这些变化的趋势都会让来访者以更有弹性和更灵活的方式去思考和感受，进而以更为积极和乐观的态度去拥抱这个世界。在米歇尔觉得自己表现得没那么需要关爱之后，她觉得自己比以前更好了。她还觉得自己从杰克那里得到了更多的发自内心的关注。

在一位意志消沉的来访者体验到一次主观体验上的突破时，一种从新的行为中学习的特殊环境就产生了。有时，这种环境和在其中的学习是设计出来的——一个计划出的新行为带来了一个令人惊喜的结果。而有时，它却是偶然发生的。无论是哪种情况，在新的正面情感的震撼下，来访者想要改变的动力被点燃了，而这就为治疗中后续的改变提供了新的机会。Martin Seligman（2002）*将这种"柳暗花明（break in the clouds）"视为治疗抑郁的重要元素。

　　不同的技术可能会对不同的来访者更有效。我们事先并不会知道谁最需要在领悟和情感觉知上有所增强，谁最需要在帮助下获得不同于以往的知觉方式和对于自身情感的适应方式，而谁又最需要在新行为这一方面进行工作。我们不会以后现代相对主义的（postmodern relativistic）口吻去声称这些信息是不可知的**。与之相对，我们的观点仅仅是在表达，目前我们还尚未就此获得足够的知识，所以还没有在改变机制的技术使用倾向方面发展出一套可以预先对于心理治疗进行个人化定制的理论和方法。很少有研究会聚焦在这些用以促进改变的技术之上，或是去关注技术与特定来访问题之间的匹配。我们希望今后会有更多的研究提供更多的数据，从而让这一领域得到更好的理解。

　　在我们看来，伟大的治疗师应该使用全部这些技术，尽快发现哪些技术在什么时候最有效，并且根据来访者独特的力量品质去对心理治疗进行量身定制。熟练的心理治疗师会进行直觉性的判断，不断地变换技术使用的策略——在更多的觉知和领悟，更多的寻找新的知觉，以及更多的行为调试中切换。通过观察会谈中时时刻刻的对话，对于治疗中数次会谈的动力演变进行分析，他们就会知道什么干预会更有帮助，从而在技术策略的选择上做出决定。基于这一假设，PPP 对于心理治疗性改变的态度是：清晰地鉴别能够促进改变的三种策略，进而在仔细观察来访者反应的同时以灵活的方式尝试这些策略。

---

　　* 积极心理学的主要创始人。——译者注

　　** 后现代主义认为，对于任何给定的内容都有无限种层面和可能的解释方法；而相对主义则认为，凡事没有对与错，对与错都是相对而言。两种主义似乎都明显地带有不可知论的色彩。——译者注

总　　结

心理治疗的演进有着相当固定和普遍适用的规律：先是创造出一种信任的氛围，从而让来访者能够揭示和探索那些痛苦的感受，并且对于它们的起源和背景进行了解；于是，来访者就会以更加开放的态度去讨论和考虑那些新的知觉方式，进而尝试新的行为。以往的心理动力学文献似乎尚未对那些改变机制及其相应的用于促进改变的技术进行足够清晰地阐释，而这正是我们在本章中所力图讨论和澄清的内容。"修通"这一概念是相对原始和模糊的，而对于促进改变的技术的分析和了解会让修通这一过程变得更为明了、更加具体。

第十一章

心理治疗中的瞬间

我们记住的不是那些日子，而是那些瞬间。

——Cesare Pavese

心理治疗是一系列依恋和投入（engagement）的瞬间*。对于来访者（和治疗师）而言，它是一种新型的关系。有些瞬间是尤其强烈和充满张力的，它们会清晰地显现出来，并且在很大程度上解释了治疗对于来访者的影响。诸多以实证为基础的文献告诉我们，治疗联盟是预测治疗结果的最为强大和可信的因素（Martin et al., 2000），而联盟中的联结部分正是通过治疗接触中的一个个瞬间来建立和巩固的。在本章中，我们会描述一些在治疗中出现的标志性的瞬间，并且就促进它们的方法给出一些建议。尽管每一对来访者和治疗师都是与众不同的，但是仍然有一些标志性的瞬间是会在治疗进行顺利的时候普遍出现的。

---

* 在本章中，"瞬间"和"时刻"都是原著中"moment"的翻译，两者指的都是一小段时间，无论略长或略短。——译者注

亲　　近

会有一些<u>亲近和理解</u>（closeness and understanding）的瞬间（moment），其中，来访者是打开的，表达着自己，感到投入在此时此地，治疗师则完全彻底地处在相应状态，咨访之间的互动是直接而即时的（immediacy）。来访者和治疗师在这一时刻都感觉很好，感觉到有一些重要的事情正在发生着。这种亲密通常会出现在这样的瞬间——来访者详细地谈论着一些关于自己的特定的和情感性的内容（而不是总体的和理性的），而治疗师则觉得自己理解了来访者当时的感受（Luborsky，1984）。在这一刻，对话中充满了细节，而非笼统的概括。一些属于咨访双方共同的东西在这种言语互动中发展了出来。

　　欧文是一位猜忌多疑的年轻男性，长期以来，他一直感到自卑和被女人操控，感觉事情做得不如别的男人好。他接受治疗已经2年了。他有着高高瘦瘦的身材，一头微红的短发，而且总是紧张地凝视着我。他在一个实验室做技术员，将来想要成为一名助理研究员。他开始认识到，关于竞争和操控的感觉都是自己的不安全感和愤怒的投射。正如在以下治疗情境中描述的那样，他逐渐了解了自己，真正地理解了他的那种反应是由旧时关于父亲、母亲、哥哥和继母的感受所驱使的。

　　一天，欧文描述了一段发生在研究所里的阴谋诡计，然后我评论说，他的同事们肯定有他们的动机，但他的确是在根据自己旧有的关系模板而做出解读。我同意说，办公室里的那位年龄较大的男性确实把他当做毫无地位的下属来对待，而那位女同事也确实看起来很阴险狡诈。但是，我也说了，他的工作完成得很好，而且他跟同事的关系是安全的。我对他说，我认为问题在于他自身对于自己工作的感觉，以及基于早年与父母（和继母）的关系而形成的看待事物的倾向。我还对他说，我认为他现在已经有能力看到这些了，于是他现在已经必须要去面对自己的梦想和抱负了，真的该去直视那些在实现理想的过程中将会出现的不确定性了，而不再是去抱怨别人。

紧接着，出现了很长一段时间的沉默，而欧文一直在看着我，时间仿佛变慢了一样。我想，也许我说得过头了，说得太多了，或是让他觉得被批评了。也许他受伤了，脱离了，又也许他只是真的很感动。最终，他开口了，柔和地说道，"我害怕，因为我不知道自己究竟有没有能力去做那些我想要做的事情。"这一次，我过了许久都没有说话。我不知道该说什么，随后我认识到了自己也没必要去说什么。这是属于他的时刻，他在面对着他自己的恐惧，而我只是在那里陪着他。我觉得我知道他现在的感受，我知道那一刻我比以往都更加靠近他的内心。我体验到了一种强烈的亲近感和联结。房间似乎消失了，在那一瞬间，有的只是我们两个人在一同思考着他的眼下和未来。

这种强烈的亲近的瞬间会让人兴奋，当然也可能会激发出来访者和治疗师的焦虑。我们希望这样的瞬间会让来访者感觉到被理解、被接纳、被肯定，也许还有被爱。另一方面，在这些时刻，治疗师也会体验到一些呼应着来访者内心状态的感受，体会到治疗中正在发生着的变化，这会让治疗师觉得自己很特别，甚至是独一无二的，但却在这些人类共有的困境和挣扎面前不得不保持谦卑。这样的瞬间会增加友好度（rapport），表明心理治疗正处在正确的轨道上（Malan, 1979）。

在这些时刻，无论正在讨论的具体内容是什么，治疗中都会存在一种强大而积极的情绪效价（emotional valence）*。亲近和理解的积极情感通常会提升咨访双方的心境（mood）和注意力等级。Fredrickson（2001）所做的实验研究表明，积极的心境会让人更有能力在解决问题时去考虑其他的不同策略，而这无疑会让对于这类相关体验的治疗工作更为有效。

科学地来看，亲密和理解的瞬间也许看起来是不言而喻、无须多谈和难以减少的，但是，Louis Pasteur 说过，"机会更青睐有准备的人"。对于来访者感受的不断关注，对于自身感受的觉知，对于理解来访者重复模式的持续努力的工作，以及足够的灵活性和自发性，这些都会在那瞬间出现的时候让治疗师能够去更好地利用它们，甚至也许可以去促成那些瞬间的出现。

丧　失

一位治疗师这样描述他跟一位正在体验着丧失的来访者的工作：

"在大多数会谈的时间里（当然不是一直如此），我感到镇静而充满着情绪，但这些情绪并不是无法承受的或是让人困惑的。我感到自己是不断装满然后又清空的器皿——我倾听、共情、想象、感受，但不会反应过度。如果我是悲伤的，那么我会是在陪着来访者悲伤；如果我感到丧失，那么我会思考那些我觉得自己曾经丧失的东西；如果恼怒，我通常会认识到它跟我自身的局限有关，尽管这种恼怒是被来访者正在做的事情所激起的。最重要的是，我努力地

---

* 在 Kurt Lewin 的情绪理论中，效价是衡量情绪或情绪刺激物正负性的维度，比如焦虑和愤怒的效价都是负的，因此属于消极情绪；而兴奋和愉快都是正的，并因此属于积极情绪。跟效价相对应的另一个情绪维度是唤醒度。当然，这里的"valence"也有可能指的是客体关系理论中的"共价"，即两部分之间的配对和共鸣。——译者注

去跟来访者保持亲近和连接，尽量地去感受和投入，但是我也会意识到，那些是来访者的感受，而不是我的。"

当一位来访者**沉浸在悲伤、丧失或局限的感受中**时，治疗师也会有一种深刻的悲伤感，而这会促使他去反思自己的丧失、分离、创伤和逝去的时光。这些瞬间通常会让来访者有一种新鲜感，因为这种悲伤在此前一直都被回避了。但是现在，来访者让这种悲伤进入了自己的心灵，认识到它会让自己难受，但它并不是那么可怕。大多数来访者都害怕悲伤和丧失的感觉。丧失感是关于已经发生的事情的感觉，仅此而已。

一位年轻人突然间失去了一位在他的生命中像父亲一样的人物，而在他的童年和成年早期那个人一直都是他获得支持的稳定感来源。那个人的离世恰恰就发生在这位年轻人最亲爱的姑姑去世的一年之后。这位来访者的母亲在他还是小孩子的时候就去世了，而他的父亲一直都很疏远他。当他告诉我这个不幸消息的时候，我哭了，感受到了他所经历的这些丧失。在这种情况下，我什么都没有说，只是坐在那里安静地跟他度过了几分钟。

来访者们通常会看到自己的那些悲伤和丧失感在强度上逐渐降低。这些感受将会变得更像是一种熟悉的陪伴，始终就在来访者的身旁但却不再具有破坏性，也不再是一种令人恐惧和无法忍受的体验了。在观察到来访者身上的这种趋势时，治疗师常常会感到满足和欣慰，而这通常也是一种治疗取得进展的迹象。

但是有时，这种悲伤是那么强烈，那么深刻，以至于来访者在谈论完之后并不会觉得更好过。这种情况通常会在那些患有依恋问题、自尊问题或是深陷抑郁的来访者身上出现。此时，对于治疗师来说最大的挑战在于，去忍耐住来访者分享的悲伤感。在令人无法承受的丧失感面前，我们都是脆弱的，我们都会感受到它，而它或许是最难理性看待和坦然接受的情感了。在许多这样的时刻，作为凡人，我们中会有一些人因为难以忍受这样的悲伤，所以通过回避这样的丧失感来加以防御。

大多数来访者并不希望太快地相信自己已经走出了悲伤——别人往往已经尽力地劝过他们了。对于这些来访者而言，一定程度的共情性的镜映和鼓励是必要的。在治疗性关注的影响下，强烈的悲伤或者会变好或者会更糟。如果情况没有在变好，那么它很可能就会变糟。对于悲伤和丧失感的共情性关注会让来访者的情感变得更加强烈，而这会考验来访者的应对能力，所以治疗师必须要找到其他的方式进行工作。在第十章中所描述的那些用于促进改变的策略中可以找到适于此类工作的一些其他方法。在这些涉及丧失的时刻和瞬间，治疗师必须要做出决策，决定应该给予多少共情和分享多少感受，以及在多大程度上帮助来访者去应对和缓解。以上两方面的干预并非是互相排斥的，但是如果同时进行可能会让来访者感到困惑。

喜　悦

与丧失感相对应的是那些**积极正面的情感体验**——因为来访者生活中的一件幸事而一起开心和一同欢笑，感受到强烈的对于来访者的欣赏或尊重，甚至是一种爱。有时，这些瞬间是在亲密和亲近的背景下到来的，但有时它们的出现仅仅是因为在讨论内容中蕴含着的积极情绪，或是因为某些发生在来访者与治疗师之间的积极互动。一位来访者谈到了一些他职业发展方面的可喜进展，说到了一些他在对于妻子和家庭的感情方面的重大突破和美好瞬间。他的骄傲、喜悦 (joy) 和关爱在会谈中一望而知，在他的积极情绪的感染下，治疗师也有了相似的情感。另一位来访者有一个非常优秀的女儿，关于她近期成功的好消息总是那么地鼓舞人心和令人振奋。

喜悦是一种开放和包容的情感，它缘起于团聚（union）、连接、宁静（serenity）和接纳（Vaillant，2008）。喜悦反映了适应性和接纳，应该在治疗中被鼓励和增加。

安大概50多岁，在童年里她经历过好几次母亲的抑郁发作。在接受治疗的过程中，安意识到了，她爱她的母亲并且觉得与她非常亲近，但她也对母亲有着封存已久的巨大愤怒，而这些愤怒来源于童年时母亲长期的不可获得性。她为心中的那些与愤怒或批评有关的情绪而感到焦虑，害怕这些感觉对于他人来说是不可接受的有危险的。她拼尽全力去维持一种对于母亲的积极正面的态度，事实上对于任何人都是如此，而即使有这些负面情感，她也强迫自己去照顾年迈的母亲。实际上，她可以说是一位模范女儿。然而，她很疑惑自己是不是真的爱母亲，还是说只是在履行着做女儿的义务。

在治疗中，安是一个热情而和蔼的女人，小心翼翼地跟治疗师保持着距离。她对于母亲有着矛盾的情感（ambivalence），而且她害怕承认自己的愤怒，因为她担心自己可能会暴跳如雷、怒不可遏，在连续的几次会谈中，我对此进行了直接地面质。就在治疗处在这个阶段的时候，一天，她意外地在当地的一个超市里远远地望见了自己的母亲。那时，安的母亲正站在货架走廊的另一端，她注视了母亲一会儿，但并没有被母亲发现。看着这位满头灰发的老妇人认真仔细地挑选着生活用品，安感到心中奔涌着一股强烈的爱和亲情，那一刻她就好像是重新认识了自己的母亲一样。那些负担和责任随即消失无踪，取而代之的是，她真真切切地认识到了自己对于母亲的爱。她深深地感到了满足和心安，体验到了真正的喜悦，确认了自己对于母亲的深爱，意识到了拥有这样一位母亲对于自己来说是多么地幸运。在描述这段经历的时候，她整个人都散发着爱，

> *而我的心也被类似的情感所填满了。那一刻，我仅仅是评论，她好*
> *像非常爱她的母亲。*

积极的情绪既可以源自来访者也可以来自治疗师。正面的情感几乎总是会传染和被分享的。我们知道来访者会对治疗师有一些强烈的正面情感，即正性移情（positive transference），它们要么源于旧时的良好关系，要么是因为关系中的矛盾情感过于让人痛苦，以至无法被作为一个整体去体验，所以被分裂出来的。正性移情是转瞬即逝、动荡不定的。然而，治疗关系中的喜悦却是不可磨灭、一如既往的，它来自此时此地，而且通常会随着时间的推移而增加。

精神分析的文化，以及被其影响和渗透的心理动力学心理治疗技术，都没有很看重或相信在治疗中表达积极情绪的价值。积极情感的表达被认为是有风险的，因为来访者也许会产生误会，治疗师也许会以此为借口去表达私人的反移情感受，而边界也可能会被跨越。在谈及积极情感的表达时，传统的观点似乎就是越少越好。

我们质疑这种观点，怀疑这可能会彻底地切断作为心理治疗生命线的积极情感。让来访者记住的，喜欢的，去介绍别人接受心理治疗的，常常就是那些积极的体验。我们认为，那些包含积极情绪的瞬间正是帮助改变的车轮顺利前行的润滑剂。对于那些总体上习惯对于自己的积极情绪表达进行限制的治疗师来说，这一点或许尤为重要，但是对于那些时常会表现得热情和乐观的治疗师而言，这些瞬间可能也同样会让治疗更加有效。当然，积极情绪的表达要适时适度，要有理有节，咨访双方在体验积极情感时的互动也应该以尊重关系的边界为前提，而这一切都需要治疗师从专业的角度去进行判断和抉择，一切以让来访者得到治愈和生活得更好为目标。一位好的治疗师所给予的温暖、热情和关爱应该更像是来自于（外）祖父祖母的爱，而不是父母或伴侣的强烈情感。

发生在心理治疗当中的积极情绪体验绝不仅仅是专业领域内写作或讨论的噱头而已。事实上，它们很可能就是衡量心理治疗（无论是心理动力学、认知，或是行为疗法）好坏的一把标尺。它们是心理治疗艺术的一部分，而不是照本宣科的程序步骤。

艰难的决定

心理治疗关系总体上是一种合作关系（如 Bordin，1979），而在理想状态下，咨访双方各司其职且各尽其责。来访者谈论她的感受和想法，退一步进行反思，努力地考虑和尝试不同的理解和新的行为；治疗师倾听、聚焦和共情。但是，会有一些特定的瞬间，治疗师能够感觉到来访者正处在人生的十字路口，有一个重大的决定要做，或是挣扎着要不要进行新的尝试，痛苦地思考着新的方法。来访者犹豫着要不要跟某个人第一次发生关系，要不要辞掉工作去追求新的发展，或是要不要反抗家族的传统。治疗师也许有但也许没有他自己的意见，但是却体会到了一种重大的责任感。他说的话或许真的会很重要。在这一刻，气氛会变得格外紧张，治疗师会感觉到有些非常重要的事物正处在危险之中或是被作为了赌注，感觉到抉择已经刻不容缓。这种感觉很强烈，甚至会让治疗师敬畏。这是一个可能会带来改变的时刻。如同其他的情感瞬间一样，这种涉及艰难抉择的时刻尤其会让人产生情感上的共鸣，因为咨访双方都体会到了时间的紧迫，认识到了决定的重要，感觉到了未来的希望，却又要出于对未知的理性考虑而冷静下来。

最后做出决定的永远是来访者，然而治疗师要做的和应该做的绝不是去保持彻底的中立或平静。来访者的备选方案越是合乎情理，治疗师就越能够放手和去协助她进行独立的思考和决策。与之相对，来访者的选择倾向越是有危险或不合理，而来访者的知觉和推理越是扭曲，治疗师就越应该出于责任心去给出指导、劝告和建议。

人生的荒谬

人生是不公平的，有时，来访者的遭遇是如此地不幸，以至这些厄运会激发出强烈的无意义感，并且会让来访者深刻地认识到人生中必然会存在的荒谬（absurdity）。这通常也会是一个具有治疗性的时刻，因为，体验到人生的荒诞就意味着可以认识到，不幸事件的背后并没有什么黑暗（dark）和个人的原因（与此相反的知觉往往就是许多心理问题的基础）。

治疗师的姿态应该是去主动和强烈地认可和理解来访者所经历的荒谬；通常这并不困难，因为事件中的荒诞性是那么地显而易见。在这种时刻，治疗师不需要做什么复杂的干预，因为对于荒谬性的接纳其本身就具有治疗性。认识到事件的荒谬性会让来访者感到解脱，从那些不幸遭遇所造成的悲伤和痛苦中得到释放。

有时，事情并没有那么严重，在相对轻微的版本中，你和来访者对于发生在治疗情境中的一些荒谬事件感到无奈，然后相视一笑，例如楼里电梯的蜗行牛步，交通糟糕到寸步难行，纸巾盒里竟然空空如也，或是保险公司办事时的扯皮和低效 *。

关于治疗

一些美妙的瞬间会出现在你和来访者一同看到了一段新的人生叙述的时候。有时，这种叙述发生在治疗师对于某个事件及其跟来访者更大的发展主题之间的联系进行释义之后；而有时，它产生于来访者自己的综合分析。在

---

* 在美国，如保险公司和银行等服务机构的工作效率极低，错误频出，蛮不讲理，以至时常让人瞠目结舌、啼笑皆非和怒发冲冠。——译者注

亲密的合作过程中，咨访双方一起理解了某件事情，清晰地看到了一个深刻而普遍的模式，进而获得了一种满足感。这并不是那种由共情性交流所带来的情感共鸣，而是一种不同的感觉。它感觉起来更像是同事们在一起圆满地完成了一项困难工作之后的满足。

有时，来访者感到挫败，因为治疗进展缓慢，让人不适，费用高昂，而且结果未知。来访者因为移情性反应而觉得治疗师看起来态度冷漠，帮不上忙，或是在拒绝她。这会让治疗师觉得焦虑，变得防御，或是同样有挫败感。此时，治疗师的反应可能是固执己见，认为这种挫败感是来访者的问题，肯定不是治疗师的。很遗憾，这种退却和傲慢是一种常见的反应。对于新手治疗师来说，避免进行这样的自动反应是最为重要的人际技能之一，是必须要学会和发展的能力。在另一种情况下，治疗师会变得焦虑和迷茫，努力地安慰和满足来访者，试图让冲突降到最低。

密切地关注来访者的感受，同情，并且保持情感连接，这些才是弥补和应对来访者挫败感的适当反应。这会帮助来访者平静下来，鉴别出不满的来源，并且考虑出处理挫败感的方法。治疗师可以就先前的错误、怠慢和误解进行适当地道歉，这会降低来访者的那种由于不被理解而产生的强烈情绪。如果来访者觉得受伤，那么伤害就确实存在。对于治疗师来说，此时的挑战在于要去感觉到这种伤害，并且去真诚地谈论它，而不是将其视为一种操控。也就是说，在来访者觉得被轻视和伤害的时候，重要的在于去理解她产生这种感觉的经过和原因。在这种时刻，治疗师必须要先通过干预去让来访者感觉好些，然后才能去帮助她获得一种对于此次联盟裂痕的更为综合和客观的认识。尊重来访者的情绪反应，这些反应是我们每个人都会有的，于是治疗师就能够以真诚的态度去表达和就此进行工作。

当来访者的状态明显变好的时候治疗师应该如何回应呢？来访者获得了更高级别的满足感，有了以更为现实的方式去知觉一段关系或一个情境的能力，或是用新的方式去处理了一个对于她来说具有代表性的麻烦，此时，来访者身上的积极变化或许是显而易见的。赞美、钦佩、尊重和积极的反馈都是恰当的反应。通常来访者自己就会注意到这些变化，然而来自治疗师的觉察和点明依然会很有帮助。这会让已经发生的改变得到确认，增加来访者进行更多改变的动机，不仅如此，那种被咨访双方所共同分享的积极情绪也会为问题的解决带来更大程度的灵活性。

关于你的情感

告诉另一个人你对他的感受通常只会在亲近和私人的关系中发生。但是我们的来访者确实会对我们有感觉，而重要的就在于去帮助他们去分享这些感受。就进行诚实而直接地表达而言，心理治疗是一个不同寻常的机会；你和你的来访者会谈论那些蕴含在日常对话中却不被承认的内容。就来访者而言，在治疗中表达对于治疗师的感受是一种特权和技能。

对于新手治疗师来说，询问来访者对于他们的感觉可能会让他们觉得尴尬和别扭。这似乎有些唐突，就好像是沉迷于自恋或是在寻求恭维一样。但是，仅仅是对于来访者感受的简单询问就可能会起到鼓励作用，这会让来访者知道讨论这些事情并非是怪异或不合时宜的。来访者表达了关于你的情感，这不同于亲近、丧失或是别的那些我们已经讨论过的时刻。相比治疗中其他的某些瞬间，这一时刻不那么具有相互性。你可能会吸收来访者的情感并且对其做出反应，或者是感到脱离进而对正在发生的事情进行解读。

来访者对你的感觉跟此时此地的关系——即治疗联盟——有关，也跟那些被复活了的旧时情感有关（即移情）。当来访者在治疗和与你的关系中表达出信任、尊重和信心的时候，你会感到满足和愉悦。但是同样会有对你的批评，无论是直接的还是含蓄的。对于你性格特征的评论也会有正负两面。你需要认真地倾听，接纳来访者说的话，假定它们是真实的，因为它们就是来访者所感觉到的。

有时，因为尴尬和恐惧，来访者会有意识地隐瞒自己的感受。通常，出于对拒绝、依赖、脆弱或竞争的担忧，来访者会无意识地保留那些关于你的感受。如果在来访者对你的反应背后存在着一些痛苦，而这些痛苦是她能够感受到却无法去命名的，那么清晰明确地表达出这些感受通常会有帮助。向来访者反馈说，她看起来感到被你拒绝，激怒，或是误解了，这样的干预也许会具有治疗性。你对于那些感受的觉知会让来访者感到被理解。这样做可以帮助来访者去降低那种对于自我表达的恐惧。

在来访者谈论你的时候，你需要退后一步，同时去感觉和去观察。在听到来访者表达关于你的情绪的时候，最好的做法是：感受你的反应，了解这种反应是什么，然后不要按照你的反应去行事。你会有自己的情绪反应——骄傲、愉悦、受伤、悲伤、气愤。然而，如果你发现自己对于来访者的感受所基于的并非是钦佩、尊敬和共情，那么你最好在意识层面上限制它们，对它们进行觉察和感受，而不是去表达或付诸行动。当然，无论是在理论上还是在实践上，对于这些情绪完全没有个人的反应都是不可能的；我们都是人，都有感受，而这些感受不可避免地会被传递给对方。但是，对于我们的反应进行约束、检视、反思，而不是见诸行动，这是我们庄严的职责。我们有义务去让来访者舒适地表达自己，与此同时，我们也应该去找到让自己能够忍耐的方法。

错　　误

作为治疗师，我们不可避免地会犯错误，比如忘记重要的信息，搞混会谈的日程，以及做出冷漠的评论。错误也时常会是难以察觉的，比如因为关注某个话题而忽略了另一个可能很重要的话题，或是在一次会谈中的某段时间里心不在焉。尽管这些差错是不可避免的，但是它们常常会给治疗师带来许多愧疚和自我质疑。心理治疗可能看起来很简单——你只是坐在那儿跟别人说话——但却需要持续地聚焦和集中注意力，而这是难以保持的。作为治疗师，我们也有心情，有主观反应，有注意力分散的时候，也有个人的兴趣和敏感点。对于一个错误进行检视，看看它是不是向你传递了什么新的信息，这是很有价值的。错误也许会反映出反移情。比如，你搞混了会谈时间，是不是因为你有一种想要躲避来访者的冲动？如果是，那么你为什么会有这种冲动？是不是来访者表达出了对于治疗的意兴阑珊或是对于你的鄙夷不屑？你忘记了收取费用，是不是希望这会让她更喜欢你？

在一个错误发生和被发现之后，咨访双方都应该停下并且对其进行关注。实际上，关注错误之所以特别有价值的部分原因在于，这种关注随即就会让你与来访者密切地关注彼此（Casement，2002）。如果错误是罕见的，那么它的发生和修复就是一个具有治疗性的时刻；而如果错误是频繁的，那么它们就没有治疗性并且是属于治疗师的问题。

承认错误几乎永远都是最好的办法。在日常对话中，如果一个人犯了错，他就要道歉。这意味着他认识到了错误对于他人的影响，承认了自己在其中的责任。道歉通常会让治疗关系回到正轨，但是这并不意味着你就不能同时去询问来访者对于错误和道歉的感受。但是，如果说治疗从本质上是关于帮助来访者发展出一个新的、更好的和更加准确的叙述，那么讲真话和负责任就应该是其中的必要品质。如果治疗师都做不到这一点，那么来访者就更没有胆量去尝试了。道歉不应该是为了治疗师个人的目的而做出的，即去减少愧疚或去回避对于失误背后动力的思考。你应该去把自己想象成来访者，什么会让自己舒服一些，而什么才能修复自己那已经破裂的信心和安全感。向来访者询问她对于你的道歉的感受，这通常会有所帮助。

> 一位少年反复地做出自我挫败的行为，这让他陷入了一个由抑郁、憎恨和拒绝所组成的恶性循环。这种情况太糟糕了，以至让我变得沮丧，进而失去耐心，发了脾气。对此我感到愧疚，于是跟好

几位督导、老师和同事就我的情绪爆发进行了讨论。我知道这是一个错误，而我沮丧的程度表明，我已经无法专注在共情上，而是让我个人的无能感冲到了前面。

　　我准备好在下次的会谈里道歉，而来访者迟到了15分钟才出现。她看起来情绪低迷，衣冠不整。她没办法说太多的话。我就自己在上次会谈中的焦躁易怒表达了遗憾和懊悔，于是来访者很快就高兴起来了。在这次会谈的晚些时候，她说我的愤怒让她觉得我很关心她。没有其他人会认真地对待她的感受。这成为了跟她的治疗工作的转折点，随后，她开始更多地理解到了自己的众多自我挫败行为背后的原因，并且开始做出了行为上的改变。

当然，我们不会为治疗师朝来访者吼叫的行为或是犯下的其他治疗性错误进行支持和辩护。确切地说，如果错误是一段持续性的、理解性的和接纳性的心理治疗的一部分，那么我们就应该以开放的态度理解错误，明白它有可能暗示着来访者的某些内心动力。我们的任务是竭尽所能地去将错误转化成某种积极有用的东西。

治疗师往往担心道歉会阻碍更深层次的对于动机和原因的讨论，并且会让对于来访者冲突的理解变得更为困难。但是，表达一些积极的东西，如对于伤害的歉意、支持和确认，并不会妨碍对于消极内容——如来访者的伤痛或气愤——的探索。

自我暴露，私人信息

一位我们最喜爱的督导曾经说过，一位治疗师应该对来访者表现出礼貌、尊重和兴趣，就像你在参加聚餐时对于旁边座位的客人一样。最重要的是，正常点！这一建议可以被推广到心理治疗中对于私人问题和自我暴露的处理上。当然，治疗是为了来访者，也是关于来访者的，但是，如果治疗师不表露一些投入和参与的迹象，那么你就不要去期待一位来访者能够以开放和诚实的姿态去谈论她自己。

换句话说，任何互动都像是一首歌，既有词又有曲。言语是互动的文字部分，而音乐则是那些情感、韵律和节奏的部分；没有音乐，这首歌就只剩下一堆字词。治疗师必须要体验和表达情感，这样才能让治疗不只是一堆字词。作为治疗师，必要的话应该尽可能多说，而离题的话要尽可能少讲。一位治疗师曾经这样说过：

"如果来访者问我要去哪里度假，我会告诉他们。如果他们问我跟谁同去，我通常也会回答。请假和假期是生活的一部分和一个主题，如果我不提供任何信息，那么这一话题就更有可能会就此关闭。如果来访者继续问我去度假时都做些什么，去的地方是什么样子的，等等，那么我就会问她对于假期的感受，问她对于我和我的什么有怎样的好奇。告诉她关于我的假期的细节对于治疗可能没什么帮助，而且会造成干扰和分心；不过我也已经回答了一些问题，所以我保持了一种对于来访者的真诚的投入和对于治疗的真实的参与。如果来访者已经追问到这种程度了，那么通常这些问题就会跟移情和对于治疗师的幻想有关，而这很可能就是应该得到关注和聚焦的部分。"

就此时此地生活中的诸多方面发表意见，治疗师住哪个城区，看没看过最近的一部电影，有没有孩子，在哪里接受的教育或培训，这些都是"正常点"的一部分。不仅如此，通过回答某些这样的问题，你就可以名正言顺地去询问来访者这些好奇心背后的意义。

表达一些关于来访者的悲伤、喜爱、喜悦和担忧的感受，如果它们是真实的且表达是真诚的，那么这样做就是合适和恰当的。积极正面的情感几乎总是适合于表达的，而消极负面的情感则很少是具有建设性的。恼火（irritation）和怨恨往往是治疗师的问题，而非来访者的问题。治疗师需要去处理好这些不适的感受，而将它们表达出来则极少会对治疗有益。有时，治疗师可以就来访者的行为以建设性的方式去进行表述，并且询问是否别人也会有跟治疗师相似的负面感受——例如，"在你崩溃大哭之后，我觉得就好像是被你推开了；我在想是不是其他人也曾有过这种感觉。"

在传统上，学者和治疗师在对于自我暴露的态度方面是非常小心翼翼的。太多的私人信息会给来访者造成负担，而且让治疗偏离来访者的问题和目标。而且，这会让移情更难得到识别和理解。

如果你的负面感受很强烈并且妨碍了治疗工作的进行，那么跟同事进行咨商（consultation）*就一定会是最好的解决办法。通常，讨论和理解足以驯服和平复这些消极情绪，从而让你有能力以建设性的方式来利用这些感受去进行工作。如果不能，那么这位来访者就很可能应该被转借给某个更喜欢她的治疗师；在那种情况下，只能说你跟她不太匹配。

---

* 咨商通常是就某些问题进行讨论并寻求建议，咨商往往区别于有规律和有设置的正式工作。比如，跟律师咨商就是说还没有雇用他打官司，跟治疗师咨商就是先了解一下情况但还没有正式开始接受治疗，跟同事咨商就是说进行的不是督导。——译者注

总　结

我们在本章中讨论的这些情绪和连接的体验并无法完全覆盖你在治疗工作中的所有经历，也可能会跟你的一些体验不尽相同。它们只是一些最为常见和强烈的体验。这些心理治疗中的瞬间和时刻会增加来访者与治疗师之间的联结。因为它们对于来访者而言是新的体验，所以它们也就意味着新的关系体验，而这正是心理治疗的三大改变机制中的一种。

第十二章

治疗师的力量品质，以及对于反移情的处理

人们似乎不会认识到，他们对于世界的看法也是一种性格的表达和招认。

——Ralph Waldo Emerson

在之前的几章中，我们着重讨论了心理治疗的基本组成——概念化、目标设定、促进改变和治疗瞬间，这些组成就像是一座建筑中的钢筋水泥一样。但是，要想成为一位有能力的治疗师，要想让治疗产生效果，就必须要超越这些基本组成。真正将跟来访者的对话转化成心理治疗的，是那些你所做出的即时反应。想要让谈话真正地成为"治疗"，治疗师的性格品质及其在治疗中的应用是必不可少的，而那些具有治疗性的瞬间也正源自于此。

马乔丽是一位63岁的寡妇，她遭受着抑郁和焦虑的折磨。最初她打电话来，是为了寻求一些关于药物方面的建议，然后就开始大约每天打三次电话寻求安抚。如果电话没有被即时回复（也就是在

一两个小时之内），她就会抱怨。她反反复复地描述着她的恐惧和孤独，以及严重的感到恶心的症状，她说的时候常常就像是第一次告诉我这些一样。她有时候还会焦躁易怒。她似乎很难在情感上自给自足（self-sufficient）。在第一次会谈中，我们集中地讨论了那些她在日常生活中照顾自己方面的困难，同时也讨论了她的悲伤和丧失的感觉。此后，她又约了几次会谈，觉得这是对她有帮助的唯一方法。不仅如此，她还需要知道我就在那里，随时可以给她回电话。她时常会提到她有去见另一位治疗师的可能性。

我确实看到了马乔丽当前所持续体验到的抑郁和焦虑，以及她的那种反复寻求鼓励的模式。我理解到，如果这种持续的对于安抚的需求遭到拒绝，那么她就会充满怨恨。我对她的境遇感到同情和担忧，我回拨她的电话，回应她的烦恼，希望这样会让她安心，会降低她对于开始接受心理治疗的焦虑。我有种感觉，随着她感觉到了我的有求必应，电话的频率就会慢慢减少。就这样，我以每周两次的频率见了她几周。

但是，电话一直在打来，有时一天会有三四次。对于通话的次数和她的那些抱怨，我越来越厌烦了。她那边则是一种依赖性移情，有时甚至是一种怀有敌意的依赖性移情（她对我既依赖又气愤）。过了一段时间，这激发了我的一种烦躁和想要拒绝她的反移情。

有好几次，我试着婉转地指出，有可能这种模式与她在其他关系中的情况是相似的（被她的成年子女所疏远）。她觉得自己被严重地侮辱了，以至几乎要退出治疗。于是，我确信，跟马乔丽讨论这些互动中的我的负面情感不会有什么好处；我也意识到，任何继续向她提供这种领悟的企图实际上都只不过是我的烦躁和恼怒的一种发泄。

所以，我转而开始去表达支持和安抚，告诉她这些症状很可能会好转，就像她以前经历过的那样。对于服用药物的方法，我给出了坚定而具体的指导，而对于她的那些来电，我大部分都会去接，当然不是全部。在我的温暖和安抚之下，她似乎感觉好点了，她非常感激我的这种尽力去照料她的态度，尽管事实上她还是会频繁地因为没有人帮助而感到不安和烦恼。

我安慰她说，我认为她会感觉好起来的，并且试着让她知道，那些可怕的孤独感和那些生理上恶心的症状其实是她在混乱（dislocated）、寂寞和对于未来担忧时的感受。我告诉她我会帮助她好起来，会找到更好的应对那些孤独和苦难的方式。在这样做的时候，我尽量保持着一种直接、沉着，却不会自命不凡的语气。我把一只脚始终放在跟她的关系中——对于她强烈的孤独和焦虑感到担忧；而另一只脚踏在关系之外——将她视为一位经历着痛苦但是6个月后回过头来看会感觉到释然的来访者。对于未来，我表达出乐观和希望，说她仍然有许多事情可以去期待和享受。从始至终，我都鼓励她去参加活动，进行社交，并且在独处时注意健康。

马乔丽把我的话听进去了，却依然继续地表达着她的孤独感；她还是会打电话给我，不过频率少了一些。她重拾了一些以往会参加的社交活动，而且又开始打高尔夫球了。她坚持说自己仍然感觉很糟糕，抱怨说我并没有真的给予她足够的帮助。但是，她也表达了对于治疗的感激，她说，"感谢上帝，我至少还有每周的心理治疗会谈。"

在这段治疗情境中，治疗师用他的个人品质——坚定、知识、热情、真诚、极为适当的距离感，还有乐观主义——稳定、支持和"容纳"了来访者。这些力量品质通过他的语气语调、肢体语言和随意的话语呈现了出来。在这些品质的帮助下，治疗师体贴而周全地回应着马乔丽的痛苦，而这不同于她生活中其他人的回应方式。治疗师有能力去抗拒那种破坏性的和拒绝性的活化，不让自己成为它的一部分，于是，马乔丽拥有了一段新的和更加积极的体验。尽管这个例子是一个以支持性为主的治疗阶段，但是这些力量品质在更为直接的探索性工作中也同样适用和有益。

有效的治疗师

治疗师的个人品质似乎非常重要，鉴于此，我们惊讶于学界竟然对于影响和构成心理治疗师有效性的因素所知甚少。Beutler 等人（2003）对此话题曾进行过深入的综述，在此我们会将他们的一些发现进行总结。治疗师的性别、性别匹配和种族，这些似乎对于治疗结果来说影响很小，即使人们普遍认为它们很重要。治疗师所接受的职业训练的类型和数量，以及他在促进治疗过程方面的技能，这些也尚未显示出什么对于治疗结果的重要影响（Beutler et al.，2003）。甚至，就连治疗师的经验对于治疗结果的积极影响，都还无法得到研究证据的一致性支持（Blatt，Sanislow，Zuroff，& Pilkonis，1996；Propst，Paris，& Rosberger，1994；Hupert et al.，2001）。

然而，越来越多的证据表明，在心理治疗的实施胜任力（competent delivery）与良好的治疗结果之间存在着相关（Baber，Crits-Christoph，& Luborsky，1996；Baber，Sharpless，Klosterman，& McCarthy，2007）。有些研究报告指出，对于治疗手册的遵守度会对治疗结果有显著的影响（Bein et al.，2000；Feeley，DeRubeis，& Gelfand，1999；Kendall，& Chu，2000）。但是另有发现指出，遵守度（adherence）与结果之间成曲线相关（Barber et al. 2006）；也就是说，相比低程度或高程度的遵守度而言，中等的治疗手册遵守度预示着更好的治疗结果。

治疗师的自我暴露对于治疗结果有正面影响，这种影响在统计上具有显著性，而从临床的角度讲则效果微弱（Barrett，& Berman，2001；Piper，

Joyce，Azim，& McCallum，1998；Piper，McCallum，Joyce，Azim，& Ogrodniczuk，1999)*。尽管一些研究发现，治疗师的情感健康（emotional well-being）与治疗对于来访者的效果成显著相关（如，McGuff，Gitlin，& Enderlin，1996；McCarthy，& Frieze，1999；Williams，& Chambless，1990），但是在 Beutler 等人（2003）所作的研究综述中，以上两者并未显示出因果关系**。有不少研究都调查了治疗师的文化敏感性训练以及文化敏感性疗法对于治疗结果的影响，这些研究一致发现，治疗师的种族态度与治疗的结果具有高效应量（effect size）的相关***（Evans，Acosta，Yamamoto，& Skilbeck，1984；Thompson，Worthington，& Atkinson，1994；Wade，& Bernstein，1991），这一发现与 Beutler 等人（2003）在综述中所给出的结论相吻合。

正如我们在第四章中所讨论过的那样，许多研究指出，治疗关系的质量与治疗结果之间有着低效应量的相关（Martin et al.，2000）。尽管两者之间的因果关系仍然有待确认（见，Barber et al.，2000；Barber，2009），治疗关系的品质依旧被认为是治疗结果的一个强有力的预示指标（strong predictor）。

通过对于治疗师的品质进行总结，Beutler 等人（2003）做出了如下结论：学界对于治疗师变量的关注出现了严重的下降，以至许多早先很有价值和潜力的发现并没有得到后续进一步的研究。治疗师变量看起来非常重要，但是它似乎很难借由科学实验来进行研究和分析。或许是因为研究设计的效力还

---

* 也就是说，我们有很大的把握相信自我暴露会带来更好的治疗结果，但其实只是会更好一点点而已。——译者注

** 相关不等于因果，这是统计学上的常识，即便在心理治疗中彼此相关的两者具有明显的时间先后关系，但仍然无法排除是否有第三因素在导致两者的共变。也就是说，例如，即使治疗师的情感健康与心理治疗的结果有非常显著的正相关，我们也没法确认是否提升治疗师的情感健康度就会让治疗有更好的结果，因为有可能是另外一个因素，如治疗师的月收入，同时影响着他的心情和他在治疗工作中所表现出的胜任力。——译者注

*** 可以简单理解为两者之间的关系强度较高，对于统计和科研没有兴趣的读者无须对此类内容深究。——译者注

不足以得出结论，又或许是因为正确的研究问题还没有被提出来。也许，让治疗师同意接受研究这真的很困难。

通过以上简略的回顾，我们不难发现，到目前为止，学界对于那些能够让治疗更加有效的治疗师的品质所知甚少。借由对于治疗师力量品质的聚焦，我们想要表达的是，对于尚处在职业生涯早期的治疗师来说，需要学习的不仅是治疗技术，还有做人的方式和道理。在后文中，我们先是审视了治疗师在治疗会谈中进行关注和注意的方法，进而转向治疗师的性格力量品质，以及运用这些品质去处理那些跟来访者工作时体验到的负面情绪的特定方法。

注　意

当电话在治疗会谈中响起的时候，我们应该任由电话的语音留言功能去自动处理*。如果不这样做，那么治疗师的注意力就会被从来访者身上转移开，而这也许会扰乱治疗师的心智并且让来访者感到沮丧。但是，除此之外，关于治疗师在有效的心理治疗中对于自己注意力的引导和控制，还有什么是我们应该知道的呢？

Freud 所说的精神分析师应该具有的那种"均匀悬浮注意（evenly suspended attention）"刻画出了一种注意的方式，即放松而灵活地将注意力在来访者的言行，以及分析师的内部感受、想法和幻想之间来回转移。Freud 学派的分析师常常会因为那种保持距离且并不投入（unengaged）的姿态而被讽刺，但是这个对于来访者和自身进行倾听的态度和方式却真的需要非常努

---

* 美国的电话和手机都有电话留言功能，即在电话未被接听时转入留言状态，然后机主空暇时再去逐一查阅并听取语音留言。这一功能对于心理治疗师来说尤其方便，因为将可以留言的办公室电话号码留给来访者显然会避免许多不必要的麻烦。——译者注

力和投入才能做到的。

　　来访者的情绪状态（emotional state）是最需要去注意的。情绪可以通过言语或非言语的方式得到表达。通常，在任何时间点都会有一个占优势的（dominant）主导情绪，而这正是治疗师的注意力应该去聚焦的地方——无论它是悲伤、丧失、气愤、渴望、焦虑还是愉悦。治疗师应该觉察到它，观察它，并且留心它的转移和变化。来访者经常会觉察到她的那种被治疗师所感觉到的情绪，但并非总是如此。

　　就像信仰治愈者（faith healer）会将手放在患者的身体上去"感觉"疾病一样，我们，做个比喻，就要努力去感知到来访者的体验和经历中的情绪热点（hot spot）。想要做到这一点就要去学习简化自己的知觉；在来访者身上有着不计其数的细节可以观察，而话题、态度和肢体语言也会在瞬间发生变换。对于主导情感（dominant affect）的感知就像是在"眯眼斜视"一样，这样那些总体轮廓就会凸显出来。来访者会迷失在自己的复杂情感中，而这时候就需要我们帮助她去简化和聚焦。对于情绪的密切注意很重要，因为这会让治疗师能够在合适的时候去帮助来访者命名她的感受，并将其同她正在思考的内容联系起来。

　　在对情绪进行共情性注意的同时，有经验的治疗师还在倾听来访者的话语，记录话语中的故事、人物和事实。这些资料会遵循某些模式，而治疗师则以逻辑而理性的方式对其中的临床信息进行思考，进而以不同的方式加以组织。这会占用相当多的注意资源，但是会帮助治疗师得出一些关于个案概念化的假设，将凌乱的信息进行拼凑和组合，进而对于其他想法去进行修改和尝试。在对于模式进行注意的过程中，治疗师也需要去考虑各种各样的干预方式，并且想象来访者对于这些干预的反应。

　　于是，治疗师的注意会在感受和思维之间摇摆，会在来访者的情绪体验与来访者正在表述的词语、事实、想法以及对于它们的理解之间切换。（我们的大脑让我们有能力去对同时出现的多种信息进行记录，所以这种双重注意并不是什么新的或奇特的能力。只要练习，这种能力就能得到发展和提升。）有些时候，来访者在讲，而治疗师则在努力地思考着来访者话语中的意思，认真地分析着这些话与来访者的过往历史之间的联系。又有些时候，治疗师瞬间就"看穿"了来访者的话语，于是转而聚焦在她当前所体验到的主导情感之上。

来访者和治疗师的注意强度都会有波动。有时，来访者深深地陷入了对于自身的关注上，并且在以新的方式看待自己——看到了一些新的自己的侧面，并且对于自己的想法和行为的意义有了新的认识。此时，来访者会显得很不一样——略微睁大双眼、眼神恍惚、心不在焉，这些表现是我们能够在来访者对于自身的想法和感受进行密切关注的时候所观察到的。

在这种时刻，治疗师往往会全神贯注于来访者的体验上，努力地想象着来访者感觉到的究竟是什么。在普通心理学的文献中，这种聚精会神式的注意，伴随着一种因为过分沉浸而导致的时间感的消失，被叫做"心流(flow)"*(Csikszentmihalyi, 1991)。处在心流状态的人会极度地专注和投入，以至在此刻其他的一切事物都不复存在。这样的瞬间偶尔会出现在治疗中，而出现时通常会被来访者和治疗师所高度重视。

与心流相对的是治疗师的那种注意恍惚(wandering attention)。就像我们会在交流中寻找来访者前后不一致的话语一样，我们同样会从我们倾听的方式中寻找自身潜意识工作的证据。因此，茫然而徘徊的注意就可能是由于治疗关系中的活化，或是咨访双方的有效沟通中出了问题所造成的。举一个活化的例子，一位来访者非常沉默寡言，小心翼翼，在会谈中对于自己的很多想法有所保留，对于跟自己有关的事情袒露很少，以至治疗师觉得无趣并且难以集中注意力。又例如，一位来访者的话语中包含着十分强烈的情感和暴力因素，以至让治疗师完全处于被压制的状态。有时，来访者的话语会让人

---

* 这种忘我并时常伴有愉悦的专注状态是积极心理学非常提倡的。——译者注

难以承受，例如，那些关于虐待或极度的内心痛苦的言语时常会让治疗师感到极为不安，以至无法倾听。又或者，也许咨访双方在沟通风格上的不和谐是由于他们在文化、气质或语言上的差异所造成的。

这些跟注意恍惚有关的问题只能通过对于它们本身的面质和分析来解决。那位自我保护的来访者需要在自我表达方面得到支持、鼓励和帮助；那位有攻击性的来访者则需要在巧妙而婉转的面质下去理解自己为什么需要如此地具有攻击性，并且在帮助下找到提升合作关系质量的方法。

当然，在集中注意力方面的困难或许实际上只是治疗师的问题，而不是由来访者所造成的。昏昏欲睡、饥肠辘辘、心事萦绕、疾病缠身、郁郁寡欢、假期临近，这些都会是治疗师难以集中注意力的原因。治疗师必须努力去处理和应对这些状况。有被虐待经历的来访者必须得到倾听，所以对于那些与虐待有关的创伤内容，治疗师需要做的是去反思自己的情绪反应，从而确保自己拥有共情的能力。

治疗师的内在体验

一次，当治疗师在会谈中做记录的时候，来访者调皮地问道："你是在记些什么呀？准备晚饭用的购物清单么？"她是在搞笑，但也是在表达她对于自己的话没有得到倾听的担忧（也许还有气恼）。她也是在承认一个明显的事实：治疗师有自己的感受和想法，他们是人，花一些时间做白日梦和思考自己的事也是很正常的。当倾听一位来访者神采奕奕地回忆她先前的一段海滩假期的时候，我们中的大多数人都会幻想着在温暖的阳光下度过一整天是怎样的情境。

精神分析的传统以具有创造性的方式揭示了一个显而易见的重要事实，那就是：从治疗师的感受和想法中透露出来的不仅仅是关于他自己的信息，还有关于他所倾听着的来访者的信息。如果一位治疗师在早上8点的会谈中感到舒适和满足，在9点的会谈中感到焦虑和不安全，在10点变得焦躁和没有耐心，而11点做了充满爱欲的白日梦，那么这也许只是因为他度过了忙碌的一天，但更有可能的是，这些感受折射出了某些在他与每位来访者的互动中的动力。在每段互动中，治疗师身上始终都具有一些弱点、兴趣和力量品质，在每个小时里也都是同一个人，但是，就像一组音叉*各自会在环境中存在某种特定频率的声音时与之共振一样，治疗师身上不同的感受和想法也会被不同的来访者所激发。挑战就在于要去有效地运用这些感受；你不要去抑制它们，但是你也不能沉浸其中。

作为一名治疗师，最好的也是最坏的地方就是那种川流不息的情感体验。你觉得打开和开放（open），时刻准备好做出反应（reactive），将自己的"触角"伸向各个方向，去感受那些关于来访者、治疗和你自己的强烈情感；或者，你会觉得自己关闭了起来（closed），挣扎着，好奇地思考着自己为什么会关闭，而自己为什么又似乎想要关闭。这些"扑面而来"的情绪体验是治疗的一个重要部分，它们通常会让治疗师有能力提早感知到是否必须要去做出某种决定或是要去做点什么了。

这里的挑战就在于，你需要去对自己的情绪进行观察，而同时又要放开去感觉自己的感受。如果你试图控制自己的情绪，那么就会精疲力尽，焦躁易怒和缺乏共情（unempathetic）。最终，你的控制也会徒劳无功。如果你放任自己却忘记了对于自身感受的观察和反思，那么你就会失去对于来访者的关注，而你的反应也许还会是自发的，但却不会是专业和有益的。诚实的自我审查是我们对于来访者的要求，也是我们自己应该尽力去做到的。这是一场无尽的挑战，而对于自我观察困难程度的重视和理解将会帮助你共情来访者在这方面所做出的努力。

---

* 音叉，即tuning fork，是一种为乐器校准音调的工具，不同的音叉在被敲击时会发出不同的固定频率的声音，而如果环境中有跟音叉固有频率相同的音源，音叉就会与之共振。——译者注

通常，你需要花上几年的时间去学习心理治疗和自我观察，之后才能清楚地认识到自己的那些个人的和独特的对于来访者们的反应，比如：尤其享受跟情感丰富的来访者的相处，害怕心烦不安的来访者，或是倾向于批评和谴责。这些感受必然是因为某些来访者对于你的感受而产生的。但是，你心里多少会有一些柔软的地带，或是一些旧时的模板，时刻准备着被特定的来访者所刺激。大多数处在职业生涯早期的治疗师都会因此而感到愧疚并且觉得自己不专业，不过这种情况却是意料之中的，也是可以接受的。对于心理治疗，你会越来越擅长，也会越做越好，不过前提是你需要了解和接纳自己，而不是去努力地变成某个跟你的感受和反应的方式非常不同的人。

在如下案例中，治疗师的一些感受被他的来访者所唤起，而这些情绪反应所具有的飘忽难辨的本质，以及治疗师在对于它们保持觉察时所遇到的持续挑战，都得到了清晰的呈现。

> 戴维是一位42岁的大学教授，他的头发卷曲而乌黑，而他的面容则会随着说话的内容不同而变得或是阴暗到充满烦恼和怀疑，或是明亮到挂满开朗的微笑。他因为抑郁和对于妻子的愤怒而前来接受咨询。
>
> 戴维觉得受伤，被拒绝，他对于妻子的行为充满愤恨。他的妻子时不时会表现得无理和冷漠，无法像他希望和需要的那样乖巧、温柔和得体。她随便一句话就会戳到他的痛处，让他气愤和困惑。他不明白她为什么不理解他、不知道他需要的是和蔼的态度和特别的关注，又为什么认识不到他在多么努力地挣钱养家。不难看出，戴维是这样的一位体贴周到、善良可亲、聪明智慧、通情达理，且风趣幽默的男子。他的痛苦就摆在那里，我禁不住问了自己一个问题，也就是他时常问他自己的那个问题——为什么她对他如此地冷酷无情和无理取闹？

然而，随着治疗的继续，我明显地注意到了对于戴维来说放弃自己的怨恨有多么地困难。他自己也意识到了。在他和妻子争吵后而妻子想要和好时，要过上好几天的时间他才会"放下屠刀冰释前嫌"。戴维的妻子前来参加了一次联合会谈（joint meeting），而她十分清楚地指明了这一点。他把自己深深的失望感和伤痛感带到了婚姻中，他常常将她的行为知觉为非常挑剔和轻蔑，明显地超过了她对于这些行为的自我感觉。也许跟他一起生活没那么容易，我开始这样想。我发现自己在认同她——他在把她当作一个特别难以交往和惹人厌烦的人来对待。如果怎么做都没办法让伴侣开心，那你肯定会觉得不好受。

我觉得戴维的妻子是一位有情有爱的女人，但是她跟人沟通交流的方式却与戴维的需要相悖。他想要有人不知辛苦地去温暖他，千方百计地避免伤害到他。遗憾的是这并不是她的方式，尽管她爱他。我后来才知道，他成长在一个同胞竞争（sibling rivalry）如鱼游沸鼎且负面情绪如乌云密布的家庭里，而这让他对于批评特别敏感。他时不时地会变得像刺猬一样容易炸毛儿，而这让她很难对他敞开心扉和放手去爱。

最初，我觉得自己对她恼火，想要批评她，而这些是建立在对于戴维和他的伤痛与气愤的认同之上的。只有在我跟自己的这些感受——那些基于对他的认同的感觉而不是对夫妻二人互动的准确且全面的观察——保持了一些距离之后，他的那种难以靠近、不好相处的特征才变得清晰了起来。然后，我的认同转向了他的妻子。他在跟我工作时表现出的那种亲切、兴致和随和并不一定是他在家里时的样子。戴维觉得委屈（wronged），随时准备好把她的话语视为伤害，还会时不时地公然嘲弄她。这种态度正是她跟他保持距离的一部分原因。

时间在推进，而我的感受也在左右摇摆，没过太久，它终于稳
定下来，变成了一种对于夫妻二人以及双方对于彼此的情感、需要
和失望的总体认同。个人生活中那些曾经和现今的体验——拒绝、
怨恨、喜爱、宽恕、和解、平和、满足、妥协——被我在治疗中获得
的体验所激起，构成了我的共情和各种认同的基础。

在这段治疗的晚些时候，戴维开始更加充分而全面地理解了他
的需要以及妻子为了满足他的这些需要所付出的情感和努力。他
不再那么气愤了，也更爱自己了，更加意识到了要尽量去做到自己
让自己开心。他不再那么担心自己在未来会得到多少爱了。对于戴
维和他的妻子，我感到尊重和钦佩；对于他们的未来，我感到乐观；
在他们的亲密关系中，我既看到了满足，也见到了妥协。

感受就是这个样子——它是一种感受，而它让你觉得触手可及，真真切
切。在那一刻，感受时常会显得合情合理、准确无误。你会有一种想要直接
对它们做出反应的欲望，认为它们反映了"现实"。识别在这些感受中哪部分
是来访者的，哪部分是他妻子的，而哪部分是来自治疗师自己的生活经历的，
这会帮助治疗师去判断和决定该如何对来访者做出回应，以及该在治疗中
做些什么。

力量品质

在每位从事心理治疗工作的治疗师身上，都会找到一些能够对于他们的
治疗工作有所帮助的性格品质。通过发展个人的力量品质，你也能够提升自
己在帮助来访者发展他们的力量品质方面的能力。

希望、爱、仁慈、社会智力、灵活性和好奇心，这些可能都是你将要去依
仗的首要品质。希望是必要的，因为乐观是具有治疗性价值的；我们永远不

知道在治疗（和生活）中将会发生什么，所以一种积极的看法会让积极的结果更有可能发生，因为它能让你对于新的可能性保持开放。爱与仁慈是让来访者感觉到安全、欣赏和抱持（held）的有效成分。社会智力能让你更为有效地处理那些复杂的心理数据；这会帮助你从多重视角去理解在来访者身上以及在治疗关系中正在发生着的人际互动。因为我们永远都无法知道所有的重要数据，而生活又总是在向来访者和我们出难题、耍花招，所以在理解、知觉和行为方面，灵活性就非常重要；否则，我们就会很快地陷入到来访者的旧时知觉当中。好奇心会增加我们的理解，促进我们跟来访者对于新的叙述的构建；因为我们把这么多的时间都花在了对于他人生活的倾听之上，为了保持一种投入的状态，我们最好还是要有一些好奇心。

　　Peterson 和 Seligman（2004）在他们的分类体系中还描述了其他的一些美德和性格品质，它们同样会对心理治疗工作有所帮助：创造力、思想开明、悟性、坚韧、正直、谦卑和幽默。很明显，以上每一种品质都会帮助我们更好地营造和保持那种与来访者之间的关系，即那种我们所追求的，灵活、开放、反思且饱含情感的治疗关系。

　　对于具体该如何提升治疗师的性格品质，甚至是这种提升在多大程度上有可能发生，我们知道的还不多。性格品质的发展是积极心理学的一个主要的研究领域，年龄的增长、心智的成熟和挑战的境遇往往是其中重要的因素。个人心理治疗可以提升性格品质，也可以指出潜在的移情-反移情问题的领域。有一些证据表明，心理治疗，尤其是动力取向疗法，会让边缘型人格障碍患者的反思功能（reflective functioning）得到提升（见 Levy et al., 2006）。因此，或许接受个人心理治疗会帮助新手治疗师提升自己的反思功能。令人惊讶的是，对于这一点，目前已有的研究数据还非常少。教育、社会支持和一定程度的体育锻炼或许也能让个人品质获得提升。积极心理学的干预方式，诸如感恩练习（gratitude excercise）*和积极体验日记（positive experience journal），或许也能带来帮助。

有时候，将治疗师吸引到助人行业中来的正是他们自己的问题和困难。孤独、疲劳、挫败和抑郁会让他们的能力耗竭，而社会活动、休息、满足感和享乐则会增加他们的能力。重要的是要好好照顾自己，这样你才有能力去帮助别人。从事心理治疗这项工作本身就会给一个人的性格品质带来挑战，也会激发自我反思，对于许多治疗师来说，这会让他们的力量品质得到进一步地发展。如果说每种职业和每种人生轨迹都会带来某些特定的性格品质的发展，那么在我们看来，以上所列出的能够帮助治疗师进行有效工作的力量品质——希望、爱、仁慈、社会智力、灵活性和好奇心——就很可能也会反过来在我们长时间的注意、关怀和帮助别人变得更加乐观的过程中得到提升。我们中的许多人都希望心理治疗工作是一种良性循环——努力地表现出我们身上的这些有益于他人的品质，与此同时我们也因而获得了去进一步地学习和发展的机会。

运用力量品质去管理你的情绪

在上一小节中，我们力图突破已有研究数据稀少的局限，描述一些在我们看来对于治疗师十分重要的力量品质。但是最重要的是，该如何运用那些品质去帮助自己管理情绪，从而以健康和有益的方式对你的来访者做出反应。身为一名心理治疗师，你会体验到许多强烈的情感，而你所具有的那些特别的性格品质可能恰恰就是管理这些情感的最佳策略的基础所在。

当然，在传统上，就对于那些关于来访者的强烈情绪的处理而言，治疗师主要仰仗的技术就是**理解**（表12.1）——去理解那些情绪所发生的背景。

---

* 例如写感谢信和类似饭前祷告的习惯。——译者注

让自己从多种不同的角度思考来访者的境遇，努力想象作为来访者的配偶、子女、父母、亲友或爱人会是怎样的感受，这会帮助你为治疗关系找到一个清晰的背景，从而了解你与来访者之间关系的来龙去脉。运用那些关于来访者的成长历史和典型心理动力的知识，依靠对于自己的关注点和脆弱点的觉知（通过先前接受的个人治疗和以往的人生体验来获得），你会更有能力去全面而充分地理解来访者。这也会帮助你容纳那些在治疗会谈中体验到的感受。在先前的案例情境中，凭借着理解这一技术，治疗师将自己对于戴维的故事的那种令人困惑、截然对立的情绪反应进行了概念化。

表12.1　治疗师用于情绪管理的技术

- 理解
- 恰到好处的距离
- 积极情绪
- 共情
- 个人的痛苦感受

　　坚定地专注于治疗师的角色之上——倾听、理解、支持、合作和教育——会帮助你去跟来访者的体验保持一种**恰到好处的距离**（optimal distance）。近到足以感受到正在发生的事情，却远到足以明白那是别人的生活和问题。在跟身处逆境的痛苦的来访者保持亲近时，这会有助于你去处理那些情绪扰动（emotional turmoil）。有了恰到好处的距离，那位治疗师就不会，或者至少能够及时停止，对于戴维过度共情乃至排斥他的妻子；同样，在更加认同他妻子的时候，也不至于以过度苛刻的态度来看待戴维。

　　通常，你会对自己的来访者感到钦佩和尊重，因为你知道他们正在抗争的是什么，知道他们曾经以怎样的方式忍受和应对了众多的危机和挑战。在典型的情况下，这些感受很少会被表达出来，而心理治疗似乎就是一项专门用于处理问题和烦恼的工作。对于这些**积极情绪**的聚焦不仅会让来访者得到支持，而且会让治疗师记起来访者的那些力量品质。这会帮助治疗师去管理那些他可能正在体验着的强烈的消极情绪，让这些情绪的强度得到控制。在先前的案例情境中，认识到戴维每天都要与之抗争的各种问题，认识到他的沮丧和孤独，欣赏他的那种坚韧而不以苦乐为意的精神（stoicism），他的幽默，作为父亲所表现出的慈爱，以及他所从事和完成的那些充满智慧和思辨的学术研究，这些会帮助治疗师忍耐戴维所频繁感受到的恼火和绝望。

反过来，对于来访者痛苦的注意，甚至是一种坚定地专注，也会帮助治疗师去处理那些指向来访者的负面感受。有的来访者很挑剔，很苛刻，或是向治疗师索取很多的情感关注，这可以激起治疗师的怨恨，或是多种用以应对自身怨恨的防御策略（defensive maneuver）——脱离、被动攻击行为 *，或反向形成。有意识地去注意那些来访者的痛苦，并且明确地聚焦在**共情**之上，这会帮助治疗师去跨越（cut through）一些这类可以理解的反应。想象一下，如果你是这位来访者，那一切会是什么样子，哪怕只是在她的生活里度过一天又会是怎样的艰难和痛苦。借此，你会更有能力去反思来访者行为的意义，而对于来访者的那些让人苦恼和厌烦的人际行为，你就不会去迅速而自发地进行回应了。

最后，治疗师自己的那些悲伤和不幸，以及作为治疗师的焦虑，也都会在治疗中被来访者的问题和困境所激起。治疗师可以将这些**个人的痛苦感受**作为一种力量品质和智慧的来源去使用。在治疗中对于痛苦感受的体验可以带来人性、真诚、真实和那种即刻而直接的情感反应，这些——以私密的方式存在于治疗师的内心——会让咨访之间正在进行的讨论变得严肃和聚焦。令人惊叹的是，治疗师所感觉到的东西，即使未被说出，也会影响到他与来访者之间的关系。面部表情、肢体语言、语音语调，都会透露出治疗师的情绪

---

* 被动攻击行为是一种间接表达敌意的方式，通常的表现形式有拖延、固执、愠怒（sullenness），或是故意或反复地在应该完成的任务上失败。——译者注

体验的深度，而这时常会让来访者冷静下来，帮助她忍受她的情感，并因此也帮助治疗师忍耐和容许他的感受。

总　　结

在治疗师的性格品质的帮助下，跟来访者的对话得以转化为心理治疗。治疗师注意和关注来访者的方式，以及治疗师运用其内在体验进行治疗工作的方式，都会体现和反映出他的力量品质。在对于那些源起于治疗性遭遇（therapeutic encounter）的强烈情感的管理中，特定的力量品质会有所帮助，这些品质包括：理解、恰到好处的距离、积极情绪、共情，以及个人的痛苦感受。

第四部分

联合治疗

第十三章

精神科药物治疗与心理治疗

条条大路通罗马，但是对手却认为我们应该选择不同的道路。

——Jean De La Fontaine

言语无疑是人类所使用的最强药物。

——Rudyard Kipling

有时，动力取向心理治疗会一直无法真正地展开和进行，直到患者在精神科药物的帮助下从严重损害身心功能的症状中解脱出来，这是因为症状的缓解让对于痛苦话题的讨论变得可以被忍耐了。心理动力学心理治疗的力量在于其将内部冲突进行隔离和聚焦的能力，凭借着治疗设置所提供的环境，它让那些在日常生活中被湮没的和模糊的感受和模式得到缓解和解除。然而，如果症状太过强烈，具有建设意义的自我反思也许就无法成为可能。从临床经验中获得的智慧以及从研究中获得的有限数据向我们表明，许多人需要一种以上的疗法才能得到最好的治疗效果。

在对于心理治疗与精神科药物治疗的联用方面，学界的观点已经发生了翻天覆地的改变。以往的一些观点，比如担心药物治疗会减少症状并因此降低寻求和接受心理治疗的动机，在不断地受到质疑。联合治疗（combined treatment）的应用极其广泛，甚至在对于受训精神分析师的治疗中也是如此（Roose，& Stern，1995）。Wright 和 Hollifield（2006）认为，由于治疗性交互作用的存在，就效果而言，心理治疗与精神科药物治疗的联合使用或许会超越两者单一使用的简单加和。

对于患者的心理动力学理解以及治疗关系本身，会以多种方式增强联合治疗的效果。医生与患者之间会有更好的交流，而这会让那些跟药物有关的焦虑和担忧得到更为真诚的讨论。有动力学方面觉知的医生，凭借着更为深刻的理解，或许能够引出更为全面和透彻的历史信息；他能够领会症状对于患者的意义并且清晰地理解当前出现的症状，而不只是去倾听和记录患者对于症状的客观描述。例如，有的患者具有坚韧克己的人生理念，而有的则在成长的过程中不得不通过戏剧化的表现才能得到他人的注意和倾听，对于这些动力的觉知会让治疗师和医生更为准确地评估患者的症状和药物副作用的严重程度。于是，治疗师将会有能力将患者的担忧和恐惧作为背景，去解释服用药物的价值、药物的目标症状，以及需要服用药物的依据和合理性。动力取向治疗师可以跟患者讨论药物的心理学意义，当然还有医学和生物学方面的意义。

目前关于安慰剂效应（placebo effect）（Harrington，1997；Mayberg et al.，2002）*已有大量的相关文献。医患关系和患者的心理历史都会给患者的药物响应（response）**带来实质性的影响，而安慰剂效应正是理解这些影响的另一

---

* 期望效应的一种，指的是被试认为某种无效刺激具有某种功能，从而有意无意中按照这种功能的结果来行为或表现出反应。安慰剂效应是个体强烈意念的能动性的体现，也是一种由自我暗示所带来的结果。——译者注

** 在本书中，将 medication/drug response 译为"药物响应"而非"药物反应"。此举意在区分"response"和"reaction"。在临床领域，响应，即 response，通常是治疗给患者带来的正面的且针对症状的效果；而药物反应的含义要宽泛得多，主观和客观，正面和负面，都包含在内。——译者注

种方式。积极的治疗关系会比消极的治疗关系带来更好的药物响应。作为动力取向的治疗师或医生，你应该去理解并影响安慰剂效应，从而改善药物响应，并且让药物的潜能得到更好的发挥。

心灵与大脑的整合

患者往往会将他们的个人问题、心理问题、源自环境的问题，以及那些由"化学失衡（chemical imbalance）"*所带来的问题全部混杂在一起。作为心理治疗师，我们也会很快就落入这些视角所组成的迷阵。但是，作为一个集体，我们则正在寻求着一个能够将心理与大脑进行统一和整合的模型，从而促进多种疗法之间的整合，并且指出新的值得研究的领域。

就概念框架而言，学者们已经提出了一些具有统一性的理论，如Damasio（2000）的意识模型（model of consciousness）**，但是眼下尚未有任何一个得到学界认可的模型能够占据主导地位。Kendler（2005）对于心身（mind-body）哲学进行了历史回顾，令人满意地阐述了一个哲学框架，而这个框架是我们在处理那些在整合心灵与大脑方面遇到的问题时所需要的。他的结论是，大多数临床工作者在处理那些源自日常生活的问题时都会用到这个解释性二元论（explanatory dualism）的哲学框架。从解释性二元论的角度看来，对于心灵与大脑最好的理解方式，就是将其同时作为心理和生物的两种过程来解释。心理与生物，两种解释没有孰高孰低，也没有孰重孰轻；心灵与大脑不是一回事，而这两种相当不同的解释和理解的方式却是一回事。他们会跟患者说些这样的话：

---

* 生理、生物和遗传因素所导致的脑内神经递质浓度的失常。——译者注

** 由神经科学界的领军人物 Damasio 所提出的看待人类意识的观点，其认为意识是生命体在生存和进化中形成的、一种高级的对于自身生命进行调节和管理的方式，而心智状态等同于特定脑区的活动状态。——译者注

　　"感觉既与感受和那些在你身上发生的事情有关，也与你的大脑和它对于正在发生的事情的加工方式有关。心理治疗会让你对于事情的体验变得不同，也会让你以不一样的方式来看待这个世界。另一方面，在药物的帮助下，那些相关的脑回路会被重置，所以你就不会再有这些极端的反应了。心理治疗和药物治疗可以单独地进行和起效，但也可以同时，这取决于你目前的状态。"

　　这些理解心灵与大脑的观点会在对于心理治疗的神经生物学研究中汇聚在一起。通过寻找心理治疗性干预与神经生物学因素之间的关联，学者们正在对于心理与大脑之间的关系进行研究（Beutel et al., 2003；Etkin et al., 2005；Mundo，2006）。我们知道，某些问题，如抑郁和惊恐，是药物和心理疗法都可以治疗的（抑郁参见 Dalminen et al., 2008；而惊恐参见 Barlow et al., 2000）。如果心理治疗和药物这两种不同的疗法都能产生治疗效果，那么它们究竟是相似的干预而只是被解读的方式不同，还是说干脆就是两种不同的干预方式？ Goldapple 等人（2004）表示，就抑郁以言，以言语为媒介的心理疗法可能涉及了一种"自上而下（top-down）"的治疗机制，以大脑皮层（cortex）作为目标对象，而以皮层对于下皮层结构（subcortical structure）的调节作为途径；而精神科药物疗法则可能会更改边缘系统的（limbic）结构，从而让皮层的紊乱减少，是一种"自下而上（bottom-up）"的效果。或许在某些其他的情况下，心理疗法和药物会以相同的机制来工作和起效。

　　作为实用主义者和解释性二元论主义者，我们的观点是，心理治疗和精神科药物治疗是两种不同的干预，基于的是对于心灵和大脑的两种彼此平行且同等重要的观点。真正重要并且实用的问题应该是：患者应该接受哪些疗法，而这些疗法又应该被怎样实施。本章中后续的内容反映了我们在临床上的经验和观察；关于联合治疗在效果方面的文献和数据少之又少，而我们对于应该怎样将不同的疗法进行联用的知识则更为稀少——也就是说，具体来讲，究竟可以**怎样**利用心理治疗与药物之间的交互作用以便获得最大和最好的治疗效果。

我们将先从一位既做心理治疗又开处方的精神科医生的情况说起。然后，我们会讨论一下更为常见的情况，即治疗被一分为二，由一位心理治疗师和一位精神科药理师来共同负责，进而提供一个用以促进有效合作的框架。

需要使用联合治疗的迹象

在治疗抑郁方面的研究显示，心理治疗和精神科药物治疗之间存在着一些协同作用（synergistic effect）（Keller et al., 2000），尤其是对于患有重度抑郁的患者而言（Thase et al., 1997）。Maina, Ross 和 Bogetto（2009）发现，在药物治疗的基础上加入心理动力学心理治疗会降低抑郁的复发率。然而，证实这种协同效应的研究数量相对较少。对于焦虑障碍来说，情况就稍微更复杂一些，一些研究的结果显示，在强迫症和广泛性焦虑障碍的治疗中，药物治疗与 CBT 的连用并不会比单独使用 CBT 更为有效（Foa, Franklin, & Moser, 2002）。有趣的是，另有一些研究发现，在焦虑（尤其是社交恐怖症和惊恐障碍）的联合治疗中，精神科药物疗法可能会干扰行为疗法的有效性（如 Basoglu, Marks, Kilic, Brewin, & Swinson, 1994）。最让人印象深刻的发现来自一项对于惊恐障碍的多地点合作研究（multisite collaborative study）（Barlow et al., 2000），其结果显示，药物治疗的加入会给 CBT 效果的长期保持造成干扰。因此，综合许多研究的结果，我们可以说，在对于惊恐障碍也许还有社交恐怖症的治疗中，药物疗法与 CBT 的联用并不是一个合适的选择。尚且不清楚的是，这些发现是否可以被推广到心理动力学心理治疗当中。

药物与个人

桑德拉是一位36岁的已婚职业女性，她由于精神不振和抑郁前来寻求治疗。她描述了跟丈夫之间的那种稳定却疏远的关系，抱怨说照顾两岁大的女儿让她精疲力尽。她举止上弱不禁风，叙述时欲说还休。在青春期早期，桑德拉有过好几段被父亲殴打的经历，而在上大学的时候，她有过一次被强奸的经历。她常常会觉得自己受到了严重的刺激，需要很长时间的独处才能重新感觉到安全和完整（wholeness）。在日常生活的几乎各个方面——在跟女儿、丈夫和同事的互动中，她的那种安全感和整体（integrity）感*总是会轻易地被他人的需求、期待和人际刺激所打破。

桑德拉描述了自己对于母亲的强烈的依恋，在她眼里，母亲是一个尽心尽力、有责任感和善良的人。她的母亲常常会很苛刻，很需要别人的情感关注，而这让桑德拉感到压力，觉得自己应该去讨母亲欢心，但同时却对她的所求怀有怨恨。她的父亲情感很丰富，对她充满关爱，但是会过量饮酒，而且暴躁易怒。有那么几次，就在桑德拉刚进入青春期的时候，父亲因为她的一点点行为不良就大发脾气，并且打了她。桑德拉能够生动地回忆起每次被打的情境，包括父亲嘴里的酒气。在第二次被打之后，她去跟母亲诉苦，而母亲似乎对她的遭遇表示同情，并且许诺以后不会再让这种事情发生。然而这样的事情却再次发生了，这让桑德拉震惊于母亲的无能和漠视。逐渐地，那种深深的失望转变成了一种愧疚和自责，她偶

---

* 在创伤领域，"完整感"和"整体感"往往是与"解离"和"脱离"相对的术语，指的是个体觉得自己的躯体、情感或思想的某一部分不属于自己。——译者注

尔会对母亲横眉冷对，故意跟她保持距离，通过拒绝来惩罚母亲。

大学期间的强奸发生在一次兄弟/姐妹会*的聚会上，当时她恋酒贪杯，酩酊大醉，结果被一个男生强奸了。事后，她觉得是自己贪杯误事才酿成大错，出于羞耻，她只把这件事告诉了一个朋友。

桑德拉后来有过几个男朋友，但是只有在单身或独立的时候她的感觉才最好。在前来接受初始评估（initial evaluation）的4年之前，她遇到并最终嫁给了她现在的丈夫，一个略显疏离、轻度抑郁却和蔼可亲的男人。在订婚之后，她意识到了自己有抑郁方面的问题，于是见了一位精神科药理师，寻求药物治疗。她尝试过几种抗抑郁药物，但是效果甚微，而且副作用严重到了让她感觉很不舒服的地步，这让她无法接受，于是决定放弃药物治疗。

这次，在前来接受评估的时候，她觉得无精打采（anergic），抑郁，为女儿担心，也对于自己是否有能力做一个好母亲表示怀疑。她知道自己抑郁了，想要接受心理治疗，但是她也想知道自己是否需要服用药物，虽然她对此感到焦虑和怀疑。她担心副作用太明显，也害怕药劲儿太强。

在一系列尝试和剂量的调整之后，桑德拉最终发现自己能够从一种非常小剂量的苯二氮卓类（benzodiazepine）**抗焦虑药物和一种非镇静性的（nonsedating）抗抑郁药物***中获益。在最初的药物尝试中，桑德拉表现出了对于诸多副作用的异常敏感性，副作用包

---

* 兄弟/姐妹会，即 frat party，是指由"精英"所组成的秘密学生社团，如耶鲁的骷髅会和清华大学的思源计划。——译者注

** 常见的苯二氮卓类药物包括氯氮卓、地西泮和三唑仑，是常见的抗焦虑和安眠药物。——译者注

*** 抗抑郁药物可以被分为三类，即镇静性、兴奋性，和中性/混合性，目前应用最广的舍曲林就属于后者。

括镇静（sedation）、焦虑、食欲抑制、恶心和一定程度的现实解体（derealization）感*。她能够很好地跟精神科医生与心理治疗师合作，报告关于药物的效果和副作用。在此期间，心理治疗主要是支持性的，因为她过于不安和脆弱，以至无法承受任何探索性的工作。她时常担心药物会给她带来情绪上的痛苦，或是害怕自己的身体会因为药物而受到损伤。最终，某种剂量的抗抑郁与抗焦虑药物的混合被证明非常适合她，可以在效果与副作用之间取得稳定的平衡。桑德拉对于这种配药方式十分配合，在药物的帮助下，她的抑郁减轻了，更有活力了，心理弹性也增强了。

在抗抑郁药物的预期起效时间之内，桑德拉开始觉得不那么抑郁了，而即便抗焦虑药物的剂量很小，她的焦虑也减少了。急性症状的缓解让心理治疗的模式从支持和教育转向了探索和叙述，而这种探索性的和叙述性的治疗则是围绕着创伤这一核心心理动力学问题而组织起来的。

帮助患者构建一部新的叙述，重新体验那些旧时的情感，修改那些知觉，以及尝试新的行为，这些都足以在治疗关系所提供的环境下完成。然而，开具药物——被患者服用到体内，并且扩散到所有组织，进而对于脑内的神经元和突触产生特定的不可见作用——的处方，则有可能会激发一些更难识别的移情和反移情，因为此时的情境要比单纯的心理治疗关系更为复杂。药物究竟会给桑德拉带来怎样的感觉——积极和消极的感受——而这又会对后续的心理治疗工作带来怎样的影响？桑德拉对于药物的敏感性是否跟她身体的生物学特征有关？又是否跟她在人际关系方面的敏感性以及对于受到伤害的预期有关？就像患者会对心理治疗师产生移情一样，他们也会对药物产生移情。

---

* 觉得世界不真实，不自然，陌生，有距离感，像在梦里一样。——译者注

药物会改变一个人的自我体验（self-experience）。心理治疗所带来的改变往往是逐渐发生的，并且会跟患者先前对于自己的体验相承接，然而对于精神科药物的响应有时则会是不连续的、让人感到陌生的。在药物的帮助下，患者会觉得自己有所改变且有所不同，而这些感觉到的不同又会帮助她开始以不同的方式对自己进行思考。一位长期感到急躁易怒的患者在药物的作用下变得不再那么暴躁了，于是她开始质疑自己以往的假设——自己是很难相处并且不讨人喜爱的（unlovable）。一位有创伤的患者以前总是感到害怕和焦虑，而后来变得没有那么反应过激并且更加自信了，那么她可能就会把自己看成一个更有力量和更有控制感（in control）的人。

新近的研究证据表明，个体的感受方式取决于大脑和大脑在生物学层面的工作方式，也取决于个体的心灵、自我和历史。所以说，药物也会带来新的和更为复杂的自我印象。患者会本能地按照直觉去将他们对于自身生物学易感性的理解纳入到对于自己的看法当中——他们的神经生物学指纹。桑德拉认识到，如果药物能够有效地帮助她降低焦虑，那么或许她就会将自己在感受方面的脆弱性较少地归结于自己的过错，而更多地归因于自己大脑的构造。

药物与治疗目标

桑德拉抱怨说自己精神不振、抑郁、疲劳，对当前的职业状态不满，担心自己在做母亲方面不够称职。在这些症状中，哪些有可能会对心理治疗有响应，而哪些有可能会对药物有响应呢？人们很容易会简单地认为那些当前的躯体症状，如疲劳或睡眠紊乱，应该是药物疗法的目标，而那些态度、功能和关系方面的问题则属于心理治疗的范畴。但是，更好的人际关系通常会带来更好的睡眠，而令人满意的工作一定会让精力更加旺盛。同理，疲劳的缓解会让人相处起来更为有趣，而这将会让人在亲密关系中得到更多的享受。

重要之处在于，要向患者提供一个框架，帮助他们去理解为什么你会提出将联合治疗作为治疗方案，以及两种疗法可能分别会带来什么结果，即使这很难去预测。总体来说，我们认为心理治疗的目标应该是发展出一部人生叙述，进而对它进行修正和更改，从而带来不同的体验和知觉，并由此促发行为上的改变。这是一种渐进地、累积地、自上而下的方式，因为在某种程度上说这是更高层级的思维在影响着直觉性的体验，其聚焦于新旧体验模式的对比。药物以自下而上的方式，同样地影响着患者的体验，不过在对于主观体验的影响和改变方面不太具有连续性，却更加具有针对性，它不会像心理治疗那样以"分屏显示"的方式帮助患者去同时关注、探索和体验新旧两套反应。

因此，我们会向患者解释说，心理治疗会帮助他们思考和改变自己对于自身和他人的体验方式。我们希望他们逐渐能够以新的方式来看待和理解自己，并由此获得新的体验方式和行为。他们将会用一些新的且更具适应性的情感、行为和认知去取代那些旧的和功能失调的情感、行为和认知。与之相对，我们也会让患者知道，精神科药物治疗会减少那些由他们的生物学易感性所造成的反常症状。我们会向患者指出，症状的减少会帮助他们有能力去利用自身所具有的力量品质，进而以更具适应性的方式去应对生活中的压力。我们注意到，联合治疗能够提供两种让来访者的情况得到改善的途径。药物会改善综合症状（syndrome），无论是心境障碍、焦虑障碍，还是精神病性障碍（psychotic disorder）*；心理治疗会帮助来访者去鉴别、恢复和提升自己在知觉和适应方面的能力。心理治疗可能会带来长期的改变，但在进行的过程中或许需要一些具有"助推器（booster）"作用的体验**，而且可能需要精神科药物来让患者有能力去承受心理治疗所引起的情绪扰动。药物可

---

* 以幻觉和妄想等精神病性症状为主的障碍，或精神病水平的心理疾患。——译者注

** 此处的"助推器体验"或许指的是那些能让来访者欣欣鼓舞的积极变化，或者是跟心理治疗有联系的积极体验。——译者注

以减少患者对于自己问题的自责，让患者觉得痛苦并不都是自己的过错和责任，但是药物也可能会降低患者依靠自身去克服和处理自己问题的权能感和掌控感。

在此，心理疗法和精神科药物疗法该如何分阶段实施以及该如何相互协调是一种临床上的艺术，而几乎没有什么研究数据可以对此进行指导。通常，我们的方法是，用我们已知的关于针对患者问题的心理疗法和药物疗法的知识对他们进行教育，在急性症状出现时提供一系列不同的疗法作为选择，无论这些症状跟抑郁还是焦虑有关。当患者需要接受联合治疗的时候，我们先将会谈的频率设定为每周一次，尝试开药并对药物反应进行监控。我们会就患者的当前问题（presenting problem）和药物疗法进行心理教育。支持、对于急性症状的行为管理和家庭教育（family education）是初期心理治疗性干预的主要形式，而与此同时，我们也在为后续患者准备好时将要进行的探索性心理疗法做好铺垫。家属们需要知道患者的问题是什么，以及治疗计划（treatment plan）将会是什么，尤其是在症状特别显著的时候。他们常常会在见到我们的时候感到安心并且得到安慰。

如果患者非常激动并且表现出了强烈的不安，那么探索并鼓励她说出那些更为强烈的情感体验显然没什么好处。在患者开始觉得好一些的时候，好到能有好奇心并且开始重新获得控制感的时候，探索性的工作就可以开始了。有些患者在第一次会谈中就已经准备好去进行探索性的工作了，而有些则需要在两三个月之后才可以。就桑德拉的案例而言，只有当她的抑郁减轻了一些，主动性强了一些，自信多了一点的时候，她才开始去谈论自己的那些关系、历史、感受和幻想。我们时常会等到患者对精神科药物有了响应之后才去开始进行更为主动积极的心理治疗，同样，药物的效果有时候会在心理冲突的作用下受到限制。有些患者对于变好这件事感到非常焦虑和愧疚，所以药物响应只有在心理治疗帮助他们解决了这些冲突之后才能完全显现。还有一些患者对于药物给自己带来的焦虑缓解感到高兴和满意，但却担心焦虑的降低会让他们对于潜在的危险变得不那么警觉，于是又产生了新的焦虑。

药物与治疗关系

心理教育、讨论、知情同意书，以及对于药物使用的风险和收益的客观评估，这些必要的元素构成联合治疗中治疗联盟的一个重要方面。那些关于药物使用的决定必须被涵盖在知情同意书当中，而且这些决定应该是合理和恰当的，但是在药物的服用方面也必然会存在着许多由患者的内心动力所驱动的情感因素。

患者对于药物的看法一定与她生活中的某些特定因素有关，比如先前的服药经历、医疗历史（medical history）、他人的经历，以及媒体暴露。Riba 和 Tasman（2006）描述了一系列典型的正性或负性的药物移情（medication transference），在一份详细而周全的清单中，他们将患者对于药物的态度分为了好坏两类。我们试图将 Riba 和 Tasman 的描述进行扩展，基于我们的观察，分别确认了与六种常见的心理动力学问题有关联的药物态度（见表13.1）。这会帮助临床工作者预测患者的反应，并且运用动力学上的理解去获益，从而增加患者的药物依从性（medication adherence），让患者更加能够将药物体验为一种有益和积极的干预。对于患有六种核心问题的各类患者究竟在什么时候应该或不应该用药，这一问题是我们的讨论所无法充分覆盖的，因为我们在做出这类决定时需要考虑到诸多不同的因素［如家庭历史、先前的药物响应、文化，以及其他的信念系统（belief system）］，而这些内容已经超出了本书所涉及的范畴。我们仅仅是指出和描述了药物对于患有各种核心问题的患者的意义。

表13.1 各种核心心理动力学问题所对应的常见的对药物的态度

	正性移情	负性移情	应对技术
抑郁	滋养、帮助、美食、爱、支持	污名、惩罚、拒绝、失望、毒药	照顾、关心、谨慎、注意细节和条理
强迫	通过服从获得愉悦、取悦开药者、对于移情的阻抗	被控制、被侵入、脆弱、羞耻	放弃控制、做患者的顾问
抛弃恐惧	爱、兴趣、安全(safety)、安保(security)	不关心、不在意、不关注	安抚、关注
低自尊	在意、赞赏、增强、完美、可爱度提升	缺陷、自卑、失去完整感	主动、家长式的(paternalistic)姿态
惊恐	感激、安全、养育者	抛弃、失望	主动、建议、指导
创伤	安全、保护、确认	创伤、损伤、无效(invalidation)、宽恕(condoning)创伤	照看式的姿态、主动、尊重患者的决定

给有抑郁问题的患者开药

有抑郁问题的患者会感到绝望、消极和不为人所爱。他们渴望开药医生能够像好的父母那样去帮助、滋养和支持他们,给予那些他们所急需的、赖以生存的物资。他们可能会极为看重药物,就好像那是饥肠辘辘时迎来的美餐,梦寐以求却供不应求。然而,与此相对的是,药物可能会让他们感受

到更多的污名 (stigma)*、惩罚和拒绝。患者可能会觉得药物给他们打上了印记，给他们贴上了受损、应该被拒绝和无药可救的标签。此时，药物不再是美餐，而是被视为毒药、伤害和破坏，是对于他们内在的罪恶和低劣的一种惩罚。当副作用出现时，或是当对于药物的响应较慢或不稳固时，药物移情就会向负面倾斜；而如果有迅速的响应出现，那么患者就会倾向对于药物产生积极的态度。因为调药 (medication algorithm)** 可能需要一段时间才能完成，患者可能就要等上一段时间才能看到药物给自己带来的益处。在此期间，患者或许会觉得更加无望，感受到更多的拒绝和损伤 (damaged)。

这是一位英俊、潇洒、时尚的中年男子，40岁出头的样子。因为抑郁复发，在妻子的陪同下前来接受治疗。他的生意正处在艰难时期，而他觉得沮丧并且对自己感到失望，因为自己在健康了一段时间之后又抑郁了。对于药物，他有着为难和矛盾的心态，但是曾经的经历让他觉得这对于他的恢复来说是必须的。对于不得不重新开始吃药这件事，他很恼火，而且每次服药和每种副反应都会让他

---

* "stigma" 的本意是耻辱、烙印、特征等，目前在心理治疗界的主要用法跟"污名化"这一社会行为有关。污名化指的是一种社会对某个特定群体的负面刻板印象，最初可能是出于好意，但最终却给这一群体带来了痛苦和羞耻。比如，美国的心理健康界近些年来大力倡导多元文化，敦促主流学界对少数族裔进行深入了解。不少治疗师开始通过媒体和课程来了解华裔群体，觉得应该关注这个群体独有的文化特征，最后一跟华裔工作就动不动提到"面子"、"爱开餐馆"、"体罚孩子"等等，不仅抹杀了个体差异，还让来访者感到被侮辱。——译者注

** 此处将"药物算法"意译为"调药"主要是为了方便没有医学背景的读者理解。译者拙见，相比其他科的用药，调药在精神科的意义可能更为重大，而过程可能更为复杂和耗时。举例来说，对于抑郁症，可能有十几种当前常用的药物，每种药物各有其特点，对于不同个体的效果也会差异很大。如果患者在抑郁的同时伴有严重的焦虑、失眠和一定的精神病症状，那么可想而知能够使用的药物组合在数量上就会大一个量级。每种药物在使用剂量上又有很大的选择余地，需要逐渐加减药量。如此种种。所以，要找到对于特定患者的最佳用药方案，往往需要考虑非常多的额外因素，并且经过很长时间的尝试和观察。——译者注

变得急躁易怒。

　　过了三四个月他才开始觉得好些，而这段等待的时间强烈地考验着他和他妻子的耐心。他对医生很生气，觉得是药物的副作用让他感到了严重的身体不适。他害怕自己永远都不会成功，而现在，他觉得这种严肃的药物治疗加重了他的恐惧。他觉得被自己的疾病打上了终身的烙印，而这种感觉与他早年的那种深深的缺失感产生了共鸣。有时，他所感到的已经不只是气愤了，而是无望的消极和极度的无助。

对于开药者来说，与让人痛苦的抑郁症状保持一种客观性和一些距离是很重要的。患者也许会因为痛苦而放声大哭，希望自己的症状得到迅速地缓解，但是医生在开药时仍然必须做到按部就班、深思熟虑、考虑周全，而不是去过度地回应患者所呈现出的痛苦。对于患者痛苦的过度且迅速的回应会导致医疗方面的失误，比如换药过快，增加剂量以至出现了不必要的副作用，或是用药种类过多。

　　关怀、照顾和耐心，这是医治抑郁的重要原则。对于医生而言，要以注意和共情性确认去代替那些冲动的举措，要尽量去保持一种照顾的姿态，因为这比起反应过度的开药行为更有可能会引发患者的正性移情。上文中描述的患者过了很长一段时间才对药物有响应，而医生则尽其所能地保持一种耐心、关怀、有爱和照顾的姿态，尽管他持续地感受到来自患者的攻击和批评。但是，既然患者已经是抑郁和绝望了，那么指出他的易怒和批评来源于旧时关系模式中感受到的误解和伤害就不会有所帮助。反之，医生所做的是，通过细心的关注去努力地降低患者的那些消极反应，竭尽所能地提供最好的和最有效的治疗处理。

　　在对于慢性抑郁的治疗过程中，开药者可能会慢慢变得只关注用药，把工作的热情都放在药物的组合和剂量上面，却倾向于忽视患者在应对症状方面所应该主动去承担的责任。于是，患者和医生会开始将治疗视为一道生物学方面的谜题，而忘记了他们应该处理的重要的心理治疗性议题。与此相反的情况是，医患双方都过度地专注于内心冲突的修通之上，以至他们都忘记处理正摆在面前的临床症状。同时对于心灵和大脑都保持关注，做到这一点很不容易。

给有强迫问题的患者开药

对于强迫的患者来说，药物的目标症状是伴随着强迫而出现的抑郁和焦虑，或是难以摆脱的闯入性的思维和感受。强迫的患者已经被对于内在的想法和感受，乃至人际关系的控制所占据，所以，控制就成了开药关系中至高无上的议题。对于这类患者，服用药物感觉起来就像是一种失控，一种来自于医生的闯入和内部控制，也许还是一件羞耻和丢人的事情。在积极的一面，服从、严格遵守医嘱服药、让医生满意，这些都会让患者感到愉悦。就像是一个乖孩子，患者觉得她表现得很好然后会得到奖励。服用药物可以增强患者的力量感和掌控感。

因为强迫的患者需要跟对于别人的感受保持距离，尤其是在面对像医生这类强大且有潜在危险性的人的时候，所以这类患者时常会对于移情有阻抗。对于那些跟药物和心理治疗有关的感受，他们会进行防御性的否定，无论这些感受是积极的还是消极的。这些患者常常根本就不想思考或谈论他们关于医生、开药或药物的感受。他们会尽量从纯粹理性的角度去对药物治疗进行评估，而不会考虑那些始终都存在于他们内心深处的情绪。

在此，开药者需要尽最大努力采用传统的咨商模型进行工作。也就是说，患者来见医生，就药物进行询问，然后基于这些得到的信息决定使不使用药物，决定是由患者自己所做出的。知情同意书、患者的自主性，以及对于患者决定的尊重，这些永远都是重要的，但是对于强迫的患者来说，这些则是完全必须的。任何家长式的作风或操纵性的态度，尽管其意在服务于患者症状的减少，也迟早会事与愿违。医生应该意识到让患者拥有控制权的重要性，让这种控制在医患互动中突显出来，并且让自己扮演顾问的角色。无论如何，这类患者会向医生寻求建议，然后对建议做出积极或消极的反应，而反应的具体形式则取决于医患关系中的动力和心理治疗所处在的状态。但是，就药物使用而言，只有在医生以非控制的姿态去扮演顾问的角色，并以此将移情扭曲的程度降到最低的时候，强迫的患者才最有可能去做出最好的决定。

给有抛弃恐惧问题的患者开药

不安全型依恋往往会跟抑郁和 B 族人格障碍 * 联系在一起，而与其有关的药物干预则会以那些抑郁性的症状和情绪的不稳定性为目标 (target)。这些患者对于药物的积极反应包括如下感觉：被爱、被在意，或是被给予了特殊的关注。消化那些来自医生的药物可以促进一种亲密依恋的感觉。而在消极的一面，精神科药物疗法会激起那些被拒绝、被物化 (objectification)** 和被污名化的感觉。这类患者也许会觉得被漠视，觉得自己只是众多患者中的一个，而包括自己在内的所有患者在医生看起来都不重要。这些患者时常会在极端的态度之间摇摆，要么是需要、重视和感谢药物，要么是由药物所激起的被抛弃感而觉得愤怒。

此时的应对方法是保持清晰的边界，在药物确实对于患者有帮助的时

＊ B 族人格障碍是 DSM 中人格障碍谱系中的第二类，包括反社会型人格障碍、边缘型人格障碍、表演型人格障碍和自恋型人格障碍，患有这些障碍的个体通常会显得戏剧化、情绪化或反复无常。——译者注

＊＊ 物化，是指将人当做物品去看待和对待。在美国，这个词经常会在女权主义的语境下被使用，比如一些女性会在某些男人注视或讨论她的胸和臀部的时候极为愤怒，因为这让她感到自己被这些男人物化了，成了由胸和臀部所组成的东西，而没有被当做一个完整的、有生命、有思想和有灵魂的人去交往。——译者注

候为它辩护，以及对于患者的感受表达出一种持续的关心和注意的态度。医生需要进行持续地共情和敏感地倾听，对此我们怎样强调都不算过分，但是医生也绝对不能过度认同患者的感受，而且必须要以一种始终一致的姿态去面对患者的那些不断波动着的反应和感受。对于那些具有不安全型依恋的患者，治疗的目标在于加强他们的客体恒常性体验。对此，治疗师最为强大的工具就是保持一种始终如一的举止和态度，而这也是开药医生们需要尽力做到的。

给有自尊问题的患者开药

对于有低自尊问题的患者来说，精神科药物疗法所瞄准的症状是他们对于拒绝的敏感性。就服用药物而言，有自尊问题的患者的反应主要取决于这会让他们如何看待自己。药物会引发他们的自尊问题，而一种常见的积极反应就是，药物是治疗师的在意和赞赏的一种体现。在就药物的选择进行讨论的时候，这类患者会感觉到特殊的关注和尊重，还时常会感觉到特殊的理解、支持和照料。患者梦想着药物能够帮助自己去实现那些长久以来的渴望，即变得完美、有吸引力，并且值得被爱；服用药物感觉就像是获得了某种提升，让他们觉得自己一定会因此而变得更好和更可爱。这种反应的另一个侧面就是，药物会给患者以及他们对于自己是谁的看法带来消极的影响。一些有自尊问题的患者会觉得服用药物就等于承认了自己的缺陷，承认了自己是不如别人的，而这让他们充满了羞耻感。如果他们具有竞争性，好胜心强，那么他们就会觉得服用药物让他们在吸引力、优秀程度和智力方面不如别人（也可能是任何其他的幻想）。

一位患者表示，药物让他比以往更好和更聪明了。除了症状方面的改善之外，他还评论说，药片就像是在他油箱里的高辛烷值的

汽油 *，而且他从来都没有像现在这样成为了生活圈子中的佼佼者。

几个月过后，这位患者在工作上遇到了一些挫折，他觉得自己无法再像过去那样跟上节奏和保持工作方面的进度了。现在，他觉得药物让他失去了锋芒和变得无能。我们很难通过对于他的观察、了解到的他的处境，以及他妻子所报告的情况来分辨在对于药物的响应方面他是否发生了任何客观的变化。但是，显然，在态度方面，他的药物移情戏剧性地从正性切换成了负性。

　　为了处理那些在给有自尊问题的患者开药时所遇到的问题，我们需要保持一种主动的、劝告式的姿态，以一种近似于家长式的作风给出建议和推荐。这些患者所体验到的情绪波动和不确定感可能会让他们无法确认药物的价值，也可能会让他们的动力受到侵蚀。如果药物治疗是合适的，那么一种强硬而坚定的姿态就会有好处，患者会因此而感觉到被支持和共情。也就是说，哪怕有时会犯错误也要尽最大努力以让患者听进去你的意见，但是不要因为害怕会伤害到患者的感情就跟她保持距离。

　　有强迫问题的患者对于控制极为敏感，而自主性和安全感对于有创伤问题的患者而言非常重要，相比这两类患者，一种主动的姿态则不那么可能会妨碍到对于有自尊问题的患者的治疗。有自尊问题的患者或许更想要被照顾，但是这种被照顾的必要前提是，药物不能被认为是一种心理治疗中密切的共情性注意的代替品。

---

* 汽油的辛烷值越高就会有越好的抗爆性，让发动机的功率越高、越省油。——译者注

给有惊恐问题的患者开药

惊恐是一种如此剧烈的不适感，以至患者常常会对于症状的减轻和解除极为渴望；这会引发一种强烈而有力的依赖反应。有惊恐问题的患者期盼着来自医生的帮助，所以他们很快就会走向并处在一种下属和祈求者的位置。当药物有帮助时，患者会感到非常感激。她的安全感全都把握在医生的手中，而她对于医生的技能和力量则有着巨大的信心和坚定的信念。医生被看作一位亲切和蔼的照看者 (caretaker)，有强大的工具可以使用。在另一种情况下，药物可以是让人失望的和无效的，而患者则会体验到依赖中消极的一面，也就是抛弃和孤独。医生转身而去，于是没有人能够帮到自己了。因为有惊恐问题的患者是那么一心一意地专注于内部的感觉，所以他们对于副作用会尤其感到焦虑。他们担心副作用会预示着更多的副作用，或是代表着某些严重的身体损害。他们可能会变得极为担心，并因此去寻求安抚。

跟这些患者工作的经验法则就是：在药物治疗的初始阶段中，安抚和支持永远都不会嫌多。在被几乎毫无预警的惊恐所占据的时候，患者就很难去进行清晰的思考，而如果临床情境证明了精神科药物疗法的合理性，那么你就更适合去以一种果断而坚定的方式向患者推荐药物治疗，强调其优点和好处，并且许诺会在整个过程中帮助患者去处理那些副作用或困难。在跟有强迫问题的患者工作时，保持那种带有顾问性质的距离感效果会很好，然而在跟有惊恐问题的患者工作时，它却会让患者感到焦虑和被抛弃。因为症状非常可怕，患者会觉得十分有依赖感，所以不提供安慰就等于确认了患者的那些最糟糕的恐惧。因此，关于药物、剂量和副作用处理方面的明确建议就会有所帮助。哪怕是冒着犯错误的风险，医生也应该从较低的剂量开始用药，然后再逐渐增加剂量；改变发生得越具有渐进性，副作用也就会越微弱，于是患者也就越有可能会最终接受满剂量的 (full therapeutic doses) 药物治疗。

给有创伤问题的患者开药

对于有创伤问题的患者来说，精神科药物治疗会聚焦于症状，包括急性的激越（agitation）*、睡眠问题、过度唤醒（hyperarousal）和激活（activation）**，以及伴随的抑郁。患者也许会将药物视为一种安全感和保护的给予，一种对于痛苦症状的降低。另外，他们一直都需要帮助，也需要有人能够严肃地看待他们的症状，所以药物也会让他们觉得终于有人对于他们的这些需要做出了回应。

这些患者是如此经常地被别人忽略，而他们的创伤也没有被严肃地对待或确认过。正因为如此，指向这些症状的药物可能感觉起来就像是一种确认，确认了他们曾经的遭遇和当前的体验的严重性。但是，那些有创伤的人也会对于再次感觉到伤害极其敏感，不管伤害是来自于让人不适的副作用、医疗风险，还是开药者对于治疗过程的注意不足。他们曾经被一些人以恶劣的方式对待过，而那些人比他们所处的地位更高，也更有权力和力量。于是说，这种医患关系的情境，以及知觉到的权力和力量方面的差异，跟他们曾经的创伤体验恰恰就是相似的。药物可能感觉起来就像是一种企图，企图要让这些虐待的受害者们在压制下沉默不语。这些患者的内心中早已充斥着羞耻和秘密，所以，对于他们来说，被给予了一片药或许感觉起来就像是他们被不管不顾了一样。如果你打算"只是治疗症状"，那么就相当于赦免了，或者至少是没有足够地认识到施虐者的罪恶和创伤事件的不公。

---

* 激越，作为精神科术语，指的是一种严重的内心不安，以及由此所导致的过多的言语和行为方面无目的性的、非故意性的活动。激越本身不是一种疾病，而是一种常见于心境障碍和创伤问题的症状，但很难被准确地识别以及与别的症状区分，如易激惹。——译者注

** 这里指的是神经系统的激活，从某种角度讲，过度唤醒是激活的一种形式。——译者注

在此,一种强调尊重患者自主性的照看式的姿态是你最佳的选择。关键是要以恰当的方式去对患者症状的严重性进行回应,进而干预。创伤最为严重的后果是其对患者完整感、自主性和权能感的极大损害,所以治疗在各个方面都必须要以对此的疗愈为中心。患者是作为决策者来被对待的。信息被坦白地给予,而问题则被坦率地探讨。但是,如果患者的症状太过严重以至让她难以做出决定,那么医生就应该介入并且主动地指导患者做出决定。权能感对于患者来说是必要的,但是以富有同情心的方式来照顾患者同样是医生的责任。

开药中的问题和困境

患者们会基于其固有的心理动力学问题和特定的人生经历产生多种多样的移情反应,同理,临床工作者们也会有一些并非基于当前现实的个人态度和感受。这些就是药物反移情(medication countertransference)。对于抑郁患者的拯救幻想,对于有抛弃恐惧的患者的母性冲动,以及对于强迫患者的攻击性感受,这些都是可能会在开药过程中被表达出来的反移情反应的例子。例如,这位抑郁的患者真的需要再加服一种抗抑郁药物吗?而这位对于抛弃很敏感的患者需要的是更为频繁的会谈还是更加凶猛的药物治疗?想要得到答案,就要靠医生-治疗师去仔细地审视这些问题,并且如同对待其他的治疗决定一样去多进行自我反思,理解活化的普遍性以及移情与反移情之间的那种不可避免的相互作用。

因为开药是一个真实的行动,比起许多在心理框架下的行动都更加切实和有形,所以它也许会处在自我反思的视野之外。于是,那些未被识别和未被接纳的感受就可能会在这一领域中显露。例如,一位愤怒和挫败的医生可能会在用药方面过分地保留和克制或是冲动地改变用药建议,或者,那种意在保持患者的钦佩和喜爱的需要可能会驱使一位医生做出从医学角度来讲并非最佳的决定。

在治疗的一些节点上，服用药物对患者的情感意义应该得到探索。跟患者一同分析用药的意义并不意味着药物就是不需要和不合适的。这种探索的目的在于，让患者和医生的决策过程可以得到澄清和公开的讨论，于是他们才能一同以对于当前的和真实的因素——而不是那些动力性的和历史性的因素——的考虑为指导来进行工作。

在同时注意和追踪两个非常不同的领域中的数据和行动的时候，心理治疗师-精神科医生常常会感到困惑，而这就需要我们进行某种形式的划分。跟患者之间的互动会趋向于处在"心理治疗模式"，或"药物治疗模式"，偶尔还会处在一种对于用药决定的意义进行反思的模式。医生必须要有在这些模式之间灵活移动的能力，而移动的根据则是患者身上的线索和对于讨论的医疗需求。

在典型的情况下，我们会在会谈的开始或结束来讨论用药的问题。一些患者会在开始时报告药物的响应或是副作用；其他的患者则要么不会提起这些，要么在结束时才提起。在开始时讨论的优点是，会谈的剩余时间都是对此话题开放的，而且没有必要在某一时刻去为了谈论副作用和剂量，就局促地停止和关闭一个原本是开放式的情感交流。在会谈一开始就进行关于用药的谈话也会带来问题，因为医生在此时还没有收集到患者的感觉和感受方面的资料，而没有这些信息就很难给出关于剂量和药物管理（management）*方面的建议。

在会谈结束时讨论用药方面的问题是有好处的，因为这会允许患者以饱含强烈情感的内容来开始这次会谈，并且直接地切入到眼下或近期的重要议题中去，而不用进行那种有时会让人觉得有距离感和过于理性的关于用药的

---

* 药物管理是指监控患者是否按照规定服药，以及确保患者不会有潜在的药物配伍禁忌方面的风险。——译者注

讨论。在会谈结束时讨论药物的问题在于，或许会没有充足的时间，而且药物的重要性可能会被淡化和回避，乃至被当做是一种事后补充的内容来对待。这也有可能暗示或意味着，用药这一主题没有被纳入到心理治疗的工作中，没有在其情感意义的层面上得到讨论。

许多患者在心理治疗结束之后还会继续服药，而这会给医生-患者的关系带来变化。因为反复性抑郁而接受联合治疗的患者们可能会在完成了心理治疗之后继续接受维持性的药物治疗。于是，患者将还会出于药物管理的目的去持续地约见医生，而这会让会面感觉起来非常不同。

为了用药复审（medication review）* 而约见，在频率上相对要低很多，如每3—6个月一次。移情和反移情感受很有可能会出现，尽管没有先前的那样强烈，但也还是存在的。这种照料方式的转变会涉及一些不同于传统上用于处理结束的技术。在心理治疗和精神科药物治疗的联合治疗出现之前，心理治疗的结束就是关系的结束。可对于仅由一位精神科医生所完成的联合治疗来说，心理治疗的结束则不只是频繁而饱含着强烈情感的会见的结束，还是一种新型的、更加现实导向的医生-患者关系的开始。这种新的关系可能是有益的，跟患者那已经得到提升的人生态度和功能可能也是相互一致的。但是，对于那些虽然已经在先前的治疗中得到了一定改善，却仍然未彻底愈合的、令人痛苦的问题和冲突来说，这种关系或许也是一种令人不得安宁的反复刺激。为了帮助患者去以一种健康的方式来表达和处理这种关系上的转变，我们应该就那些与其有关的感受进行讨论。

---

* 用药复审是一种对于患者在服药方面情况的结构化评估，其目的主要在于：①监控服药的依从性；②确认药物使用的必要性；③发现用药方面的副作用、问题和风险；④优化药物的使用；⑤评估是否需要引入新的疗法。——译者注

双提供者分别治疗

到此为止，所有的讨论都是关于由一位医生–治疗师所提供的联合治疗的。但是，分别治疗（split treatment）其实远远要比这种单一提供者的情况更为常见。Gabbard 和 Kay（2001）曾经论述过分别治疗的优点和缺点，他们认为，单提供者（single-provider）照料在若干临床情境下都会更优，这包括精神分裂和分裂性心境障碍、伴有对疾患的否认的双相情感障碍、频繁以分裂作为防御的边缘型患者，以及同时有躯体医疗问题和精神科疾患的患者。在管理式医疗（managed-care）*的设置下，在退伍军人医院以及其他类型的健康护理中心中，治疗几乎都是采取分别的形式来进行的。单提供者治疗的模式则主要是会出现在私人执业的设置下**。

下面，我们用一个关于分别治疗的临床情境，从心理动力学取向精神科药理师的描述视角，来呈现那些涉及心理治疗师与药理师之间合作的问题。

抑郁，孤独，为一段处在崩溃边缘的婚姻而挣扎，这就是凯伦被她的心理治疗师推荐来接受精神科药理学评估的原因。在跟先前一位精神科医生的工作中，她已经接受了抗抑郁药物的治疗，药物让她的情况得到了一点改善，却也带来了显著的副作用。凯伦觉得高强度的心理治疗很有成效但也并不容易，她和她的治疗师都觉得两人之间有一个强有力的治疗联盟。她越来越能对自己的情感进行反思了，包括命名并清晰地说出那些以往她一直需要隐藏和否定

---

* 美国一种集医疗服务和经费管理为一体的医疗保险形式。——译者注

** 尽管单一提供者治疗的出现率在降低，但是一项最近的研究表明，28.9% 的门诊患者在会见精神科医生时都会将心理治疗的工作也包含在会谈范畴之内。——译者注

的体验。然而，她还是特别悲伤，并且担心自己无法在分居和离婚的过程中给予尚未进入青春期的女儿足够的陪伴。尽管作为一位教授，她的功能还算不错，但是她却发现自己要花掉比别人、比以往更多的能量才能保持工作的正常进行。

转介她前来的治疗师跟我已经在职业领域中彼此认识有一段时间了，尽管我们之前并没有进行过临床上的合作。在最初打给我的电话中，这位治疗师简要地介绍了这位患者的历史和当前的治疗，也谈到了需要用药转介的原因：在用药方面进行重新评估。患者在接受评估这件事上显得十分积极。

我跟凯伦最初的接触是以咨商的形式进行的，主要是谈论过往历史，进行鉴别诊断，以及就今后可能的治疗进行讨论。她先前的描述性诊断为我提供了一个可以参考的框架，而这正是我在精神科药理学方面做出决定的基础。我认为，她的反复性抑郁也许是双相Ⅱ型情感障碍的一部分，而她饮酒过量的问题也让我感到担忧。在咨商的最后，我们就这些诊断进行了讨论，我给出了几点建议：减少并且尽可能停止饮酒；更换抗抑郁药物；考虑加服一种情绪稳定剂。在讨论之后，患者同意了这些建议，于是我将讨论的结果告知了她的治疗师，先打了电话，后又写了邮件，邮件也抄送给了患者。

治疗的过程非常令人满意，在用药改变之后，凯伦开始觉得没那么抑郁了，而且情绪也更稳定了。（基于治疗师和患者本人的报告）她在心理治疗中进行有效工作的能力也得到了提升。她的自我批评减少了，更加开放且更具有自我反思性了，而且她开始感觉到自己比以前更好，在工作中更加投入，更有动力开始约会了。

在联合治疗进行到大约一年的时候，凯伦报告说，她明确地感觉到自己比起接受治疗之前更好了，但是她认为她还是有一些持续性的抑郁——没有任何事物能让她真正地感觉到期待，而生活看起来是灰色和无趣的。她是孤独的，不仅如此，尽管她目前会在部分抚养权的设置下定期跟女儿见面并且享受跟女儿共处的时光，尽管她在工作方面很有成绩也很成功，但是似乎一切都显得有那么一点空洞和虚无。时常，她会熬夜上网看文章，而与之伴随的是睡眠需求的减少。她想换药，想看看是否有效果更好的药物。

持续的快感缺失（anhedonia），以及伴有间歇性睡眠周期紊乱（sleep-cycle disturbance）的低等级抑郁，这些是不是由于药物起效不全面所导致的？还是说它们源自她正在心理治疗中进行修通的自尊和亲密关系方面的重要问题？心理治疗师在我跟凯伦的下一次会面之前联系了我，就她的一些观察进行解释，并且也就这一困境进行了描述。治疗师确信，需要更多的心理治疗才能帮助凯伦解决症状方面的问题，但是在换药方面她却没有什么确定的想法。她之前跟患者说过会给我打电话，然后告诉我她的想法。凯伦和我决定再加用一种情绪稳定剂，我们都认为这是有好处的，然后我又把这个决定告诉了治疗师。这次加药让凯伦的心境和睡眠周期都得到了改善，她报告说感觉比之前更好了。

困境的再一次出现是在凯伦报告了她对于过量饮酒方面的担心之后。她有家族酗酒史，她的父亲和哥哥都有这方面的问题。治疗师跟患者对此进行了讨论，并且都认为这是一个问题。治疗师跟我就此进行了交流，于是，在随后的会面中，凯伦和我就她的酗酒问题、基因敏感性，以及药物和酒精的混合使用进行了讨论。结论是，继续饮酒很可能会增加她对于抑郁的易感性，让她的生活方式受到局限，并且会有用量增大和酗酒的并发症方面的风险。患者和两位临床工作者共同制订了一个尝试性的戒酒计划，并在随后的交流和讨论中就此达成了一致意见。患者认可这个计划，承诺会开始戒酒。她报告说，尽管她时而会因为渴望和怀念那些酒醉后的感觉而挣扎，但是她确实觉得自己更有力量、更清醒了，抑郁也减轻了，而且更有动力在生活中去做出改变了。

这段治疗情境呈现了心理治疗师与药理师之间的成功合作，其中，两个人的角色都得到了清晰和明确的界定，彼此之间也保持着有效、开放和双向的交流。这种合作所带来的结果是：一份很好的治疗计划，患者获得的清晰感和有组织感，以及——在这个案例中——良好的治疗结果。有趣的是，凯伦后来告诉她的治疗师，治疗师与精神科药理师之间的联系和接触，以及彼此能够取得一致意见，这些对她来说非常重要。在记忆中，她的父母在彼此沟通方面有很大的问题和障碍，而这让她觉得非常害怕和孤单。她还有一个发现，在每次会见精神科药理师之前，先就她的治疗进程和持续的症状跟治疗师进行讨论，这是非常有帮助的，因为治疗师对于她当前状态的观点可以让她做出更为明智的关于用药的决定。

临床工作者的角色

在这个领域，临床工作者们一起工作的方式既可以是等级性的（hierarchical），也可以是协作性的（collaborative）。在等级性模型中，精神科医生是主要临床工作者，而治疗师则向精神科医生进行"汇报"，这种情况有时会在社区心理健康中心、住院服务，或者其他设置复杂的机构中出现。另一方面，在许多团队实践（group practice）的模型中，心理治疗师也可以作为主要临床工作者，而精神科医生则充当顾问的角色。这两种安排都涉及一种治疗师与开药者之间的等级汇报关系。

我们的建议是，只要有可能，心理治疗师与开药者就应该尽量在协作性模型的框架下一起工作，而且双方都要有清晰的角色设定（Moras，& Summers，2001）。协作性的安排涉及责任上的共享，而且，相比等级性的安排，这会让每位临床工作者的技能和专业知识得到更为充分的施展和利用。在心理治疗、精神科药理学，以及两者的相互影响方面，为了做出周密和妥帖的临床决定，两位实践者都需要全心投入。通常来说，在协作关系中，若责任和角色并没有得到清晰说明，每当患者的康复进行得不顺利时，这种关系就可能会破裂。因此，对于各自的角色和责任进行清晰的界定，这很可能是有好处的（见表13.2）。

根据协作性模型的要求，每位实践者都应该完成他责任范围之内的每一件事，而且，两人应该彼此交流以便对患者的理解达成共识。这意味着治疗师和精神科药理师都要完成一份全面的诊断评估；当然，治疗师会收集到更多更广泛的关于发展、关系和功能的资料，而精神科医生的评估则倾向于更多地聚焦在症状、基因性因素和医学问题上。但是，每个人都必须收集足够的资料以得出关于诊断和治疗的意见。在完成评估之后，两位实践者将会就这些临床资料的重要方面进行交流，并且就诊断进行讨论（在大多数案例中，这种讨论是简短的，而且比较容易达成一致意见）。在双方意见不同的时候，重点在于，尽可能地多共享临床资料，对于还要进一步获取哪些信息的统一意见，以及讨论该如何解决意见上的分歧。再没有什么比重大的意见分歧更能够导致联合治疗的失败了，因为重大的分歧会让患者对治疗的内容感到困惑，进而时常倾向于比之前感觉更糟、功能更低。你不能向分歧妥协，因为最终这会让患者感到混乱并且会让一位或两位临床工作者的工作受到危害。

一致的诊断和治疗师的概念化会将合作引向下一步骤，那就是为治疗的每个组成部分设定治疗目标。治疗师和开药者会详述和强调彼此分别将要进行工作的内容，以及双方所希望实现的目标。凯伦的治疗师更多地聚焦在她的主观体验、关系、自尊和自我理解上。而她的精神科药理师则关注她抑郁和激越的症状以及酒精使用。这两种途径是相互协调的而不是彼此冲突的，而两位临床工作者之间的交流则保证了每个人都能聚焦在合适的工作领域和特定治疗目标之上。两个人各司其职，各尽其责，相互借鉴，彼此参照。患者

表13.2 心理治疗师-精神科医生在协作性治疗中的角色

功能	心理治疗师	精神科医生	沟通交流
资料收集	收集全面的历史和当前资料,包括个人、家庭和发展史	收集全面的历史和当前资料,包括病史和主诉,以及医学资料	资料库共享
诊断、概念化和治疗目标	做出清晰的诊断和概念化;鉴别焦点问题、治疗目标和靶症状	做出清晰的诊断和概念化;鉴别焦点问题、治疗目标和靶症状	在诊断和概念化上达成共识;就焦点问题、治疗目标和靶症状达成共识;为治疗的每个组成部分找到依据
疗法选择	选择合适的心理治疗的形式和频率	选择合适的精神科药理学方案(regimen)	在跟患者的工作策略、干预、潜在的困境方面达成一致意见
治疗的提供	提供心理治疗	提供精神科药物治疗	相互协调的治疗性干预
治疗的评估	评估患者对于心理治疗的响应,并且询问患者对于精神科药物治疗的响应	评估患者对于精神科药物治疗的响应,并且询问患者对于心理治疗的响应	分享关于治疗响应的观察,并且在需要的时候对于正在进行中的治疗进行调整
危机处理	共同承担起治愈患者的主要职责(primary responsibility),尤其是在对于急性心理社会性应激源的适应方面,使用调节行为和情感(增加稳定性)的技术,对于基本安全问题的支持和监控	共同承担起治愈患者的主要职责,负责急性精神科药物治疗方面的干预,对于基本安全问题的支持和监控	迅速交流,分享信息,在有着清晰责任划分的前提下以相互协调的方式进行干预

注:以上资料来自 Moras 和 Summers (2001),使用得到了该文献作者的许可。

知道该在哪里谈论什么，也知道两位临床工作者在一同工作。

　　在凯伦抱怨残留的抑郁和失眠的时候，两位临床工作者必须合作，从而对治疗、对他们的工作和工作的进程进行评估。他们必须分享自己的观察结果，还要找到一种方式就治疗进程的局限性进行解释并且达成共识——是心理治疗进行得不全面还是精神科药物治疗进行得不全面？两位临床工作者和患者对于各种可能性都持开放的态度，而且都能意识到想要梳理清楚什么症状对于心理治疗更有响应，而什么对于加药更有响应是很困难的。患者想要尝试新的药物，也想要继续心理治疗中的工作。

　　双提供者（dual-provider）关系会在患者遇到危机时面临巨大的压力。当急性丧失或个人危机发生时，或是当自杀或他杀的倾向出现时，两位临床工作者通常都会被卷入其中。这是谁的职责（responsibility）？对于什么的职责？每个人都会为此而担忧。通常，心理治疗师在危机之前跟患者见面的频率更高，所以他在危机中的主要职责是理解并且帮助患者去处理这些急性应激源（acute stressor），以及为了让患者在行为上稳定下来而改进自己的治疗技术。精神科药理师的职责是评估症状的严重程度并且提供最佳的调药方案，从而让患者的状态更加稳定。关于住院或紧急评估的决定是双方共有的职责，双方将需要交流，常常是以紧急交流的形式，直到危机平息。这些危险情境对于单独实践的临床工作者来说是让人痛苦的，不过，有一位同事相伴有时却会让事情变得更加复杂，包括互相的指责和不满，但是这种合作也能够成为一种在困难情境中的支持和确认的来源。

　　当然，在出现潜在危险的时候，医疗-法律（medical-legal）焦虑就会出现。这是临床工作者的焦虑中不可避免的一部分，而在两位临床工作者共同治疗一位处在危机中的患者的时候，这种情况就会更加成为焦点——他们可能会对于决定或角色有着不同的意见，或是对于谁应该做什么感到焦虑。但是，对于医疗-法律问题，最好的出发点和态度就是把患者的利益放在第一位，尽量让患者获得最佳的治疗效果，而且，为了得到最好的效果，在对于角色进行清晰界定的时候，应该以让两位临床工作者都能够提供最大的帮助为宗旨。事实上，如果出现了严重的问题，形势变得严峻，那么两位临床工作者都将面对医疗-法律方面的风险。

双提供者治疗中的问题和困境

两位临床工作者彼此认识且相互尊重，对于双方的协作性的非等级性的角色和关系有着相同的了解，并且定期进行交流，满足以上条件的双提供者治疗才会是最有效的。然而，三个人毕竟比两个人的情况更为复杂，而问题总是会出现的。如果能够像我们在前文中描述的那样建立一个关于角色关系的框架，那么对于困境的发现和识别相对而言就会更容易一些，因为在这样的框架下，临床工作者们对于彼此的反应基于的是他们在协作性关系中的角色和职责，而不是个人的品质和技能。你会记得自己该做什么，会鼓励你的同事去履行他的角色预期，而这会让你们互动的私人化（personal）程度少一些。

有时，治疗师和精神科医生会在工作中偏离他们的职责。不完整的临床信息共享——例如，一位临床工作者了解到了患者持续的强迫症状，而另一位临床工作者却对此症状并不知情——会让双方在对患者的诊断方面很难达成彻底的共识。含蓄或者明显地削弱和破坏另一位临床工作者的技能、专业意见或行为，都会把整个治疗推向受到患者质疑的境地。对于诊断的单方声明，对于修改治疗方案的需求，对于治疗进程之间相互冲突的评估，都会将另一位提供者的技能和可信度置于被怀疑的境地。

一些临床工作者会发现自己是在患者的要求下协作的，或者是碰巧进入了协作的情境。他们也许会认为，协作性的照看是一种不太有效的治疗模型，而他们的犹豫和怀疑将有可能会在一些重要的时刻浮出水面。有时，临床工作者们决心彼此合作，并且遵守了那些角色预期，但是反移情体验却让事情变得很难处理，这种情况才是更加隐匿且有危害的。举例来说，倾向于以分裂（split）作为防御机制的患者时常会认为一位临床工作者比另一位更好、更有帮助，或是觉得一个治疗模型比另一个更好。心理治疗中特定的反移情体验——拯救幻想、控制斗争、绝望——可能会影响到治疗师对于用药的看法。而这会在协作关系中引发许多噪音。

　　两位提供者之间的"真实关系"同样会对治疗造成影响。亲近的同事会倾向于更为频繁地就他们所共同承担的案例进行对话。因为其他原因而彼此不和的临床工作者们则可能会在尊重彼此的角色划分方面遇到更多的困难。关于彼此职业培训背景的信念，以及关于某些职业——医生、心理学家、社工、咨询师、牧师——的偏见，也许都会悄悄地混入临床工作者们之间的交流当中，从而让交流的效果变得反常和被削弱。实践情境（practice context）也有可能会影响到提供者们之间的关系。诊所设置下的协作可能本来就是机构文化的一部分，也会得到群体规范（group norm）*和理念的支持。而在私人执业的设置下，临床工作者们则倾向于选择那些让他们觉得舒服的人进行协作，但是他们会更难找到彼此交流的时间，不仅如此，由于缺乏对于电话沟通时间的金钱补偿，频繁的联系也会遇到障碍。紧密的接近性对于协作也是有帮助的，比如在走廊里的一段简短的讨论通常会比来来回回的电话或语音留言来得容易。

---

　* 群体规范，又称团体常模，指的是群体成员遵守的行为方式的总和。广义的群体规范包括社会制度、法律、纪律、道德、风俗和信仰等，都是一个社会里多数成员共有的行为模式。——译者注

总　结

精神科药物治疗与心理治疗相联合让我们在思考和决定干预的途径时多了一种潜在的选择。这是一种对于心灵和大脑的整合的视角，借助它，我们能够清晰地认识到，如果将人际性的疗法与生物性的疗法彼此结合，那么神经突触（synapse）和灵魂就都会成为治疗的对象。在临床领域里有一种偏见，即联合疗法就是最佳选择。但是，相比实证的力度，这种深信不疑所基于的也许更多的只是一种流行的和文化上的信念，即，越多越好。

联合治疗的首要原则包括：清晰的阐释诊断和个案概念化，针对特定问题所进行的特定治疗，以及多位临床工作者和患者之间透明化的交流。对于角色和职能的清晰界定会让心理治疗师与精神科药理师之间的协作更流畅，也会让两者之间的协作关系更加良好。对于移情和反移情的关注是很重要和很关键的，因为这些现象会在治疗涉及更多成员的时候变得更复杂。开放、谦虚和经验主义（empiricism）＊的态度，加之愿意基于先前的治疗结果去改变计划的姿态，会造就患者所需要的那种治疗上的灵活性。

＊相对于理性主义，经验主义指的是拒绝一味地接受教条的影响，以所观察到的现象为分析依据，它是逻辑实证主义的前身。作为一种认识论，经验主义在英美两国的心理学界占据主流。注意，这里的经验主义是褒义的，所指的并不是那种从狭隘的个人经验出发的孤立、静止和片面的观点。——译者注

第十四章

来访者是家庭的一部分

与 Ellen Berman 合著

人们在改变，却总是忘记了告诉彼此。

——Lillian Hellman

所有的"个体"问题*，诸如抑郁、低自尊和抛弃焦虑，事实上，乃至所有的个体力量品质，都存在于一个关系情境之中，并且，社会神经科学方面的新近研究也揭示了关系性依恋（relational attachment）所具有的复杂的神经调节功能（Siegel, 2006）。从根本上讲，我们是群居的社会性生物。事实上，大多数问题之所以会造成麻烦，正是因为关系方面的困难——要么是太多的自我专注（self-absorption）以至无法跟他人取得心灵共鸣，要么是在读懂暗示和动机方面的认知扭曲，又要么是对于他人需求的过度觉察。然而，并不是所有的内心问题都起始于或者会导致重要关系方面的问题。对于许多人来

---

* Ellen Berman，医学博士，宾夕法尼亚大学的精神科教授，她在该校的成人精神科住院医项目中负责伴侣和家庭治疗的培训。她是《婚姻与家庭治疗》（*Marital and Family Therapy*）（第四版）的联合作者之一。——作者注

说，伴侣或家庭也许是具有缓冲和治愈效果的。如果个体是一个关系网络中的一部分，你该如何去治疗她呢？传统的心理动力学治疗并不会将会见配偶或家庭成员包含在内；实际上，它是不鼓励这样做的。在本章中，我们将会讨论该如何以及该在何时将心理动力学治疗跟伴侣治疗或家庭治疗相联合。

问题越是涉及功能正常的关系（functional relationship）*中的个体痛苦和潜意识冲突，痛苦越是看起来跟周围的关系系统不和谐，那么个体治疗就越是必要、有益和有效。PPP 是从个体的角度来探讨和处理关系问题的。如果问题是在关系冲突中呈现的，痛苦被界定为个体对于他人的不满而不是本身的痛苦，并且家庭中的其他人是功能失调的，那么伴侣或家庭治疗就是最先要开始的工作。一位来访者先接受个体治疗，后来再开始接受伴侣治疗，或是伴侣治疗遇到了僵局（impasse），直到个体治疗的开展，僵局才得以解开，这些都是常见的情况。多种疗法在共同实施时会相互促进，从而带来更大程度的症状缓解、改变，和来访者权能感增加。在本章中，我们会交替使用"伴侣"、"家庭"和"系统"**这些术语，它们指的是成人家庭系统中所有的变换和组合。

尽管个体问题可以给家庭带来压力，但是婚姻或家庭问题并不总是其中某一位个体的心理病理的信号。当成员之间在气质或目标上差异过大，或是一段关系所承受的压力超出了其所能应对的范围，婚姻或家庭的矛盾就会在即使是总体上功能良好的人们身上出现和发展。压力源可以包括一种慢性的、具有生命威胁性的疾病、一个复杂的再婚家庭（step-family）情境，或是突然失业和经济压力。夫妻双方各自都没有表现出任何症状，但却出现了大量的婚姻矛盾，这也是有可能的。或者，婚姻压力会在个体层面引发症状。伴

---

* 相对于功能失调的关系，功能正常的关系是指包含尊重、责任和复原力的人际关系。——译者注

** 系统治疗可以包含家庭以外的重要人物，但是在某种程度上，两者是同义的。——译者注

侣双方可能会对婚姻冲突做出不同的反应；一方也许会变得抑郁而另一方可能还处在对于矛盾全然忽视的状态。

伴侣治疗有可能会增加个体动力取向治疗的效力，我们将在下文中对此进行描述。联合治疗需要治疗师保持谦虚和灵活性——信任和尊重那些你所不擅长的治疗取向，并且以一种开放的态度用全新的眼光去看待每位来访者和每个问题。这里所涉及的协作方面的问题跟那些已经在第十三章中讨论过的心理治疗师与精神科药理师之间的协作问题相似。向患者同时提供个体治疗和伴侣治疗，这也有可能会造成困惑，冲淡每种治疗取向的效力，并且在临床工作者身上引发不确定感和不安全感。

在以下案例中，我们所呈现的是，随着一对夫妇在两种疗法中来回迁移，个体和婚姻方面的因素是如何逐渐变得更加清晰的 *。

  艾比和鲍勃是一对年近40岁的夫妇，两人养育着一个孩子。他们之所以开始婚姻治疗，是因为双方都体验到了许多矛盾、紧张、受伤、愤怒和愈发疏离的感觉。艾比是一位娇小柔弱、面容悲伤、眼神恍惚的女子，而鲍勃则是一位身材消瘦、下颌方直、目光严厉的男性。鲍勃觉得艾比跟他很疏远而且并不爱他。艾比则觉得鲍勃愤怒、挑剔、苛求和霸道，他以前还有过两次推搡她的行为。

  如同许多伴侣一样，这对年轻夫妇在开始婚姻生活时都相信对方能够满足自己最深层次的需求。初见时，艾比是一位害羞、安静并且孤独的女孩，而吸引她的则是鲍勃的强壮有力、乐于助人和情感上的可亲近性。她相信他会保护自己，并且给予自己爱和活力。

  恋爱时，鲍勃看起来是一个强壮和自信的男人，但他却有着深

---

* 对于伴侣治疗感兴趣的读者，强烈推荐参考客体关系伴侣治疗和情绪聚焦伴侣治疗的理论来阅读本案例。——译者注

深的、未被满足的对于关爱和赞许的渴望，然而这些依赖感却让他觉得很不舒服。他相信自己的职责就是去挽救、指导和保护一位女性，一位会因此而对他十分感激从而弥补了他的不安全感的女性。

但是，时过境迁，隐于他们内心的那张情感契约渐渐让位于失望和怨恨，因为艾比觉得鲍勃的渴求让她无法承受、深受约束，于是就以被动攻击的方式进行回应。鲍勃觉得，她想要控制她自己的生活以及她随后的抑郁都是一种拒绝，所以他开始越来越多地通过强迫的方式试图得到她的关注和爱。他的愤怒占据了伴侣治疗的每次会谈，让治疗师很难聚焦在艾比的那种兜圈子式的互动方式和那种暗中进行的挑衅行为之上。治疗师能够跟艾比进行相对容易的交流，她将艾比视为鲍勃的愤怒的受害者，可是这让鲍勃在治疗中觉得更加不安全和不信任了。

伴侣治疗师将艾比转介到个体治疗当中，因为她在婚姻治疗的过程中变得更加悲伤和抑郁了，而且她在关系和亲密方面的问题看起来成为了伴侣工作中的一个障碍。在共同会谈中，他们始终在争斗，无法就那些愤怒背后的较为深层的感受进行讨论。治疗师也向鲍勃推荐了个体治疗，因为他在控制自己的愤怒方面有困难，但却遭到了拒绝，因为他觉得自己曾经接受过太多的心理治疗了。

在个体治疗中，艾比就她的那些来自于母亲的拒绝感和脱离感，及其对她的自尊所造成的影响进行了工作。她体验到了强烈的自责和愧疚，并且开始看到这与她抑郁核心问题的动力之间的联系。在就这些问题所进行个体工作和药物治疗之后，她的抑郁得到了缓解，随后，这对夫妻回到了伴侣治疗当中。她更加有能力在伴侣会谈中抱持自己了，并且开始放弃受害者的角色，也开始更有效率地坚定地表达和维护自己。对此，鲍勃有一些为难和矛盾的情绪。他有能力去透彻地思考那些他从以往的心理治疗中学到的东西，并且对于这种新的关系方式给予了一些支持。两位治疗师之间的交流让伴侣治疗师能够重新平衡她的工作，并且更加有效地支持鲍勃。

艾比的个人问题主要是抑郁和低自尊，这些又跟她的婚姻问题纠缠在了一起。也就是说，它们是在关系中显现出来的，也在某种程度上是由关系所造成的。鲍勃完美地填补了她内心拼图中缺少的部分——他在拒绝-敏感性方面以及他在自身需求得不到满足时的愤怒问题。但是，如果艾比嫁给了一位充满支持、容易相处的丈夫，那么她的问题或许就会以别的方式呈现；她也许就会呈现出一些在工作和子女方面的问题。如果她嫁给的是一位安静而被动的男人，那么她或许会变得黏人，紧紧地跟在丈夫的后面，或是在情感上很苛求。

哪种治疗先行？

要开始进入伴侣治疗还是个体治疗？这种决定通常是由伴侣在开始就接受心理治疗的可能性进行考虑的时候做出的。有时，伴侣在跟治疗师的首次联系之前就已经做出决定了。如果一对伴侣来访者觉得两个人都很难过和烦恼，都感觉到了来自婚姻的压力，那么一场复杂的协商就会在配偶双方之间展开。问题是被看做仅仅是某一位配偶的"错误"或"疾病"，还是两个人共同的问题？谁在改变方面投入得最多并且最愿意尝试接受治疗（谁会被自己或对方知觉为那个吓人的或危险的人）？谁愿意被看作是病人？尽管伴侣双方都有问题的情况很常见，但是通常只有一位配偶会同意接受治疗，而这经常会是那个承认和承载了更多痛苦的人。

有时，一位成员被派到治疗师那里进行"侦查"，然后回来报告一下治疗是否是安全的——也就是说，它是否会打乱和颠覆太多事情。在这种决策中，性别很重要。在典型的情况下，女性会比男性更早地寻求专业人士的帮助，而男性更倾向于坚持认为他们能够"靠自己来解决问题"。男性往往不欢迎甚至是厌恶治疗，认为进入治疗就像是承认了失败，而不是一种对于希望的表达和一种关于改变的可能性。前来接受个体治疗的家庭成员并不一定是那个需要最多帮助的人。

因为这些协商很复杂——有些是明说的而有些是没明说的，所以探索关于求助的决定是怎样做出的，这一点就变得非常重要。对于一些个体而言，选择接受个体治疗会有助于实现他们想要结束关系的隐秘目标；来访者可以让个体治疗师和他们自己确信，结束关系是唯一可能的结果，根本不想给自己的伴侣机会理解当前事态的严重性。在这类情况下，对于治疗师来说，尤其重要的就是去会见一下来访者的配偶，或者是将这对伴侣送去接受伴侣咨商（couple consultation）。

就算治疗已经开始了，无论是个体还是伴侣治疗，治疗的形式都还是可以改变的，就像艾比和鲍勃的情况那样。治疗师也许从最一开始就会认识到，伴侣和个体动力取向治疗都是迫在眉睫的，例如一位配偶非常抑郁且处在离开婚姻的边缘。有时，事情要过一段时间才会变得明朗，例如一位来访者的个体症状由于其配偶的抑郁而出现了波动，于是伴侣层面的工作就变得更加适合了。

有时，在一位来访者开始接受个体治疗的时候，他的伴侣已经处在跟另一位治疗师的治疗当中了。在这些情况下，尤其重要的是要考虑他们的婚姻状态，因为动力取向疗法会将注意力和情感交流从伴侣之间转移到他们跟两位个体治疗师的关系当中，而这两位治疗师可能会对两位来访者的配偶有一些非常强烈的意见。在这些情况下，我们有几种可供选择的措施：①将两位来访者转介（refer）到伴侣治疗当中；②两位个体治疗师之间频繁地进行交流；③四位当事人进行周期性的会面。这对伴侣也许会面临越来越多的在分歧和困惑方面的风险，而如果以上三种措施没有做到位，那么两位配偶所承受的压力也许会增加。

最后，治疗要采取个体还是家庭的形式，还是两者都有，这终究是来访者的选择和治疗师与来访者之间协商的结果。上文中的种种考虑对于治疗师来说很重要，但是在这个问题上，来访者几乎永远才是占据主动和优势地位而做出决定的一方。

典型的治疗情境

就个体动力取向治疗与伴侣治疗的联合而言，总共会有五种常见的治疗情境：(1) 由伴侣治疗所引出的个体治疗；(2) 由个体治疗所引出的伴侣治疗；(3) 同时进行的个体治疗和伴侣治疗；(4) 由一位个体治疗师所实施的个体治疗及其所附带的伴侣咨商；(5) 由两位个体治疗师与组成伴侣的两位配偶分别进行工作。对此，在跟成人进行工作时，我们的概念体系来自于 Josephson 和 Serrano（2001）的论述。接下来，我们将会对每种临床情境的优点和相关的困境进行讨论，并且会推荐一些特定的应对策略（总结于表14.1）。

先是伴侣治疗；后转介到个体治疗

让我们回到艾比与鲍勃的案例中来讨论一些上文中的情境，因为在他们的案例中出现了咨商和往复的转介。艾比由于其个人问题，尤其是抑郁，而被转介到了个体治疗当中[*]，因为这些个体问题促成并呼应了伴侣之间的关系问题。

---

[*] 在此，艾比就在某种程度上处在了表格中"被指认的病患（identified patient）"的位置。这一概念因其在萨提亚的理论中的广泛出现而被人们所熟知，其指的是，在家庭中大量的潜意识行为模式以及过度的痛苦情感的压力下，一位家庭成员出现了相对外显的问题，成为家庭症状的承担者，并且被指认为所有家庭困苦的根源，成了家庭问题的替罪羊。——译者注

表14.1 个体心理动力学治疗与伴侣治疗的联合：常见的治疗情境

治疗顺序	常见的治疗情况	优点	问题和困境	应对策略
先是伴侣治疗；后转介到个体治疗	重要的个体心理病理给伴侣/家庭治疗造成了障碍。伴侣治疗中出现了僵局。	在个体问题损害伴侣层面的工作时，个体治疗让更高强度的聚焦成为可能。	作为"被指认的病患"的羞耻，除非两位配偶都进入个体治疗。在个体治疗中的情感投入可能会减少成员在关系中的投入。如果一位配偶改变，那么离婚的可能性会增加。	应该对于是同时进行治疗还是相继治疗进行讨论。如果是相继的，那么就应该安排一次后续的伴侣会面，去决定一下伴侣治疗是否以及何时应该被恢复。
先是个体治疗；后转介到伴侣治疗	问题被发现更多地是在关系层面而非个体层面之上（如，要孩子的问题，或是可能的离婚）。	让焦点可以集中在两位配偶共同所处的关系当中。减少破坏个体成长的冲突。让配偶也可以承认和参与改变。	伴侣双方会在伴侣治疗中回避处理那些内部问题或主要秘密（如外遇）。	个体治疗师不应该也作为伴侣治疗师，除非与两位初的个体接触很简短。如果每一位成员都同意，那么个体治疗就可以在同期继续。
同时进行的伴侣和个体治疗	两位个体的问题以及伴侣整体的问题都需要得到立刻关注，情况紧急。没有足够的时间在伴侣层面的工作中处理个体问题，但是伴侣又想要	在给较为深层的个体工作保留有隐私空间的情况下，同时允许关系层面的支持和探索。如果治疗师可以配合一致，多个治疗又会相互促进，	费时费钱。增加分歧的可能和分裂治疗师的困惑。如果只有一个人接受个体治疗，那么就会有"被指认的病患"方面的问题。	重要的是所有治疗师之间都应保持联系，而这一点在涉及三位治疗师的情况下通常很困难。可以相继进行。

模式	描述	优点	缺点	建议
个体治疗连带伴侣咨商	继续接受伴侣治疗。问题被界定在个体层面，但却处在家庭关系的背景之下。	可行性高而且通常会被个体和伴侣接受。咨商会提供对于个体治疗来说非常重要和有益的信息。如果有迹象显示需要进行伴侣治疗，那么这种模式会促进伴侣治疗的开始。增加疗效。	对于另一位配偶的支持可能会让治疗师跟个体来访者的联盟变得复杂和恶化。如果不坚持进行伴侣工作，说非常重要和有益的信息可能会让来访者作为"问题所在"的地位被证实。有时，即使是有明显的需要也很难向来访者的配偶推荐个体治疗。	伴侣咨商应该进行1~3次。咨商在治疗的开始阶段就完成会比较好。晚些也可以临时再安排一次跟进的伴侣会谈。
两个个体治疗	每位个体都有长期存在的个人问题，而他们之间的关系基本还算功能良好。	让高强度的个体聚焦为可能。不像对伴侣治疗那样的个体和伴侣治疗消耗资源。	治疗师们也许会给出一些恰巧相互矛盾时同时处理问题的建议。也许会将伴侣引向外部，从而减少了加深理解和亲密的情感承诺向外部的可能性。秘密较容易被隐瞒。	关键的是治疗师之间要彼此联络，以确保治疗目标彼此相似，并且检查一下彼此是否都得到了关于关系层面问题的相同信息。

注：以上资料来自 Josephson 和 Serrano（2001），版权归 Elsevier 所有。使用得到了许可。

在艾比的早年经历中，存在着不安全感、孤独、自尊的脆弱性，以及以间接的方式表达自身需要的倾向，她的个体治疗帮助她探索了与此相关的种种感受。她不再抑郁了，从这段经历中获得了力量和领悟，并且觉得已经准备好了要在婚姻方面做出一些改变。最重要的是，她觉得更加有能力去坚定地表达自己的主张了。

艾比和鲍勃回到了伴侣治疗当中，而艾比也在同时继续着她的个体治疗。她明显能够更加清晰地谈论她自己，谈论她的那种以被动攻击的方式去表达自己苦恼的倾向。她看到了这种方式是多么完美地配合着鲍勃的攻击性；她那迂回间接的表达虽然是一种对于他不停苛求的应对方式，但同时也在刺激和激怒着他，让他的过错显得更严重了。

现在，她能够用个体会谈的时间去讨论那些伴侣之间的互动，包括他们在伴侣会谈中的互动。她看到了自己在感觉到被拒绝、气愤和愧疚方面的倾向，认识到了她是如何将这些倾向通过在关系中扮演受害者角色的方式表达出来的。她能够真正地注意到，她与鲍勃之间的摩擦其实正是她童年晚期经历的一种折射，反映出了她幼年的那些关于亲近、批评、愤怒和情感退缩的冲突。通过这些探索和领悟，她能够将对于鲍勃的感受和知觉尽量保持在当下和成人的层面之上了。她的自我觉知，连同就自己当下的行为和体验进行交流的能力，帮助了这对伴侣去更好地在他们的互动层面上一起工作，而他们也练习和发展了更加有效的相互沟通及坚定地表达自己需求的方式。

在伴侣治疗中，工作的关注点得到了再次平衡，于是治疗师就能够以更为有效的方式去面质鲍勃的愤怒了。这种干预，连同艾比的更多的可得到性，帮助他反思了自己的愤怒行为，从而能够以更为有效的方式去尝试跟妻子一起进行伴侣工作。

在大多数伴侣治疗中，每位配偶的过往经历，包括核心心理动力学问题、关于婚姻的信念，以及旧有的行为模式，都会被看作是当前问题的促成因素。个体动力取向治疗中的聚焦让治疗师和来访者能够审视那些旧时的潜意识模式，而相比那些更加明显的家庭关系和价值观的传承，这些模式可能在伴侣治疗的设置下呈现得不太明显。就艾比和鲍勃而言，这段个体工作让伴侣治疗重新焕发了生机，让艾比有机会将所学到的东西应用于实践，还让鲍勃恢复了接受治疗的意愿和信心，从而以一种更加具有建设性的方式去努力地改善这段关系。

先是个体治疗；后转介到伴侣治疗

个体治疗往往会先于伴侣治疗，而这会引出一系列多种多样的技术问题。

玛丽是一位35岁的已婚女性，她有4个孩子，都还不到9岁。她因为抑郁而前来接受个体治疗，而她的家庭医生所开的那种抗抑郁药在当时被认为是不起作用的。她最初的忧虑是，她的孩子们"总是生病"，并且她的丈夫罗恩也很难相处。尽管这些应激源是显著的，但是在5次会谈之后，治疗师却觉得"缺了点什么"，而且治疗看起来也没有什么进展。界定核心心理动力学问题和进行个案概念化都很困难。治疗师请求罗恩加入一次会谈，期间，这对伴侣回顾了他们的婚姻历史和罗恩的个人历史。

结果发现，罗恩的父亲和两位同胞都患有严重的Ⅰ型双相情感障碍，而罗恩身上也能找到明显的双相疾患的证据，既包括抑郁也包括躁狂。在躁狂期，他会过度消费并且做出一些轻度危险的行为。他在家庭生活中也会遇到很大的困难，在抑郁期他需要持续的安抚。玛丽做出了大量努力才能够让他的行为处在可控的范围之内。至于她对于"孩子总是生病"的担忧，在会谈中被证明只是一种轻描淡写；三个孩子都患有严重的哮喘，需要大量的关注和频繁的医护工作。玛丽的家庭承受着苦难却没有就此抱怨，而这种态度让她严重地淡化和低估了她的问题。

罗恩被建议去接受药理学治疗，而这对伴侣也开始接受聚焦于心理教育和沟通训练的婚姻治疗。在伴侣治疗师的支持下罗恩变得越来越具有情感上的可获得性，帮助他的妻子照顾孩子，以及在监控自己状态方面担负起了更多的责任。

这个案例的主要问题其实是罗恩的疾病和这对伴侣所承受的压力。玛丽的问题是上述困难的一种折射，而不是需要进行心理动力学工作的个体问题。因为这位伴侣治疗师是一位精神科医生（这种情况很少见），她先是跟玛丽工作，再是跟这对伴侣工作，后来是定期地单独会见罗恩，为他开药和提供支持。玛丽偶尔也会需要支持，但却不太需要个体层面的工作聚焦。在丈夫接受了适当的精神科药物治疗之后，玛丽的抑郁也开始缓解了，这叫做"代理药物治疗（medication by proxy）"。

由一位临床工作者来扮演所有这些角色，这种模式高效地满足了这个家庭的需求。两位配偶的移情主题都是正性的，工作日程（agenda）上不存在冲突，而且，因为治疗师"什么都知道"，这对伴侣会觉得很放心。在一些更为复杂的案例中，诸如存在严重的情感冲突、离婚的可能性，或是保密和猜忌方面的问题，治疗师如果试图既跟一位个体又跟伴侣双方都进行工作，那么他就会处在疏远一位或两位配偶（或是变得彻底的迷茫）的风险中。通常，我们推荐，治疗师要么是会见整对伴侣，要么是只见一位配偶，而把其他的工作转交给可以与自己频繁交流的同事们。

个体治疗连带伴侣咨商

Wachtel 和 Wachtel（1986）列出了需要让其他家庭成员进入会谈的若干原因：（1）对于来访者历史的更为准确的复原；（2）评估来访者故事中的当前的现实成分（reality component）；（3）选择一个治疗方向（如跟来访者工作改变一段关系，还是以更为平和的心态来接受这段关系）；（4）能够以更为积极正面的态度来看待父母；（5）就来访者的互动风格进行观察；（6）让家庭对于来访者的改变在态度上更加开放。

在传统的动力取向治疗模型的假设中，跟家庭成员的会面会让来访者的个体问题的理解变得复杂化，让移情关系变得混乱和难以理解，并且有可能会因为看似对于另一位配偶的偏袒而让治疗联盟受到损害。尽管上述的每个问题都是真实存在的，而且在特定的情况下具有其潜在的合理性，但是，我们的观点是，跟另一位配偶或是家庭成员的会面往往是利大于弊的。

与在办公室里的来访者相比，在家时的来访者会十分不同。我们忘记了治疗情境（它是我们的家*）的要求特征（demand characteristic）。比起在家的时候，有些来访者在办公室里会通情达理、自我反思和沉着冷静得多；有些则会反过来。极少有家庭成员能够对于所有发生在成员之间的交流都有觉察，因为大多数交流都是很难被意识到的，甚至是处于潜意识层面的。我们都会错过一些重要的微观层面的互动。例如，当一位配偶看起来冷酷和忧虑的时候，另一位的反应则是将椅子挪远一点儿，然后坐直身子。这反映了一个动力，这个动力则是这个关系中的一个关键部分，可是个体通常无法描述这些细微却十分重要的模式。当然，在个体治疗当中，如果来访者无法描述它，那么就很难对它进行工作。

---

* 也就是说，治疗室是治疗师非常熟悉的地方，却不是来访者极为习惯的情境。因为太熟悉，我们可能会注意不到这个情景与其他情景的差异，从而想当然地以为来访者在这种特殊情境下的表现会跟她在日常生活中的一样。——译者注

在个体会谈中，不仅很难看清重要的伴侣和家庭的互动行为，也很难让来访者去实践新的知觉和行为。例如，在其他家庭成员还没有准备好迎接这种新行为的时候，鼓励一个被动的人变得更加坚定地表达自己，有可能反而会增加家庭冲突，乃至导致一场可能的失败。这就是在本章一开头所引用的Hellman 的话的意思。治疗师的在场会让对于新的交流模式的练习变得更有可能成功。

在艾比前来接受个体动力取向治疗评估的时候，她的悲伤已经发展到了十分严重的程度，以至带来了显著的睡眠、进食和体能上的紊乱。她被动、绝望，并且暗自地愤怒着。她觉得婚姻层面的工作是徒劳的，因为鲍勃没有在倾听她的话。治疗的初始阶段涉及了许多支持性的干预和对于当前情境的澄清，还有药物治疗。然而，在对于她与鲍勃的互动进行频繁讨论的过程中，个体治疗师开始觉得自己也站在了艾比这边，于是就要求鲍勃前来参加一次咨商，以便能够同时见到这对伴侣，并且听听鲍勃的看法。

面对着一位不同的治疗师，面对着自己对于艾比的个体治疗可能预示着离婚的恐惧感，鲍勃有能力更加镇静地描述自己看待艾比的问题和自己的问题的方式。这包括，她想从他身上要什么，她的那种具有挑衅性质的拒绝，以及他是如何真诚地在尝试着改善他们之间的关系。他承认自己对于曾经推搡过她这件事感到羞愧，并且为自己的冲动而道歉。比起艾比所描绘的鲍勃，他显得更加温和、柔软和通情达理。

在有鲍勃在场的这次会谈之后，这位个体治疗师开始更加强硬地面质了艾比的历史和问题。跟母亲之间的艰难和充满挑剔的关系，来自父亲认可方面的匮乏，以及弟弟的受宠，加之家族抑郁病史，这些似乎都在她那脆弱的自尊、对于批评的敏感性和对于直接冲突的回避倾向这三方面问题的起源中处于中心位置。凭借着从鲍勃的参与中获取的额外信息，使用动力取向治疗的模型就她的问题进行工作变得更加容易和有效了。来自鲍勃方面的问题更容易被剥离开，从而让她能够着眼于那些由自己所带到关系当中的问题。于是，她就能够带着一种新的视角回到伴侣治疗当中了。

现实在伴侣双方的眼中有着本质上的差异。一边是艾比感觉到批评和责难，带来了她的退缩和愤怒；而另一边则是鲍勃感受到的被设计（set up）和批评，带来了他的无力和挫败。真相在于，将问题归于他人，将自己看成受害者，并且将自己的所作所为都视为仅仅是对于不公待遇的回应，这永远都是更容易的。不幸的是，一段亲密关系可能会在无意间助长了个体的防御，让个体不愿或无法去以诚实和直接的方式处理自身的问题。艾比早年的依恋问题无疑已经预设了她在婚姻中的角色，对于鲍勃来说情况也是如此。如果治疗师真的能够做到对于问题从各个侧面都进行了解，那么他就更有可能做到让每位个体来访者都来为自己所带入到关系中的动力去负责。

我们认识到，把其他人带入个体治疗确实会让移情反应变得复杂，但是这些移情反应通常十分显而易见，并且能够耐受住现实的冲击[*]。对于配偶和配偶与来访者之间的互动进行观察，以及就家庭成员对于治疗的支持态度进行巩固，这样做的好处和价值通常会胜过上文中提及的顾虑。在对于伴侣双方进行支持的过程中，如果治疗师能够做到自我节制并且保持一种关心爱护的姿态，那么来访者就不会觉得自己受到了围攻。

我们需要小心谨慎地让来访者对于这类咨商有所准备。事先必须就保密（confidentiality）问题进行讨论。如果在最初时来访者对于这类咨商有所抗

---

[*] 也就是说，其他成员在会谈中的参与是一种现实，但是这种参与通常无法撼动个体来访者的移情。——译者注

拒——这种情况并不罕见——那么就应该就她关于这次会谈的顾虑和幻想进行讨论，这样做是有用的，因为它会让治疗师对于来访者关于这段关系的感受获得更深的理解。

我们推荐治疗师去使用一种具体的程序（见表14.2）来进行心理动力学治疗情境下的伴侣咨商。这会比通常的心理治疗会谈需要稍多一些时间。咨商所蕴含的言外之意在于，家庭很重要，而配偶是一位盟友而不是敌人。只要稍加修改，这一程序模型就可以被应用在跟年轻来访者的父母咨商或是年长来访者的成年子女咨商的情境中。

表14.2 个体动力取向心理治疗中伴侣咨商的程序

- 迎接配偶。
- 从配偶处询问生活历史（大约15分钟）。
- 探索配偶对于来访者状况的想法和顾虑，以及他对于来访者的治疗的希望。
- 让这对配偶向你提供一份婚姻历史，作为他们需要一起来完成的一个任务。
- 让每位配偶就对方的家庭和历史进行评论。
- 评估这对伴侣的力量品质和弱点。
- 感谢配偶前来参与。

这类咨商的目的在于，从配偶的角度来了解来访者，看一看是否存在着伴侣层面的问题，以及在伴侣关系中有没有可以帮助到来访者的资源。我们并不会期待这类咨商本身能够带来什么改变。

- **迎接配偶**，回顾咨商的目的，解释清楚这不是"治疗"，但是你对这位配偶对当前状况的看法很感兴趣。配偶被视作一位有着令人感兴趣的观点的客人，而不是一个问题。

- **从配偶处询问生活历史（life history）**，让配偶从自己的视角描述个体来访者的力量品质和弱点，以及提供对于来访者当前工作或生活体系的概览。以非正式的方式来评估这位配偶是否有轴 I*上的诊断（以尽可能不明显和不鲁莽的方式来完成，因为你可不想让它看起来像一次正式的临床评估）。一份简短的历史对于联盟将会起到促进作用，并且会帮助你形成对于这位配偶的思维状态的了解。我们将此解释为一段"金句（sound-bite）"**历史，并将这一过程限制在15分钟以内。

● **探索配偶的想法和顾虑**，包括他对来访者状况的想法和顾虑，以及他对来访者在治疗中的希望的想法和顾虑。这些信息将会让你和来访者能够以一种新的方式来看待她的行为。这应该是一个三方对话，其中包含着来访者的参与。对于一位因为抑郁并且在坚定地表达自己方面有困难而开始接受治疗的来访者而言，如果他的妻子在一次咨商中报告，说他在家里非常地挑剔和苛求，那么他也许就会以一种不同的方式来看待自己（他的治疗师可能也会如此）。如果一位来访者已经得到了一个精神科诊断，那么就要向她的配偶询问他对此都知道些什么。例如，配偶也许会知道来访者有注意力缺陷障碍（attention-deficit disorder），但却不知道她在履行承诺方面的无能为力其实正是疾患的一个症状，而不代表她在爱和感情方面的缺乏。

● **让这对配偶向你提供一份婚姻历史，作为他们需要一起来完成的一个任务**。你将会得到两个不同版本的历史，这是在预料之中的。我们的兴趣点在于，不同之处都在哪里。在这段时间里，你要让这对伴侣就那些他们所共同经历的过往事件来彼此交谈。如果他们有孩子，那么就问问孩子的情况。明确地询问一下这段关系所具有

---

* 如广泛性焦虑障碍和强迫症等的临床障碍。——译者注

** 金句，又叫原生摘要，通常指的是政客在选举演讲中的那些令人印象深刻的话。——译者注

的力量品质。

● **让每位配偶就对方的家庭和历史进行评论**。这通常会让你不用太费力就能了解到来访者的一些以往的问题以及当前的婆媳翁婿类的问题，并且会增加你对伴侣双方的理解。如果你对来访者的家庭动力不太确定，那么配偶总是能够告诉你很多，而如果你对于配偶的家庭动力不太了解，那么来访者也往往能够告诉你不少。

● **评估这对伴侣的力量品质和弱点**。在这对伴侣说话的时候，思考一下他们的情感联结、权力关系（power relationship）*、边界、沟通交流和问题解决。他们是怎么处理其他压力（stress）的？他们是怎么处理当前压力的？他们是怎么理解当前问题（present problem）的？看起来，这段关系是造成了问题，让问题恶化了，还是让问题缓解了？明确地问一问在他们眼中，这段婚姻在当下所具有的力量品质是什么。

● **结束咨商**，通过感谢配偶前来参与的方式。对于个体治疗计划进行解释，并且强调这段伴侣关系所具有的力量品质，以及这段关系在先前所获得的成功。如果有迹象表明他们需要接受伴侣治疗，那么就对此进行讨论。如果你认为某位配偶可能需要接受个体治疗，那么就要考虑一下温和地向他提出这种建议是不是合适。

* 是否有权力方面的不平衡，谁比谁权力更大，更有力量，对于关系和情境更有控制力。——译者注

同时进行的伴侣和个体治疗

艾比和鲍勃的这个案例情境引出了一个问题，即关于同时进行的个体和伴侣或家庭治疗的潜在优缺点的问题。个体和伴侣治疗的整合会让我们得到更多的关于每位来访者和他们的感受的信息，以及让我们有机会同时见到他们并且理解他们的互动。这种整合还可以让伴侣治疗得以聚焦在关系层面，而让个体治疗聚焦于个体的心理动力学问题之上。在个体治疗中，艾比能够聚焦于她自身，她的历史，以及她带到关系中的情结之上。她不用再过多地陷入关于婚姻矛盾的对话中。伴侣治疗可以不再围绕着鲍勃关于艾比过错的讨论来进行，而是聚焦在如何让他们夫妻相处得更融洽上。伴侣治疗让他们有机会尝试以新的方式去体验对方，尝试一些新的行为反应。如果个体和伴侣治疗同时进行，或是相继进行，那么这种相互促进和协同效应就很有可能会发生。

两个个体治疗

伴侣双方各自跟不同的治疗师进行个体治疗，这是一种非常常见的情况。如果这对伴侣在关系上相对稳定而且能够进行良好的沟通，那么他们就可以将各自学到的东西彼此分享，并且将其应用在对于伴侣关系的改善之上。然而，如果治疗师之间没有交流，或是不去分享各自对于形势或来访者的看法，那么困境和问题就会接踵而来。如果个体治疗师将来访者看做受害者，那么他就会倾向于通过直接建议的方式去鼓励来访者，或者用提问的方式去暗示来访者，让她相信自己在问题和冲突方面没有责任。这往往会造成伴侣之间的疏远，有时甚至是分居，因为来访者会相信自己的配偶已经无药可救，所以自己除了分居以外再无出路。

就对于婚内沟通情况的探索和改善而言，这种由两位个体治疗师同时进行工作的模式并不是最为有效的途径。但是它确实可以让每位配偶都有足够的时间和空间来就他们最有困难的问题和困扰进行工作。如果治疗师之间能够彼此交流，那么这种双治疗师的模型就会有效，而如果每位治疗师都能够至少会见一次来访者的配偶，那么这种模型的效果就能够得到最好的发挥。在一些情况下，两位治疗师和两位来访者会定期地进行集体会谈，以便确保伴侣关系也在得到维护和照料。如果两位治疗师都觉得跟对方一起工作很舒服，那么就同时存在着的关系问题和个体问题而言，这种附带着集体会谈的双治疗师模型就会成为一种有效的处理方式。

个体治疗师与伴侣治疗师之间的协作

在此，我们的第一条原则听起来平淡无奇和显而易见，但是它却常常没有得到贯彻：在个体与伴侣治疗师之间的坦率（open）且频繁的沟通是非常重要的。治疗师们也许会对沟通所需要付出的时间有所顾虑，或是会担心有移情变更（alter）或秘密分享的可能性。伴侣治疗师对于一位来访者的感觉也许会跟个体治疗师的感觉非常不同，或者，他也许会因为个体治疗没有涉及那些对于伴侣来说很重要的领域而感到沮丧。坦率和开放的态度会让两段治疗变得和谐，治疗师们需要从各个角度判断一下什么是重要的而且必须要交流的，以及怎样才能让困难解除而不是加剧。令人惊叹的是，这种交流常常会帮助伴侣们镇静下来。如果一位配偶试图对于这种交流加以限制，那么这就是一种警示，而且必须得到小心谨慎的处理，在处理时也要努力地保持沟通渠道的通畅。

伴侣与个体治疗相联合时的第二条原则是：个体治疗不应该成为一场对于配偶进行抱怨的茶话会。这种情况的发生再正常不过了，因为来访者可能会相信配偶才是自己症状的主要源泉，然而这样的工作却是十分徒劳的。对于那些带有怨恨的情感来说，伴侣治疗才是合适的出口，才是进行处理的最佳场所。个体治疗应该聚焦在个体之上，而治疗师必须要在这一点上做到坚定和明确；否则，时间将被浪费，而伴侣治疗的工作将受到损害。这需要个体治疗师的信任，相信伴侣治疗正在取得进展，而且进行得相当平稳。

就个体治疗而言，一份清晰的个案概念化和治疗计划非常重要，我们对此已经强调过了，这里要说的是，这一点对于联合疗法来说同样适用。因此，第三条原则就是：个体的治疗计划应该跟伴侣治疗的计划相契合。一份协同配合的（coordinated）治疗计划会让来访者（们）和治疗师们看清方向。简单来说，这意味着个体治疗师要就一个核心心理动力学问题及其在来访者生活——包括伴侣关系——中的呈现进行工作。这个问题和这部分工作的焦点应该被清晰地传达给伴侣治疗师。如果伴侣治疗师知晓了个体治疗的中央焦点，并且能够将其作为参照，那么他就这一问题如何给伴侣关系造成影响所进行的工作就会变得更加容易。

联合治疗中的问题和困境

一方面，如果治疗师们可以进行充分和规律的交流，并且可以保持个体-伴侣治疗中边界的清晰，那么这种整合就是有效的。另一方面，如果协同失败，那么在联合治疗中就会出现许多潜在的困惑、混乱和伤害。两位治疗师之间罕有交流，这只是最轻微的问题出现的方式。来访者们可能会向每位治疗师讲述不同的故事，并且在两种设置下以不同的方式和计划就自己的问题进行工作。例如，一位来访者在伴侣治疗中坚持说她想要挽救这段婚姻，而同时却在跟她的个体治疗师讨论着离婚的事。

也许，最为严重的情况之一就是，个体治疗师知道了一些秘密，而伴侣治疗师不知道，可是个体治疗师却还没有准备好去分享这些秘密。一场外遇、一位配偶身上强烈的同性恋色彩的感受，或是迫在眉睫的离婚计划，这些都是相应例子。如果个体治疗师在伦理的约束下无法揭示秘密，那么他就应该明确地告诉来访者，除非秘密被揭示，不然伴侣治疗方面的工作就会受到损害。

如果治疗师们有着不同的世界观、价值观、治疗理论背景，或是确切的意见分歧，那么就会给来访者带来巨大的困惑和麻烦。例如，个体治疗师跟患有抛弃恐惧的来访者工作了好几年，期间，来访者的情况似乎得到了明显的改善。伴侣治疗师认为，这位来访者仍然在婚姻关系中表现出极大的破坏性，要求个体治疗师将这位来访者转介给先前的精神科药理师，以便进行药物治疗方面的调整。个体治疗师和这位来访者都把这种看法和建议视为一种侮辱。两位治疗师无法就一份治疗计划达成一致，而这对伴侣最终不得不在两份治疗计划之间做出选择。在处理以上问题的过程中，伴侣治疗几乎到了穷途末路和濒临停止的地步。如果两位治疗师之间能够进行一次坦率的讨论，处理一下两个人在看法上的分歧，共同给出一个建议，那么上述问题就可以避免。

对于来访者而言，梳理和解决他们的问题已经是足够困难的事了，如果再加上治疗师之间的冲突，那么事情就会变得更加复杂，情况也会变得更加糟糕。这种情景会让治疗师们感到挫败和愧疚，但是请记住，在跟一个系统中的多位成员进行工作时，即便是受过良好训练的治疗师也有可能会在诊断和治疗方面产生巨大的意见分歧，因为他们是在跟不同的家庭成员进行工作。牢记这一点会对你有好处。幸运的是，对于艾比和鲍勃的问题的本质，他们的治疗师们达成了相对一致的意见，并且做到了彼此尊重。

总　　结

个体动力取向治疗和伴侣治疗是可以相互促进的，而在临床实践中也存在着一系列的两者相互联合的方式和典型情境。每种情境都有其独有的优点和缺点，而且有其相应的应对策略。在个体与伴侣层面工作的联合中，有以下三条原则：

1. 两位治疗师之间的交流和透明性至关重要。在交流方面，治疗师们会遇到很多难题，但是处理这些难题并且达成有效的共识却是他们不可推卸的责任。

2. 个体会谈应该聚焦在个体心理动力学问题之上，而治疗师必须要以积极主动的姿态去维持这种边界。

3. 对于个体治疗和伴侣治疗来说，界定一个清晰的焦点会增加治疗的效率并且减少所有人的困惑。

第五部分

结　　束

第十五章

目标与终止

Freud 式的精神分析对于年轻人来说是最好的，荣格式的分析对于中年人来说则是最佳的选择，而在年迈的时候，你需要的是瑜伽。

——Morris Schwartz

尽管没有死亡和纳税那么确定，但是心理治疗的结束却也是不可避免的 *。关于治疗完成的这个术语——终止（termination）——听起来更像是一场死亡而不是一个新的开始，但是，结束（ending）治疗实际上是一种朝向

---

* 源自本杰明·富兰克林的名言：世界上只有死亡和纳税这两件事不可避免。——译者注

独立和成熟的转变（transition）*。终止标志着一段关系的结束，也意味着从一个个人发展项目中毕业；它也会提供一种新型的关系体验**。

无论是对于来访者还是治疗师，关于结束治疗的情感都是波涛汹涌的。对于来访者而言，它可以是一位善良的照看者的丧失，是一种独立的兴奋和惶恐（trepidation）。这种特殊的关系以及一心一意的关注将是很难被代替的，因此结束也可能会带来一种强烈悲伤感。早先关系的结束体验会塑造出治疗结束的情绪反应。

结束治疗意味着在人生发展的道路上重新回到独自旅行的状态。在理想状态下，来访者将会拥有更多的自我觉知、对于经历和体验的新的知觉方式，以及更加具有适应性的行为。他们将会具有更强的反思能力，使用更加成熟的防御机制，以及拥有更加强大的力量。未来仍然会充满着挑战和冲突，因为成熟是一个永远都不会完成的过程，因为逆境（adversity）永远都还会再次出现。我们希望终止出现在来访者想要它发生并且已经准备好了的时候。在

---

* 在国内，通常会将"termination"和"ending"这两个词都翻译为结束，前者更加偏向为精神分析的专业术语，而后者多在心理治疗中被使用。在本章中，为了忠于原文并且凸显英文词汇的本意，前者将被译为"终止"而后者被译为"结束"，其实并没有意思上的太大差别。如果细究的话，"终止"有时候也可以特指咨访双方都相对满意而且完成了治疗目标的治疗停止之上，而"结束"则可以用在双方并不满意而且治疗目标尚未完成但却相对体面的治疗停止。如果连体面的讨论和收尾工作都没有做，治疗却由于来访者的突然搬家或者严重负性移情等原因戛然而止，那么这种停止可能更适合叫做"脱落"或者"中止"，即"dropout"和"abortion"。——译者注

** 结束象征着死亡却也代表了新生，有趣的是，长程动力取向的治疗师们，哪怕是在培训项目的课程里都很少会讨论结束，不过饱含着对于来访者怒意的脱落倒是常常被提及。人们惧怕死亡，所以不去谈论，这可能跟治疗师不愿去谈论结束类似。于是，你会听到大量的初始访谈，听到大量的关于做了十几年的案例的低调炫耀，但就是听不到什么体面的治疗结束，这是一种奇怪的现象，就好像是在一个城市里坐落着大量的妇产科医院和养老院，却没有任何火葬场或墓地。于是，人们常常会有一种幻觉，好似治疗只有两种尾声，要么是脱落，要么是天荒地老地做下去。事实显然并非如此。行百步者半九十，结束做不好会前功尽弃，该结束时不结束也会适得其反。——译者注

本章开始时出现的那句名言提醒着我们，情感冲突的解决只不过是成熟的一部分，而且从某种角度来看它只不过才是个开始而已。认识自己，并且找到平静，给予接纳，这是一项终身的任务，它需要多种形式的关注；对于情感问题的修通只不过是为后续的成长机会提供了一个工作的平台而已。

对于治疗师而言，结束治疗也是一个丧失。来访者在我们的内心生活中扮演着重要的角色，而且，尽管作为治疗师的情感强度要比作为来访者的弱一些，但是，对于我们来说，终止常常也是一种强烈的情感体验。工作做得很好，替别人的努力和收获感到喜悦，这些会让治疗师对于自己的工作感到满意；跟来访者不同，对于治疗师来说，结束治疗并不会带来个人改变方面的满足感，也不会意味着拥有了更多的自由时间或是开销上的节省。

令人惊讶的是，在心理动力学心理治疗的领域当中，关于终止的实验研究非常稀少（参见 Joyce，Piper，Ogrodniczuk，& Klein，2007）。有一些研究聚焦于那些被认为是过早终止治疗的来访者之上；这是一个常见的现象，跨疗法的脱落率几乎能达到50%（Roe，2007）。一些作者认为，早期的脱落反映的是糟糕的治疗结果。然而另一些研究表明，一些"脱落"的来访者也会从治疗中受益（例如 Roe，2007）。目前尚未有研究是关于那些也许在治疗中停留过久的来访者的。在本章中，我们所讨论的是那种相对正常和令人满意的结束，也就是说，在一段充足的时间里，鉴别问题，发展联盟，撰写新的叙述，以及聚焦于做出改变之上。

结束已见端倪或悬而未决：计划中和计划外的终止

当终止即将到来时，会谈室内的空气中会弥漫着一种无法名状的感觉。有时，这种端倪在治疗早期就会出现，此时，来访者能感觉到治疗将不会带来什么帮助，或是觉得治疗师并没有让她感觉到舒适。相比一个正式的终止，这更应该被叫做一段失败的治疗。

有些来访者会觉得他们想要结束，于是就提前开始考虑他们的退出策略，等到考虑得差不多了才会在会谈中提及此事。在一段完整的治疗开始接近终止阶段的时候，通常，早在它进入意识层面之前，当然肯定也早在双方之一把这种想法清晰地表达出来之前，来访者就已经有了那种准备好了的感觉（治疗师也是）。

新的材料更少了，就相同的情境和释义所进行的修通更多了，来访者的痛苦更少了，来访者更多的是在报告事件而没有新的突破，在这种情况下，治疗也许就是在走向终止。来访者常常需要努力想出一些可以去讨论的话题，并且在谈到一个内容丰富或者饱含冲突的情境时表现出得意。解决问题的迫切需求也越来越小了。

有时，治疗师会先一步觉察到终止的临近。来访者在不断地就自己的问题进行工作，一直在以相同的方式来使用会谈中的时间，但是治疗师却感觉到来访者的生活比以往更好了，治疗的目标已经完成了，而继续治疗的动机也已经变得模糊了。总会有话题是可以去谈的，也总会有更好的理解或者更好的处理方式。但是，前来接受治疗的获益必须要大过它的代价——时间、金钱、情感卷入、痛苦，这样才是合理的。如果没有实质性的进展，治疗师通常会有感觉并且开始有所怀疑。

此时的挑战在于，去判定到底是因为大部分的工作都已经完成，所以治疗才变得缓慢，还是说治疗遇到了僵局，来访者和治疗师都因此而受到了打击。移情与反移情相互关联以至在来访者与治疗师之间出现了来访者生命中旧时情景的活化，这种情况常常可能会发生。举例来说，一位有抛弃恐惧问题的来访者可能会通过拒绝亲近和冒然脱离关系来应对自己的恐惧。而治疗师可能会倾向于因为面质而感到愧疚。这对组合将很容易受到僵局的影响和伤害，届时，来访者会不再报告新的内容，而治疗师则会放任来访者离开，并且对于提早终止治疗持支持态度。在这种情况下，这对治疗师与来访者也许无法按照通常的程序去就这次活化进行工作，无法去解开这种纠缠在一起的彼此对于对方潜意识需求的满足，所以就无法从这种互动中解脱，进而无法就正在上演的情景进行讨论以便减少活化。以上就是心理治疗中僵局的一个例子。

在先前的章节中，对于六大核心问题，我们已经分别就那些潜在的，可能会导致僵局的阻抗、活化、移情和反移情进行了描述。对于弥漫在空气中的终止的感觉，治疗师的责任在于，去探询到底它是一段有效工作的完成所带来的结果，还是反映出了僵局背后的种种动力。你将要运用自己对于核心问题、概念化和已界定目标的理解来进行深思熟虑，并且就此去跟来访者进行直接的讨论。

对于即将到来的终止，重要的在于去理解它是否是适时和合理的，还是说它只是由僵局所带来的后果，尽管如此，在心理动力学和精神分析领域的文献中，大量的讨论都会预设治疗师对于终止过程拥有很强的控制力，而实际上，这种控制力被高估了。如果把治疗的开始和对于核心问题的界定比作乘坐缆车靠近山顶，把跟来访者一起重写人生叙述比作从雪山上滑向山脚，那么治疗的终结就像是这次滑行的最后几分钟，此时，你已经积累了很快的速度，所以终点将会不可避免地越来越近。我们可以提出问题，帮助来访者澄清结束过程中的动力和进展，但是，基本来讲，我们需要把路让开，将必要的事情都交给来访者去做。

这个原则只有一个例外，那就是在活化发生的时候，也就是在来访者唐突和充满情绪地想要离开，而此前的治疗联盟和治疗工作都还算不错的时候。经过不断地积累，移情–反移情可能已经达到了燃点，而这正是来访者想要离开的原因。活化也许会涉及一种饱含了强烈的愤怒或恐惧感的负性移情，或者是一种让来访者需要通过离开去控制的正性移情。在这些情境下，治疗师必须要清晰和直接地向来访者去就当前的形势进行释义，去在现实层面进行支持，并且去解释为什么留下来以及就此情境进行工作是有好处的。

凯莉是一位很有魅力的，50岁出头的已婚女性，先前有过一次离异，她的情况在第八章中已有描述。她以往曾经因为焦虑和轻度抑郁接受过 CBT 的治疗。她热情友善，有着十分敏锐的幽默感，而跟这种幽默感相伴的通常是她对于自己在生活中沉重负担的承认和悔恨。

凯莉在几年前失去了挚爱的父亲，而且一直在为跟母亲的糟糕关系而挣扎和痛苦。她的母亲既自私又虚荣，随着年龄渐长变得越发地孤独和苛求。凯莉有两个正在读大学的女儿，其中一个患有抑郁并且有许多人际交往方面的麻烦。这个女儿快要大学毕业了，而凯莉则非常担心她在脱离了校园生活的体系之后会遇到什么困难。这个女儿常常哭泣，并且会在愤怒与对于关爱的寻求之间来回切换。女儿的男友会待在女儿身边，处理她的情感波动，这个过程对女儿的男友来说也是一种折磨，不过他的大量付出确实让凯莉得到了一些解脱，并且感到庆幸。

凯莉担心自己是个差劲的母亲，担心像自己母亲多年以来表现得那样差劲，担心女儿的痛苦和挣扎正是由自己所造成的。这是她本次前来寻求治疗的背景，而这种动力也最终呈现到了治疗关系当中。心理治疗以每周一次的频率进行了一年半，治疗联盟一直都很强健。我们谈论了她早年跟母亲的艰难相处，她那竞争心很强的姐姐，以及她那风趣幽默却时而不在身边或无法靠近的父亲。凯莉再次体验了许多的旧时情感，包括她对于母亲的恐惧和愤怒，她的那种要去对母亲的心境做出应对和处理的责任和需求，她对于自己所表现出的苛刻的担忧，以及她在父母离婚后因为很少能见到父亲而感受到的无助和丧失。

凯莉无数地再度体验到了那种因为让母亲失望而感受到的痛苦，以及对母亲向自己发火的担心。这类经历让她变得焦虑，也让她养成了一种通过顺从来做出回应的性格特点。慢慢地，她学会了将自己的感受跟母亲的感受分离，学会了不再那么地为了母亲的感受而担忧。她能够判断对于母亲做出多少响应才是适度的，能够忍耐母亲的失望，并且能够不再那么地受到愧疚和自责的侵扰。毋庸置疑，这改善了她跟女儿和其他人的关系。

凯莉觉得，她在生活中总体上功能良好，对于母亲和母亲的反应的担忧也明显减少了。她认为自己或许已经准备好去停止接受治疗了。但是，她也在担心自己在治疗停止之后会再次体验到那些旧时的感受。上次心理治疗停止时她就是先感觉不错，但后来又不行了。

对我来说，此时的问题在于，究竟是凯莉的治疗进行得顺利而且她准备好要去迎接结束了呢，还是她的修通工作才进行了一部分而已。跟我之间愉悦的工作关系是不是一种对于治疗关系中冲突的回避？换句话说，她的正性移情是不是一种对于我的冲突情感的防御？无论是把我当作了她那冷漠的母亲还是不在身边的父亲。

此前，我们将凯莉的核心问题界定为低自尊，并且就她跟母亲的关系进行了高强度的工作，也就她跟姐姐、丈夫、女儿和同事们的关系分别进行了一些工作。她确实看起来感觉好多了，而且在跟母亲说话或见面的时候也不再那么地感到心烦了。她看起来更加稳健，也更加开心了。在遇到刺激的时候，她似乎可以识别出旧时的模式，然后用一种新的观点和反应去进行纠正。她感谢治疗，但也害怕离开。

所以，我就之前所完成的工作进行了全面的总结，询问了她在考虑离开治疗时的感受。她担心我会觉得她仍然"有病"，她觉得停止治疗就会失去那些本可以让她受益良多的会谈。最主要的是，她想知道在以后有需要的时候是否还可以回来找我。在进行了进一步地探索之后，我得出了结论，即，跟终止有关的主要感受看起来是对于失去支持的担忧；这可能与她的两种旧时感受有关，一是失去了跟父亲之间的亲密关系，二是渴望着跟母亲之间的稳定关系。但是，我并不认为这些旧时的感受，以及跟它们相关的冲突正在导致僵局。也就是说，看起来她并没有正在通过离开治疗去防御某种负性移情。总会还有可以谈论的内容，但是凯莉看起来已经实现了她为自己设定的目标：在跟母亲的关系中感觉到更多的自由，以及对于女儿的问题感到少一些愧疚。

我对于治疗的进度感到满意，支持且鼓励终止，并且向凯莉询问她想要怎么结束。她说想要把会谈频率降到每月一次去尝试几个月，确定一下是不是真的像自己所认为的那样感觉不错，然后再停止。在频率降至每月一次之前的最后一次会谈中，她几乎是屏住呼吸离开办公室的，兴奋地期待着自己的未来，但也有担忧。在现实中，她又以每月一次的频率参加了四次会谈，期间，她平安地度过了一次小小的危机，然后，她决定停止治疗，以乐观的心态去面对未来。

这是一个治疗终止的典型例子，它呈现出了许多跟结束有关的指导原则，其中包括：关注终止的标准、质疑来访者的决定（怀疑却保持尊重）、注意移情的意义，而且要秉承是结束还是继续的决定权属于来访者的宗旨。

终止的原因

在心理动力学心理治疗的相关文献中，有许多种用来判定结束的标准，比如症状的解除、目标的实现、心理治疗功能的内化，以及移情的解决（Weiner, 1998）。其中，所谓的解除症状和实现目标都不难理解。对此，来访者将会是最好的评审。然而，下一条标准就比较有意思了，当然也很重要。它有许多种含义：向治疗师认同、自我反思能力的发展、领悟，以及人际关系方面技能的提升。以上的每一个术语都会有其些许不同的意义和内涵（connotation），但是它们所指的却都是一种来访者所具有的能力——像曾经的治疗关系那样去帮助自己。来访者有没有能力去质疑、分析、自我评估和自我纠正，就像治疗工作曾经帮她做到的那样？这一点很重要，因为一段彻底到所有可能的问题都已被找出并且被处理的治疗是不可能存在的（或许也是不可取的）。来访者应该有能力去独立地生活，然后由自己来应对那些迎面而来的问题。

关于结束，心理动力学和精神分析的文献，尤其是后者，往往会聚焦在终止与移情的联系上，即，未被解决的移情是如何在终止过程中以见诸行动的方式来呈现的（Greenson，1967）。然而，Freud 似乎持有一种非常实用主义的观点。在他关于这一话题的经典论述《可以终止的与不可终止的分析》（*Analysis Terminable and Interminable*）中，他描述了自己的疑惑，"一段精神分析的自然结束究竟存不存在？"（Freud，1937）他的观点是，永远还会有事情可做，而结束的时机也具有一定程度的随意性和武断性（arbitrariness）。事实上，Roe（2007）发现，在私人接诊（private practice）形式的动力取向心理治疗当中，有60%的来访者会认为他们的治疗持续得过久或者结束得过早。

我们的观点是，在关于结束治疗的决定中永远都会包含着一些移情性的成分，如果治疗已经充分达到了终止的标准，并且来访者真的已经觉得准备好要离开了，那么就算勉强她留下来，治疗可能也不会再带来什么新的收获。生活的很多部分都会涉及未被解决的移情希望的见诸行动，我们的目标是去帮助来访者对此获得一些洞察力，从而来判断和决定这种见诸行动的程度，让它不至于发展得太过分。

一些作者将被迫终止（forced termination）与非被迫终止（unforced termination）进行了区分（Glick，1987）。造成被迫终止的原因包括：来访者搬迁，经济或日程受到限制，以及治疗师无法再继续提供治疗。此时，决定事件

来自于治疗和治疗的动力之外。非被迫终止的发生则是由治疗中的内部力量
所导致的,关于结束的决定要么是来自对于问题的有效解决,要么是来自一
场活化。根据我们的经验,比起治疗师提出结束,来访者先开始考虑结束的
情况要常见得多。治疗师更容易投入和参与,更想要继续工作,并且在结束
时体验到的压力会比来访者更小——归根结底,治疗对于我们来说是工作,
可对于来访者而言却是人生中的一种附加(add-on)。

超越病理学:将积极目标的实现作为终止的标准

到此为止,在我们的讨论中,治疗的终止主要是以病理学上的康复作为
衡量标准的,但是,积极的标准或许来得更为重要。如果说治疗的目标是去
获得更好的适应性(adaption),而不仅仅是症状的减退,那么也许最重要的
问题应该是:来访者的适应性是否已经得到了提升,以及是否还可以提升得
更多?如果说每位来访者都是带着一套特征性的防御和惯用的应对策略走
进治疗的,那么在治疗结束时,这些防御应该是更健康的,运用得更加灵活
且流畅的,而内心的自由感也应该是更强的。这位强迫的来访者有没有使用
更高级别的防御,有没有以更加有效的方式运用它们?这位创伤的来访者有
没有获得更强的权能感并且对自己更有把握(sure)?从这个角度来讲,关
于治疗的终止,我们的问题就应该是:来访者的心理健康程度有没有得到提
升?而不应该是她的心理/精神疾病有没有减轻。

　　　　安德鲁是一位49岁的离异平面设计师,他因为在双性恋兴趣
方面的困惑前来接受治疗。他深深地依恋着,乃至是迷恋着一位男
性朋友,后者也是他的一位运动伙伴。在先前短暂的婚姻中,妻子
离开了他,抱怨他冷酷无情,这让他觉得自己非常差劲。他是15年
前离婚的,而前妻现已改嫁,育有三个子女。离婚后,安德鲁有过

两段异性恋情，但是，当结婚的时机成熟时，他却认定自己会被拒绝和羞辱，于是就结束了关系。他曾经有过数段跟男性之间的交往，但是没有一段是稳定和亲密的。他抑郁了，一直在想着自己有多么想要跟这位朋友发生性关系，自己有多么不诚实，竟然从来都没有表达过这种希望，再就是这位朋友在知道了他的想法之后会如何鄙视他。

在治疗中，安德鲁跟治疗师深入而彻底地探索了自己的早年生活经历，还有他跟父母和哥哥以及许多朋友之间的关系。他对于自己的自尊问题以及相关的应对策略有了不少了解。他的那位男性朋友结婚了，他们彼此见面的机会也变少了。因为接触少了，他的担忧也少了。安德鲁开始更喜欢自己了，觉得自己的双性恋性取向只不过是天性而已——并不是变态和有病的表现。他希望自己是纯粹的直男，希望找到合适的女性伴侣，但是不知为何，他觉得跟女性相处就是不如跟男性交往舒服。

他的性取向并没有变得明确清晰，而他的问题也没有得到解决。但是，他开始有了一种想要获得新生的感觉。他换了工作，去了一家规模较小的公司，在那里担任类似创意总监的职位，还靠着一笔意外之财度了一个长假。他开始以一种新的方式去思考自己的未来。他认真地考虑了自己究竟想要拥有什么样的体验、面对怎样的挑战。他知道自己可能永远都不会和女性拥有自己一直渴望的关系了，这让他很难过。或许他会找一个男人在一起，或许他会找一个女人并且以一种合适和恰当的关系跟她相处。他的那种有深度的幽默感变得越发明显了，而且他也变得比以前更爱开玩笑了。在工作中，他的不少好的想法都得到了别人的认可。他在社交方面也比以前更加活跃了。

在假期结束的6个月后，他停止了治疗，并且换了一份新工作。

在不到1年之后，他写了一封邮件，说他感觉很好，能够自得其乐。他表达了对于我们先前工作的感谢，以及对我的祝愿。

从症状减退的角度来讲，这个结束是有道理和有意义的，但是从帮助来访者回归到健康的生活轨道来讲，它的意义和价值就显得更为重大。安德鲁确实感觉好起来了，他正在直面并处理着年龄渐长所带来的挑战，并且能够运用自己个性中的力量品质——创造力、坚韧、活力、社会智力和感恩——在人生的下个阶段中去寻求成就、满足和亲近。从和那位朋友的痛苦纠缠中，他学到了很多，并且在工作中找到了新的方向和兴趣。而且，对于自己的双性恋倾向，他更加能够适应和接受了，并且更加意识到什么样的关系是可以实现和维持的了。安德鲁可以更加舒适和放松地进行自我反思，而且，从防御机制的角度来讲，他开始越来越少地使用反向形成和抵消了，压抑也减少了。与之相对，升华和幽默则比以前更多了。

失去了治疗和治疗师

到此为止，对于心理治疗的终止，我们都是在坚定地，以一种积极正面的色彩来进行描绘的，而事实上，在长程动力取向心理治疗的终止过程中，积极的感受也常常是重要和显著的（Roe，Dekel，Harel，& Fennig，2006）。工作已经完成，目标基本实现，而来访者也或多或少地准备好要离开。治疗师和来访者都在某种程度上感觉到满意。但是，结束也会激发出悲伤和沮丧的痛苦感受。来访者可能会因为失去了跟治疗师的亲近关系而感到伤感，会对于自身改变的程度和范围感到失望，会感受到被拒绝，并且会再次体验到那种旧时的丧失感。这些感受会在因为自然的治疗进程受到干扰而造成的提早终止时出现，然而即便是在计划中的终止到来时，它们也可能会表现得相当明显。

　　心理动力学心理治疗会让来访者有机会体验到这些跟局限、失望和悲伤有关的感受，并且尽可能彻底地探索它们。来访者可能会不太愿意讨论他们的负面感受；可是归根结底，治疗还是迟早要结束的。他们也许会害怕伤害到治疗师的感受，所以不敢去讨论这段治疗关系中的那些没有达到他们期待的地方。

　　我们都曾经有过深刻而强烈的依恋，而在那些依恋关系中也普遍都会存在着丧失和失望；这是正常的以及不正常的成长中的一部分。因为创伤性的体验会重现，所以童年时感受到的那些悲伤、拒绝或抛弃将会在治疗结束时被激起。例如，一位男性来访者，跟他特别亲近的父亲在几年前去世了，在结束前最后的一两次会谈中，他惊讶于自己竟然感受到了这么多的悲伤和渴望。一位女性来访者，为了预防自己将来对于母亲死亡的恐惧，在母女关系中把自己塑造成了一个照顾者，在结束治疗时，想要回避任何关于失去治疗师的哀伤；她显得很愉快，专注地讨论着自己今后的计划和治疗师在夏天的行程。另一位女性，父亲在她儿时就去世了，她想要一直维持治疗关系，永远都不要结束，就像她一直都对那些关于父亲的回忆念念不忘一样。

　　即使来访者想要停止治疗并且已经为此做好了准备，结束也仍然可以被体验为一种拒绝或是一件令人失望的事。移情反应是在旧时关系模板的驱使下形成的，而这些模板是不合时宜的，并不符合当下现实的需求。这就是为什么这些感受会让来访者们感到那么困惑的原因，也是为什么探索这些感受并且将它们跟治疗中正在工作的主题（以及核心心理动力学问题）相连接会对完成治疗有好处的原因。

　　核心心理动力学问题会在来访者的所有功能领域——包括治疗关系的结束——中反映出来，因此，来访者在终止时的反应是可以被预测的。抑郁的来访者很可能会对于失去这段关系有着矛盾的感受，而这些相互冲突的情绪将会混杂着愧疚和自责。强迫的来访者将会感受到丧失，并且容易在结束的方式上感觉到治疗师的控制；他们会变得愤怒，并且需要通过使用一些强迫性的防御来抑制这种攻击性。有抛弃恐惧问题的来访者将会体验到赤裸裸的被剥夺感，对于他们来说，这种丧失感将会真切得像是孩子失去了父母一样。有低自尊问题的来访者一般会觉得，治疗的结束和治疗师的放手首先是意味着他们没有那么地受到关爱，这是一种拒绝，即使在由他们提出结束的情况下也是如此。有惊恐问题的来访者会跟有抛弃恐惧的来访者一样，感觉到依赖和对于分离的恐惧，但是，差别在于，他们将会预期惊恐的再次发作，并且想要尽可能地保持依赖。创伤的来访者将会把结束视作治疗师的惩罚，或是把治疗师看作一个不愿帮忙的旁观者。

于是，心理动力学心理治疗的最后一项任务在于，去帮助来访者看到由终止所激起的负面感受与治疗工作的主题之间的联系。凯莉能够将以下两种感受联系起来：一方面是关于离开从而疏远治疗师的丧失感和担心；另一方面则是对自己的独立会让母亲觉得气愤和被抛弃的顾虑和纠结。离开让她顾虑重重，因为担心以后会有糟糕的事情发生，而自己却已经自断退路，所以无法再回到治疗当中。一旦凯莉看到了移情反应背后的母女关系情结，并将此跟她的主要心理动力学问题联系起来，她就能够更加轻松地离开了。在结束时，安德鲁依稀觉得治疗师是在拒绝自己，尽管停止治疗明显是他自己的决定。治疗师是男性，而这种渴望和拒绝正是他在跟其他男性的交往中会体验到的。

并非所有在治疗结束时的感受都跟移情有关。对于来访者而言，意识到他们只能改变到这种程度，这本身就是一件让人难过和失望的事。通常，他们会希望得到更多。治疗没有进行得更加有效，这也许是因为治疗师本可以做得更多，或是因为来访者本可以贡献得更多。也许，这已经就是可以完成的全部了。这些是大多数来访者（以及大多数治疗师）都会去思考的问题。我们有必要去确认来访者在这方面的感受，并且去接纳自己作为治疗师的局限。

终 止 与 治 疗 师

在治疗中，尽管预期会出现退行并且触碰到旧时强烈情感的是来访者，但是治疗师也会在治疗关系里发展出深深的依恋。在终止时，向来访者说再见是一件痛苦且让人感到不安的事情。更糟糕的是，我们对于终止的过程没有控制权——结束会在该发生的时候发生，而且理应是在对于来访者，而不是对于我们更有利的时候发生。Gabbard（2005）曾经指出，作为治疗师，我们需要让自己习惯那种"经常会体验到丧失的职业生活"（p. 112）。

我们可能会在治疗师的角色中陷入得特别深，以至自己也许都没有注意到我们对于某位特定来访者的依恋已经变得有多么地重要和强烈。这种依恋也许反映的是一种强烈的反移情反应，或者只是这段长期关系的持续时间和情感强度的一种体现。在过去的一年里，你跟某些来访者一起度过的时间应该会比跟你的一些好朋友或亲戚相处的时光还要多。

治疗师需要感受到治疗关系的结束，并且以某种方式对于这个丧失进行哀悼。如果治疗的结束让你充满了强烈的情感，那么此时重要的就是要理清这里边有多少跟你自己生活中的丧失和结束有关，或者是跟你个人正在处理和面对的人生议题有关。也许，来访者的经历让你想起了某些自己曾经体验过的丧失。就算你能够基于来访者的移情和冲突来对正在发生的情况进行释义，但这也并不意味着你就能置身事外，就能不去关心。例如，有创伤问题的来访者常常会在治疗结束时激发出治疗师的愧疚和焦虑，因为治疗师不能再保护他们了。有惊恐问题的来访者在终止阶段可以变得非常地小题大做（dramatic）和焦虑，以至会让治疗师在治疗结束之后觉得如释重负，进而感到愧疚。就像任何哀悼过程一样，你需要去理解自己当下体验的意义，再就是让那些感受自然而然地发生和发展，你能做的大概也就是这些了。

如果你对于某个终止并没有什么感受，那么这就是问题了。此时，重要的在于，你要去多思考一下这位来访者的情况，你们以往的工作，那些充满情感张力的时刻，并且去努力地考虑一下这位来访者今后的人生。这将很有可能会引发出一些你心中尚未得到识别和承认的情感。

有一位我们的受训者，当时，她即将毕业，即将进入一个享有盛誉的博士后项目去继续深造，这让她非常兴奋。她不得不将自己的几位来访者转调（transfer）给新的受训者们。她的生活这么美好，而她的来访者们却还在苦苦挣扎，这让她觉得愧疚。由于这种愧疚，她拖了很久才将自己即将毕业的事情告诉来访者们——她认为他们会对她愤怒。在将要被转调的来访者当中，有一位曾经遭受过虐待的年轻女性，她对于女性有着普遍的愤怒。一方面是住院医师的愧疚感，另一方面则是这位来访者的内心动力，这种组合所带来的结果就是，这位住院医生迟迟都没有向她吐露毕业和转调的事情。不出意料，因为这种回避，当这位来访者在没有什么防备的情况下突然听到自己要被转调的时候，她变得格外地受伤和愤怒。当然，这位受训者也因此而感到了更多的愧疚。

相比接受培训和早期实践的那些年，随着经验逐渐丰富，年龄逐渐增长，我们对于治疗的终止变得越来越有兴趣，而且越发能够将结束看做一个饱含情感的治疗阶段。也许这跟许多因素有关，包括年龄、成熟和对于丧失的觉知，因为年轻人往往会将注意力更多地放在开始和未来上，而不太会去关注结束。也许，在关系里，当有太多的事情正在发生、太多的情感正在碰撞时，确实需要治疗师拥有更多的经验才足以去看见并理解其中的临床现象。然而，你越早关注到这些涉及终止的感受，就会越早和越快地看清它们。

终止的模型

对于治疗的结束，有两种不同的概念化方式：一种是基于心理动力学心理治疗的传统技术的；另一种则是基于医学的初级护理（primary care）*模型的，不过为了在动力取向心理治疗中的应用而进行过一些调整。

在传统的动力取向心理治疗模型中，治疗被视作一段有尽头的经历，包括开始、中期和结束三个阶段，而终止的任务就是成功地结束治疗，其背后的一个理念是：治疗的结束应该具有一种完结感。治疗应该是一个最终的方案，应该去鉴别关键问题，并且去尽最大可能修通它们，从而得到最大限度成功的结局。为此，在治疗的结束阶段，治疗师应该竭尽所能地利用移情，让来访者能够从自己关于丧失的移情体验中学到尽可能多的东西。尽管来访者可能会在对这一过程的理解上遇到困难，也可能会在结束阶段仍然表现出强烈的移情，然而对于这种体验的修通仍然被认为是高度具有治疗性的。在敦促和压力下，当来访者被迫要去面对和修通这些移情性感受的时候，他们的自我反思功能将会发展得更为充分和彻底，这就是传统的终止模型所基于的理念。今后，还会有许多的生活问题和人生主题要去处理，而来访者将要运用那些他们在有限的治疗过程中获得的领悟和改变去应对这些未来的挑战。这或许可以解释如下现象，即，来访者在生活和功能方面的改善即便在治疗结束后的几个月都还在继续（如 Blomberg, Lazar, & Sandell, 2001）；也就是说，来访者将会越来越娴熟地运用这些从治疗中获得的知识和自我觉知。

与之相对，在初级护理模型的假设中，治疗工作永远都不会完成，因此，可以说，这种在途中就力图将它推向终点的做法是错误的，因为终点根本就

---

* 按照美国的体系，初级护理有时又叫做"社区医疗"，也就是患者日常和最初的医疗服务，家庭医生和社区诊所就属于这一级别。与之相对，专科医生属于二级护理，住院病房属于三级，专科和权威医院则属于四级。——译者注

不存在。按照这种模型，来访者之所以突然来接受治疗，是因为他们体验到了的诸多症状，在行使社会功能方面遇到了困难，或是尚未获得应对一些生活需求的能力。这种情况会在他们一生中的许多时候出现。治疗会在任何有需要的时候向他们提供，而如果来访者开始觉得好起来了［无论是在症状、主观自由（subjective freedom）、心理治疗功能的内化，或是心理健康感的提升］，他们就会离开治疗，但是也知道他们也许会在未来的某些时候回来。这种模型的好处在于，它会比较节约会谈次数，因为没有太多要让治疗作为一种终了和完结的压力（这个目标或许本身就是不现实的），它让治疗及其结束有了一种自然感。还有一点就是，如果不去遵循传统模型，来访者可能就不太需要去关注那些跟结束有关的移情感受，所以在初级护理模型中，对于医源性（iatrogenically）*移情扰动的顾虑也就少了一些。这一模型的问题在于，来访者的问题可能很容易被搁置，或者只是得到了部分的解决，而且它容易导致在面质局限和丧失方面问题时的回避倾向。根据这一模型的假设，未来是不可知的，所以如果来访者在今后又遇到了问题，那就等到那时候再去解决吧。

在你对以上两种观点进行思考的时候，你会发现它们实际上反映的是两种不同的对于心理病理进行概念化的方式。传统模型更加贴近对于离散性（discrete）**和急性疾患的治疗，而初级护理模型则是将心理问题视为一个长期而慢性的过程，并且会重视力量品质的发展，认为来访者有这种需要。我们越来越清楚地知道，抑郁和焦虑综合征往往不会彻底消失，而是在一生中时轻时重时隐时现。然而，更重要的是，在跟一位处在疾患发展的早期阶段的来访者工作时，除非是对于某些特定的综合征性疾患，你根本就没办法知

---

* 所谓"医源性疾病"，是指在诊治或预防疾病过程中，由于医护人员的各种言行、措施不当而造成不利于患者身心健康的疾病。——译者注

** 所谓离散性疾病，是指该疾病与其他疾病或问题具有清晰的界限，可以被明确地识别和区分。——译者注

道她的问题会不会演变成慢性的。我们拥有一些知识，它们能够帮助我们去预测哪些来访者会经历怎样的病程，但是，不幸的是，对于特定的个体，这些知识还不足以让我们能够准确地预测她的问题的发展过程。对于那些有困扰但是问题不太严重的来访者而言，情况尤其如此。

到底该应用传统心理动力学模型还是初级护理模型进行结束，对此，相关的实验研究还很少，无法为我们提供充分的指导。因此，一些具有指南性质的原则尤其有用。我们需要考虑来访者有多大可能在未来仍然需要和希望接受更多的治疗。比起那些问题仅限于能够被相对彻底地（definitive）解决的情感冲突的来访者，那些患有相对慢性的健康问题的来访者更有可能在未来经历心理／精神问题的复发或是遇到困难。对于那些更有可能会回到治疗中的来访者，想要将治疗作为一种完结的尝试就不再是最明智的选择了。对于那些在治疗中完成了更加广泛和深入的工作的来访者，尤其是在借助治疗关系工作的情况下，如果在结束中充分地利用了关于结束的移情性感受进行工作，那么他们就能够受益良多，而如果没有就这些移情性感受进行工作，那么他们就会带着一些困惑在混沌中离开。对于那些有着良性的正性移情的来访者，以及那些跟治疗师的关系更加以真实关系（或治疗联盟）而不是移情性关系为基础的来访者而言，应用初级护理模型可能会让结束更加容易，因为移情中的那些冲突在这种情况下将不会浮出水面。

关于该如何结束，来访者们通常会有自己的想法和感受。有些人会想要结束得草率突然一点；自己先想好，然后宣布决定，想要把当次会谈就当做最后一次。另外一些人则对于结束治疗非常焦虑，想要缓慢而逐步地降低频率，力图将结束所带来的影响最小化，并且让自己对于那些跟停止治疗有关的感受脱敏。这些需求是我们必须要尊重但是也要质疑的。对于想要尽快结束的来访者而言，她是不是在防御和抵抗着那些跟结束有关的强烈感受呢？可能那些感受会在治疗结束后让她痛苦和煎熬，所以根本不谈论它们反而会更好一些？或者，她是否真的已经准备好了要结束并且去开始新的生活了呢？对于因为要离开治疗而特别忧虑的来访者而言，她是否其实已经具备了停止治疗的能力亦或只是在过度地焦虑呢？她是不是需要在鼓励下去变得更加独立呢？想要就这些问题找到最好的答案，你就需要回顾一下先前跟这位来访者进行工作的主题是什么，而想要让这些问题变得具体，你就需要跟她进行直接的讨论。你的任务是提出问题和质疑，让行动的节奏慢下来，并且鼓励来访者去进行最大程度的反思。这种做法在治疗的任何阶段都是关键。然而，在绝大多数情况下，真正能够决定完成结束的方式的，是来访者[以及由治疗关系所提供的推力（momentum）]。其中，你的任务就是尽可能地让互动和动力进入意识层面并且变得清晰，还有就是将你对于正在发生的事情的理解表达出来，当然是以一种建设性的和具有治疗意义的方式。

　　尼古拉斯是那位我们曾经在第四章中讨论过的商人，他的妻子计划着跟他离婚。他来接受治疗是为了要想出留住妻子的办法，而他的思考方式则主要是那种"下象棋式的"逻辑策略思维，为的就是要搞清楚妻子的需要然后去满足她。在治疗工作的帮助下，他触碰到了许多作为丈夫和父亲的感受，进而真正地理解了自己的感受，真正地明白了自己想要拥有的关系是个什么样子。

　　尼古拉斯的父母在他7岁时就离婚了，而这让她的母亲变得抑郁和无助。在记忆中，日复一日，他放学回家就会看到母亲趴在餐桌上哭泣。与此同时，父亲则过着单身汉式的生活，经常开着豪车去约会。那时，尼古拉斯的妹妹还太小，无法真正理解家里的状况。对于母亲，他觉得自己肩负着重大的责任，可是这些担忧和照顾也让他感觉到了一些怨恨（这让他感到十分愧疚，所以在接受治疗之前他都没有太意识到这些负面的感受）。

　　尼古拉斯的第一轮治疗工作持续了7个月，他理解了自己跟妻子的关系，理解了她为什么会让自己觉得那么地苛求和难以相处，以及自己为什么会那么地控制和容易被她激惹。他意识到了在自己表面的支持态度下，隐藏着的是对于她的要求和沮丧。最后，他也更加理解了自己的需要，并且能够以建设性的方式去更好地表达它们。随着他这方面能力的提升，妻子变得越来越开心，并且觉得他比以前更好相处了。反过来，因为觉得自己不再那么地被迫要去满足她的任何需求了，他也没有以前那么地愤怒了，并且，他也觉得自己得到了她更多的关注。

对于自己在治疗中的工作，尼古拉斯觉得非常满意，而他的婚姻关系似乎也得到了修复。在一次会谈中，他提到了结束，然后就错过了下一次会谈，并且没有再打电话来预约。我给他留了语音信息，问他愿不愿意再来见最后一次，他没有回。根据我的理解，这意味着他又开始像以往一样忙于生意了，这也是一种对于告别的回避。或许，这种结束跟他幼年的丧失体验也有关，又或许，他确实很忙，又不善交流，而且治疗已经完成了。

一年半之后，他再次打来电话，说想要回来见几次。他的妻子患了乳腺癌，而他很害怕失去她，也在为他的两个孩子担忧。在这轮治疗中，我们以每周一次的频率工作了4个月。在先前的治疗中，他理解了自己在把妻子当做童年时的那位不可得到的（unavailable）母亲那样去交往和互动，而现在，这种理解变得更加清晰了。对于尼古拉斯而言，妻子的乳腺癌、情感上的痛苦，以及她物理治疗的后遗症，就如同当年他母亲的抑郁一般。在此期间，他的妻子也过量饮酒，想要把时间跟几位酒友一起度过。这让他感觉到被拒绝和愤怒。尽管他明白这是她在尝试着想要去处理那些关于癌症的情感，但是这仍然是此时他们婚姻中的痛处。被拒绝、对于丧失的恐惧，以及因为被迫要去帮助她好起来而产生的怨恨，所有这些感受加在一起让他难以承受。不仅如此，看起来他真的也没有办法去改变什么。但是，他有能力去将他关于抑郁母亲的旧时模板同当下的现实分隔开来，在这种能力的帮助下，他可以活在当下并且在一定程度上做到自我克制。

第二轮治疗的终止跟之前不同。这次，他并没有突然消失。他开始感觉好些了，而且明显能够更好地去应对当前的艰苦处境了。他意识到了妻子需要心理方面的援助，需要接受心理治疗。他有能力去退后一步从而给她一些空间了，与此同时，他也继续在适度地表达着对于她的情绪状态和饮酒问题的关切。他想要停止治疗，但是也留下了今后再回来继续工作的可能性。他计划最后再进行几次会谈，在临走时，他对于眼下将要面对的境遇有了清晰的认识。

以上的治疗情境呈现出了一个间断的，符合初级护理模型的治疗过程。过程中的间断和结束并非有意为之，也并不在预料之中，但却在现实中发生了，变成了一个治疗结束的范本和经典实例。治疗师没有催促尼古拉斯就那些在他决定背后的移情含意进行全面的思考。在他结束治疗的决定背后，确实很有可能会存在着一些内心冲突——对于失去治疗的回避，对于跟治疗师关系的控制，对于依赖感的回避——不过治疗师只是跟他提及了这些，但是却并没有建议他留下来继续工作，直到它们彻底被修通。

确切地说，在初级护理模型中并不存在最后的终止，可是，在结束阶段，那些零碎的信息和未完成的工作也会被紧束在一起并且包扎好，而那些先前由咨访双方所共同完成的工作也会得到总结。叙述将会在最大程度上变得完整，而治疗师则可以将已经完成的叙述反馈给来访者。如果对之前的治疗工作进行总结，那么治疗师和来访者就会从结束的情绪中脱离出来，所以这种总结不应该在来访者讨论那些悲伤感受的同时去完成。但是，总结很有可能会帮助来访者去巩固那些他们从先前工作中所获得的收益。

我们曾经在第五章和第七章中讨论过彼得的案例，也就是那个有抑郁问题的年轻男人，他的治疗是按照传统心理动力学心理治疗模型来结束的。在此，治疗和结束的目标在于去永久地解决他的问题，从而让他能够在未来独立地尝试去应对那些心理问题。他先是在很长一段时间里保持了良好的心理状态，然后，经过讨论，咨访双方做出了终止的决定，而终止的日期被设定在了几个月之后。在终止阶段，那些围绕着亲密、丧失和自尊的感受及冲突得到了很好的解决，而移情则在很长的时间里都是焦点。随着治疗结束日期的临近，彼得体验到了强烈的丧失感，不过，对于自己在自我反思和自给自足方面的能力，他感到很满意。一些关于自我批评、愤怒、愧疚和低自尊的旧时感受在最后的几次会谈中突然涌现，但是，作为对于失去治疗师的移情性反应，它们是可以理解的，并且得到了释义。彼得找到了新的职业兴趣，而且觉得这种工作从严肃性和身份地位的角度来说都类似于治疗师，因此，他似乎通过一种健康的认同来应对了结束中的丧失。在治疗结束后的几年里，彼得都还在保持着跟治疗师的通信，报告着他生活中的进展和他的成功与挫败。

　　这种类型的结束会让来访者和治疗师都觉得更加严酷（rigorous）和困难。对于咨访双方而言，最大的担忧就是：在没有治疗师帮助的情况下，来访者是否还有能力去做到她在接受治疗时所能做到的一切。可是，努力去永久地结束治疗，这本身也是一种对于来访者的力量品质和心理弹性的极大尊重。

　　围绕着心理治疗有许多医疗–法律方面的问题，包括知情同意、关于边界的伦理要求、协作、保险和隐私，尽管我们在本书中并未充分地讨论它们，但是，在治疗结束时，这些问题是尤其应该去注意的，认识到这一点是非常重要的（Barnett, 1998）。对于治疗师而言，从法律而不是情感的角度来看，关于抛弃的问题是一个敏感地带。临床工作者们有责任去治疗那些已经跟他们建立了治疗关系的来访者，不能不容分说就轻易地扔下来访者*。临床工作者必须要对终止进行良好的档案记录，而且需要跟那些未经讨论就突然脱落的来访者进行联系，并且以书面的形式告知来访者除了回来跟你继续治疗之外还有哪些其他的选择。

如果你是受训者

对于受训者来说，结束治疗常常会是一种饱含着强烈情感的体验。他们以前从未做过这样的事，而结束也常常是迫不得已的。一种常见的问题是，随着受训者的毕业或是转到另一家实习机构，在培训诊所中接受治疗的来访者们会被上一波受训者转调给下一波受训者。这会把新一波治疗师置于十分艰难的处境，因为他们将要与那些已经跟前一波经验相对丰富的治疗师工作过一段时间的来访者进行工作，而且这些已经离开的治疗师可能是他们所熟悉和非常尊重的学长。不仅如此，诊所有时还会让新治疗师跟一位在人生阅历和治疗经历方面都比他更丰富的来访者进行工作。这无疑会带来很大压

---

* 在美国的医疗／临床领域中，无转调和无正当理由停止治疗服务是要受到处罚的。比如，在译者曾经实习的社区诊所，经常会有一些患者因为突发症状紧急住院。此时，在理论上，医院在患者情况稳定下来后，需要先将情况汇报给诊所，在征得诊所的精神科医生和心理治疗师的同意后，确定患者转回诊所继续治疗的会谈时间，之后才能让患者出院。当然，有些臭名昭著的医院，常常会不管不顾地因为床位紧张而先让患者出院，再告知诊所，让诊所尽快安排精神科会谈时间。对于这种没有转出确认的出院，诊所会毫不留情地上报和投诉该医院。在法律上，如果患者发生意外，责任永远属于最后一次提供服务的医疗机构。然而，在私人执业形式的心理治疗领域，此类情况却十分猖獗。——译者注

力*。此时，应对这些压力的最好办法就是去理解当前的状况，并且去尽最大努力好好工作。

这种由于治疗师的离开所造成的被迫终止尤其可能会激发来访者的丧失和被拒绝的感受，并且会唤起治疗师的愧疚。如果此类情况曾经在来访者身上发生过（有些来访者此前已经在治疗中跟数位受训者工作过），那么想要再引出什么关于结束的新反应就会比较困难。来访者已经变成了处理转调问题的行家里手，所以想要讨论那些跟结束有关的问题就更不容易了。转过来，这种情景又会让治疗师很难去学到多少关于终止和转调的知识和技能，并且很难去聚焦在来访者的感受和需要上面。如果来访者由于先前的数次终止而已经对于失去治疗师变得习惯，但却仍然跟诊所保持着连接，那么这就属于"机构移情（institutional transference）"了。这一概念是指，来访者对于一些超越了个体层面的事物产生了依恋，也就是说形成了对于机构的依恋。这种"机构移情"很有可能反映了一种准适应性的（quasi-adaptive）脱离，即让自己去跟那些与多位治疗师有关的丧失和失望保持距离。

培训诊所倾向于去推行和鼓励那种传统心理动力学模型下的终止，因为他们想要传授这个历史悠久的理念——这被视为是一种"真正的好东西"。这样做很好，也没什么问题，但是在真正的实践中，事情往往会更加接近初级护理模型中的描述。这种理想与现实之间的差异会让受训的治疗师觉得自己无法达到督导和导师们的期待。

然而，在培训诊所中实习会给你带来一个极大的好处，那就是你将不得不去就治疗的终止进行思考。我们都会在某种程度上去回避那些由丧失所带

---

* 译者在实习期间曾经接待过一位老年黑人男性（本段身份信息经过了伪装），他已经在该诊所接受了二十余年的药物管理和心理治疗，患有非常严重的精神和躯体疾病，但是精神矍铄。他在当地出生，语速极快，口音很重，擅长使用各种俗语俚语。在第一次会谈开始时，他历数了曾经跟他工作过的近十位该机构的全职或实习治疗师。跟他的治疗工作曾数次让译者的语言自信和职业自信濒临崩溃。——译者注

来的痛苦，所以，当治疗快要停止时，我们会有一种想要将自己的注意力从结束上转移开来的倾向。在临床实践中，除非来访者感到了失望和沮丧，否则就很少会有什么东西能够刺激我们去就结束进行思考。因此，培训诊所会对关于终止的学习起到促进作用，但是过度地将传统心理动力学模型应用在来访者身上有时也会造成困惑和窘迫。

关于培训中的被迫终止，Bostic、Shadid 和 Blotchy（1996）给出了极好且实用的建议，其中包括：提前3~6个月的时间提醒来访者；不要为了促进讨论就过快地吐露终止的具体原因；主动就转调计划进行协作；对来访者给予支持和鼓励；在接受礼物方面务必要小心谨慎；以及频繁地在督导过程中就终止进行讨论。

总　　结

终止为来访者与治疗师之间的这段重要经历画上了句号。比起结束治疗，我们对于开始治疗了解得更多。对于终止，有两种主流的概念化方式，即传统心理动力学模型和初级护理模型，两者都为成功的结束提供了重要且有效的方法。开启关于结束决定的话题，探索相关的感受，将治疗关系作为最后工作的焦点之一，梳理出关系中的移情部分和联盟部分，再让来访者将这些内容纳入她最终的治疗叙述当中。在治疗的结束阶段，个人的情感反应十分常见，而治疗师，如同来访者一样，需要去对这段关系的结束进行反思。

参 考 文 献

Abraham, K. (1923). Contributions to the theory of the anal character. *International Journal of Psychoanalysis, 4,* 400–418.

Akiskal, H. S. (2001). Dysthymia and cyclothymia in psychiatric practice a century after Kraepelin. *Journal of Affective Disorders, 62,* 17–31.

Akkerman, K., Lewin, T. J., & Carr, V. J. (1999). Long-term changes in defense style among patients recovering from major depression. *Journal of Nervous and Mental Disease, 187*(2), 80–87.

Alexander, F., & French, T. M. (1946). *Psychoanalytic therapy.* New York: Ronald Press.

Alon, N., & Omer H. (2004). Demonic and tragic narratives in psychotherapy. In A. Lieblich, D. P. McAdams, & R. Josselson (Eds.), *Healing plots: The narrative basis of psychotherapy* (pp. 29–48). Washington, DC: APA Books.

American Psychiatric Association. (2000). *Diagnostic and statistical manual of mental disorders* (4th ed., text rev.). Washington, DC: Author.

Anderson, E. M., & Lambert, M. J. (1995). Short-term dynamically oriented psychotherapies: A review and meta-analysis. *Clinical Psychology Review, 15,* 503–514.

Andrews, G., Stewart, C., Morris-Yates, A., Holt, P. & Henderson, S. (1990). Evidence for a general neurotic syndrome. *British Journal of Psychiatry, 157,* 6–12.

APA Presidential Task Force on Evidence-Based Practice. (2006). Evidence-based practice in psychology. *American Psychologist, 61,* 271–285.

Badgio, P. C., Halperin, G., & Barber, J. P. (1999). Acquisition of adaptive skills: Psychotherapeutic change in cognitive and dynamic therapies. *Clinical Psychology Review, 19,* 721–737.

Baker, H. S., & Baker, M. N. (1987). Heinz Kohut's self psychology: An overview. *American Journal of Psychiatry, 144,* 1–9.

Barber, J. P. (2009). Towards a working through of some core conflicts in psychotherapy research. *Psychotherapy Research, 19,* 1–12.

Barber, J. P., Connolly, M. B., Crits-Christoph, P., Gladis, M., & Siqueland, L. (2000). Alliance predicts patients' outcome beyond in-treatment change in symptoms. *Journal of Consulting and Clinical Psychology, 68,* 1027–1032.

Barber, J. P., & Crits-Christoph, P. (Eds.). (1995). *Dynamic therapies for psychiatric disorders (Axis I).* New York: Basic Books.

Barber, J. P., Crits-Christoph, P., & Luborsky, L. (1996). Effects of therapist adherence and competence on patient outcome in brief dynamic therapy. *Journal of Consulting and Clinical Psychology, 64*(3), 619–622.

Barber, J. P., & DeRubeis, R. (1989). On second thought: Where the action is in cognitive therapy for depression. *Cognitive Therapy and Research, 13,* 441–457.

Barber, J. P., & DeRubeis, R. J. (2001). Change in compensatory skills in cognitive therapy for depression. *Journal of Psychotherapy, Practice, and Research, 10,* 8–13.

Barber, J. P., & Ellman, J. (1996). Advances in short-term dynamic psychotherapy. *Current Opinion in Psychiatry, 9*(3), 188–192.

Barber, J. P., Gallop, R., Crits-Christoph, P., Barrettt, M. S., Klostermann, S., McCarthy, K. S., et al. (2008). The role of the alliance and techniques in predicting outcome of supportive-expressive dynamic therapy for cocaine dependence. *Psychoanalytic Psychology, 25,* 461–482.

Barber, J. P., Gallop, R., Crits-Christoph, P., Frank, A., Thase, M. E., Weiss, R.D., et al. (2006). The role of therapist adherence, therapist competence, and the alliance in predicting outcome of individual drug counseling: Results from the NIDA Collaborative Cocaine Treatment Study. *Psychotherapy Research, 16,* 229–240.

Barber, J. P., Khalsa, S-R., & Sharpless, B. A. (in press). The validity of the alliance as a predictor of psychotherapy outcome. In J. C. Muran & J. P. Barber (Eds.), *The therapeutic alliance: An evidence-based approach to practice and training.* New York: Guilford Press.

Barber, J. P., Morse, J. Q., Krakauer, I., Chittams, J., & Crits-Christoph, K. (1997). Change in obsessive-compulsive and avoidant personality disorders following time-limited supportive-expressive therapy. *Psychotherapy, 34,* 133–143.

Barber, J. P., & Muentz, L. R. (1996). The role of avoidance and obsessiveness in matching patients to cognitive and interpersonal psychotherapy: Empirical findings from the Treatment for Depression Collaborative Research Program. *Journal of Consulting and Clinical Psychology, 64*(5), 951–958.

Barber, J. P., Sharpless, B. A., Klostermann, S., & McCarthy, K. S. (2007). Assessing intervention competence and its relation to therapy outcome: A selected review derived from the outcome literature. *Professional Psychology: Research and Practice, 38*(5), 493–500.

Barlow, D. H., Gorman, J. M., Shear, M. K., & Woods, S. W. (2000). Cognitive behavioral therapy, imipramine, or their combination for panic disorder: A randomized controlled trial. *Journal of the American Medical Association, 283,* 2529–2536.

Barnett, J. E. (1998). Termination without trepidation. *Psychotherapy Bulletin, 33*(2), 20–22.

Baron-Cohen, S. (1997). *Mindblindness: An essay on autism and theory of mind.* Cambridge, MA: MIT Press.

Barrett, M. S., & Berman, J. (2001). Is psychotherapy more effective when therapists disclose information about themselves? *Journal of Consulting and Clinical Psychology, 69,* 597–603.

Bartlett, F. C. (1932). *Remembering: A study in experimental and social psychology.* Cambridge, UK: Cambridge University Press.

Basoglu, M., Marks, I. M., Kilic, C., Brewin, C. R., & Swinson, R. P. (1994). Alprazolam and exposure for panic disorder with agoraphobia: Attribution of improvement to medication predicts subsequent relapse. *Canadian Journal of Psychiatry, 164,* 652–659.

Bateman, A., & Fonagy, P. (2008). 8-year follow-up of patients treated for borderline personality disorder: Mentalization-based treatment versus treatment as usual. *American Journal of Psychiatry, 165,* 631–638.

Beahrs, J. O., & Gutheil, T. G. (2001). Informed consent in psychotherapy. *American Journal of Psychiatry, 158*(1), 4–10.

Beck, A. T. (1976). *Cognitive therapy and the emotional disorders.* New York: International Universities Press.

Beck, A. T., Freeman, A., Davis, D., & Associates (2004). *Cognitive therapy of personality disorders* (2nd ed.). New York: Guilford Press.

Beck, A. T., Rush, A. J., Shaw, B. I., & Emery, G. (1979). *Cognitive therapy of depression.* New York: Guilford Press.

Beck, J. S. (2005). *Cognitive therapy for challenging problems: What to do when the basics don't work.* New York: Guilford Press.

Bein, E., Anderson, T., Strupp, H. H., Henry, W., Schacht, T. E., Binder, J. L., et al. (2000). The effects of training in time-limited dynamic psychotherapy: Changes in therapeutic outcome. *Psychotherapy Research, 10*(2), 119–132.

Beutel, M. E., Stern, E., & Silbersweig, D. (2003). The emerging dialogue between psychoanalysis and neuroscience: Neuroimaging perspectives. *Journal of the American Psychoanalytic Association, 51*(3), 773–801.

Beutler, L. E., Malik, M., Alimohamed, S., Harwood, T. M., Talebi, H., Noble,S., et al. (2003). Therapist variables. In M. Lambert (Ed.), *Bergin and Garfeld's handbook of psychotherapy and behavior change* (pp. 227–306). New York: Wiley.

Bibring, E. (1953). The mechanics of depression. In P. Greenacre (Ed.), *Affective disorders: Psychoanalytic contributions to their study* (pp. 13–48). New York: International Universities Press.

Biederman, J., Hirshfeld-Becker, D. R., & Rosenbaum, J. F. (2001). Further evidence of association between behavioral inhibition and social anxiety in children. *American Journal of Psychiatry, 158*(10), 1673–1679.

Biederman, J., Rosenbaum, J. F., Bolduc-Murphy, E. A., Faraone, S. V., Chaloff, J., Hirshfeld D. R., et al. (1993). A 3-year follow-up of children with and without behavioral inhibition. *Journal of the American Academy of Child and Adolescent Psychiatry, 32*(4), 814–821.

Blatt, S. J., Sanislow, C. A., Zuroff, D. C., & Pilkonis, P. A. (1996). Characteristics of effective therapists: Further analyses of data from the National Institute of Mental Health Treatment of Depression Collaborative Research Program. *Journal of Consulting and Clinical Psychology, 64,* 1276–1284.

Blomberg, J., Lazar, A., & Sandell, R. (2001). Outcome of patients in long-term psychoanalytical treatments. First Findings of the Stockholm Outcome of Psychotherapy and Psychoanalysis (STOPP) study. *Psychotherapy Research, 11,* 361–382.

Book, H. E. (1998). *How to practice brief dynamic psychotherapy: The CCRT method.* Washington, DC: American Psychological Association.

Bordin, E. S. (1979). The generalizability of the psychoanalytic concept of the working alliance. *Psychotherapy: Theory, Research, and Practice, 16*(3), 252–260.

Borkovec, T. D., & Sharpless, B. (2004). Generalized anxiety disorder: Bringing cognitive behavior therapy into the valued present. In S. Hayes, V. Follette, & M. Linehan (Eds.) *Mindfulness and acceptance: Expanding the cognitive-behavioral tradition.* New York: Guilford Press.

Bostic, J. Q., Shadid, L. G., & Blotchy, M. J. (1996). Our time is up: Forced terminations during psychotherapy training. *American Journal of Psychotherapy, 50,* 347–359.

Bowlby, F. (1958). The nature of the child's tie to his mother. *International Journal of Psychoanalysis, 39,* 350–373.

Bowlby, J. (1988). *A secure base.* New York: Basic Books.

Brenner, C. (1974). *An elementary textbook of psychoanalysis.* New York: Anchor.

Brom, D., Kleber, R. J., & Defares, P. B. (1989). Brief psychotherapy for posttraumatic stress disorders. *Journal of Consulting and Clinical Psychology, 57,* 607–612.

Brown, T. E. (2000). *Attention-defcit disorders and comorbidities in children, adolescents, and adults.* Washington, DC: American Psychiatric Press.

Busch, F. N., Ruden, M., & Shapiro, T. (2004). *Psychodynamic treatment of depression.* Washington, DC: American Psychiatric Press.

Carey, B. (2008, September 30). Psychoanalytic therapy wins backing. *New York Times,* p.

A18.

Casement, P. (2002). *Learning from our mistakes: Beyond dogma in psychoanalysis and psychotherapy*. New York: Guilford Press.

Castonguay, L. G., & Hill, C. E. (Eds). (2007). *Insight in psychotherapy*. Washington, DC: APA Press.

Charney, D. (2004). Psychobiological mechanisms of resilience and vulnerability: Implications for successful adaptation to extreme stress. *American Journal of Psychiatry, 161*(2), 205.

Charon, R. (2006). *Narrative medicine: Honoring the stories of illness*. New York: Oxford University Press.

Chess, S., & Thomas, A. (1996). *Temperament: Theory and practice*. New York: Brunner/Mazel.

Clarkin, J. F., Yeomans, F. E., & Kernberg O. F. (1999). *Psychotherapy for borderline personality*. New York: Wiley.

Coleman, D. (2005). Psychodynamic and cognitive mechanisms of change in adult therapy: A pilot study. *Bulletin of the Menninger Clinic, 69*(3), 206–219.

Connolly-Gibbons, M. B., Crits-Christoph, P., de la Cruz, C., Barber, J. P., Siqueland, L., & Gladis, M. (2003). Pretreatment expectations, interpersonal functioning, and symptoms in the prediction of the therapeutic alliance across supportive-expressive psychotherapy and cognitive therapy. *Psychotherapy Research, 13,* 59–76.

Cooper, A. M. (1989). Concepts of therapeutic effectiveness in psychoanalysis: A historical review. *Psychoanalytic Inquiry, 9,* 4–25.

Coyne, J. C. (1976). Toward an interactional description of depression. *Psychiatry, 39,* 28–40.

Crits-Christoph, P. (1992). The effcacy of brief dynamic psychotherapy: A meta-analysis. *American Journal of Psychiatry, 149,* 151–158.

Crits-Christoph, P., & Barber, J. P. (2007). Psychological treatments for personality disorders. In P. E. Nathan & J. M. Gorman (Eds.), *A guide to treatmentsthat works* (3rd ed., pp. 641–658). New York: Oxford University Press.

Crits-Christoph, P., Barber, J. P., & Kurcias, J. S. (1991). Historical background of short-term dynamic therapy. In P. Crits-Christoph & J. P. Barber (Eds.), *Handbook of short-term dynamic psychotherapy* (pp. 1–16). New York: Basic Books.

Crits-Christoph, P., Barber, J. P., & Kurcias, J. S. (1993). The accuracy of therapists' interpretations and the development of the therapeutic alliance. *Psychotherapy Research, 3,* 25–35.

Crits-Christoph, P., Connolly Gibbons, M. B., Crits-Christoph, K., Narducci, J., Schamberger, M., & Gallop, R. (2006). Can therapists be trained to improve their alliances? A preliminary study of alliance-fostering psychotherapy. *Psychotherapy*

Research, 16, 268–281.

Crits-Christoph, P., Connolly Gibbons, M. B., Narducci, J., Schamberger, M., & Gallop, R. (2005). Interpersonal problems and the outcome of interpersonal-psychodynamic treatment of generalized anxiety disorder. *Psychotherapy: Theory, Research, Practice, Training, 42,* 211–224.

Crits-Christoph, P., Cooper, A., & Luborsky, L. (1988). The accuracy of therapists' interpretations and the outcome of dynamic psychotherapy. *Journal of Consulting and Clinical Psychology, 56,* 490–495.

Csikszentmihalyi, M. (1991). *Flow.* New York: Harper.

Damasio A. (2000). *The feeling of what happens: Body and emotion in the making of consciousness.* New York: Harcourt.

Davanloo, H. (Ed.). (1980). *Short-term dynamic psychotherapy.* New York: Aronson.

Davenport, B. R., & Ratliff, D. (2001). Alliance ratings as a part of trainee evaluations within family therapy training. *Contemporary Family Therapy, 23*(4), 441–454.

Dunkle, J. H., & Friedlander, M. L. (1996). Contribution of therapist experience and personal characteristics to the working alliance. *Journal of Counseling Psychology, 43,* 456–460.

Eagle, M. N. (1984). *Recent developments in psychoanalysis.* New York: McGraw-Hill.

Eells, T. T. (Ed.) . (2006). *Handbook of psychotherapy case formulation* (2nded.). New York: Guilford Press.

Ehrlich, F. M. (1998, December). Psychoanalysis and couple therapy. *Psychiatric Times, XV*(12).

Elliot, R. (2001). Contemporary brief experiential therapy. *Clinical Psychology: Science and Practice, 8,* 38–50.

Erikson, E. (1964). *Childhood and society.* New York: Norton.

Erickson, M., & Rossi, E. (1981). *Experiencing hypnosis: Therapeutic approaches to altered state.* New York: Irvington.

Etkin, A., Pittenger, C., Polan, H. J., & Kandel, E. R. (2005). Toward a neurobiology of psychotherapy: Basic science and clinical applications. *Journal of Neuropsychiatry and Clinical Neuroscience, 17*(2), 145–158.

Evans, L. A., Acosta, F. X., Yamamoto, J., & Skilbeck, W. M. (1984). Orienting psychotherapists to better serve low-income and minority patients. *Journal of Clinical Psychology, 40,* 90–96.

Feeley, M., DeRubeis, R. J., & Gelfand, L. A. (1999). The temporal relation of adherence and alliance to symptom change in cognitive therapy for depression. *Journal of Consulting and Clinical Psychology, 67*(4), 578–582.

Ferenczi, S. (1926). The further development of an active therapy in psychoanalysis. In E. Jones (Ed.) & J. I. Suttie (Trans.), *Further contributions to the theory and technique of psychoanalysis* (pp. 198–217). London: Hogarth Press, 1950.

Foa, E. B., Franklin, M. E., & Moser, J. (2002). Context in the clinic: How well do cognitive-behavioral therapies and medications work in combination? *Biological Psychiatry, 52,* 987–997.

Foa, E. B., & Rothbaum, B. O. (1998). *Treating the trauma of rape: Cognitive behavioral therapy for PTSD.* New York: Guilford Press.

Foa, E. B., Hembree, E. A., & Rothbaum, B. O. (2007). *Prolonged exposure for PTSD: Emotional processing of traumatic experiences, A therapist's guide.* New York: Oxford University Press.

Frank, J. D., & Frank, J. B. (1991). *Persuasion and healing.* Baltimore: Johns Hopkins University Press.

Frankl, V. E. (1946). *Man's search for meaning.* London: Hodder and Stoughton, 1964.

Fredrickson, B. L. (2001). The role of positive emotions in positive psychology. *American Psychologist, 56*(3), 218–226.

Freud, A. (1936). *The ego and the mechanisms of defense: The collected works of Anna Freud, Vol. 2.* New York: International Universities Press.

Freud, A. (1966). Obsessional neurosis: A summary of psycho-analytic views as presented at the congress. *International Journal of Psycho-Analysis, 47,* 116–122.

Freud, S. (1895). Studies in hysteria. In J. Strachey (Ed. and Trans.), *The standard edition of the complete psychological works of Sigmund Freud* (Vol.2, pp. 1–323). London: Hogarth Press, 1955.

Freud, S. (1905). Fragment of an analysis of a case of hysteria. In J. Strachey (Ed. and Trans.), *The standard edition of the complete psychological works of Sigmund Freud* (Vol. 7, pp. 1–22). London: Hogarth Press, 1953.

Freud, S. (1908). Character and anal erotism. In J. Strachey (Ed. and Trans.), *The standard edition of the complete psychological works of Sigmund Freud* (Vol. 9, pp. 167–175). London: Hogarth Press, 1959.

Freud, S. (1912a). The dynamics of transference. In J. Strachey (Ed. and Trans.), *The standard edition of the complete psychological works of Sigmund Freud* (Vol. 12, pp. 97–108). London: Hogarth Press, 1958.

Freud, S. (1912b). Recommendations to physicians practicing psycho-analysis. In J. Strachey (Ed. and Trans.), *The standard edition of the complete psychological works of Sigmund Freud* (Vol. 12, pp. 109–120). London: Hogarth Press, 1958.

Freud, S. (1914). On narcissism. In J. Strachey (Ed. and Trans.), *The standard edition of the complete psychological works of Sigmund Freud* (Vol. 14, pp. 67–102). London: Hogarth Press, 1963.

Freud, S. (1916). Introductory lectures on psycho-analysis: Parts I, II. In J. Strachey (Ed. and Trans.), *The standard edition of the complete psychological works of Sigmund*

Freud (Vol. 15, pp. 9–239). London: Hogarth Press,1961.

Freud, S. (1917a). Introductory lectures on psycho-analysis: Part III. In J. Strachey (Ed. and Trans.) *The standard edition of the complete psychological works of Sigmund Freud* (Vol. 16, pp. 243–463). London: Hogarth Press,1953.

Freud, S. (1917b). Mourning and melancholia. In J. Strachey (Ed. and Trans.), *The standard edition of the complete psychological works of Sigmund Freud* (Vol. 14, pp. 237–258). London: Hogarth Press, 1963.

Freud, S. (1918). From the history of an infantile neurosis. In J. Strachey (Ed. and Trans.), *The standard edition of the complete psychological works of Sigmund Freud* (Vol. 17, pp. 7–122). London: Hogarth Press, 1955.

Freud, S. (1926). Inhibitions, symptoms and anxiety. In J. Strachey (Ed. And Trans.), *The standard edition of the complete psychological works of Sigmund Freud* (Vol. 20, pp. 77–178). London: Hogarth Press, 1959.

Freud, S. (1937). Analysis, terminable and interminable. In J. Strachey (Ed. And Trans.), *The standard edition of the complete psychological works of Sigmund Freud* (Vol. 23, pp. 216–253). London: Hogarth Press, 1964.

Gabbard, G. O. (2000). *Psychodynamic psychiatry in clinical practice* (3rd ed.). Washington, DC: American Psychiatric Association.

Gabbard, G. O. (2005). *Psychodynamic psychiatry in clinical practice* (4th ed.). Washington, DC: American Psychiatric Publishing.

Gabbard, G. O., Horwitz, L, Allen, J. G., Frieswyk, S., Newsom, G., Colson, D. B., et al. (1994). Transference interpretation in the psychotherapy of borderline patients: A high-risk, high-gain phenomenon. *Harvard Review of Psychiatry, 2,* 59–69.

Gabbard, G. O., & Kay, J. (2001). The fate of integrated treatment: Whatever happened to the biopsychosocial psychiatrist? *American Journal of Psychiatry, 158,* 1956–1963.

Gabbard, G. O., & Westen, D. (2003). Rethinking therapeutic action. *International Journal of Psychoanalysis, 84,* 823–841.

Gallagher, D. E., & Thompson, L. W. (1982). Treatment of major depressive disorder in older adult outpatients with brief psychotherapies. *Psychotherapy: Theory, Research, and Practice, 19,* 482–490.

Gardner, H. (1993). *Frames of mind: The theory of multiple intelligences.* New York: Basic Books.

Geller, J. D., & Farber, B. A. (1993). Factors influencing the process of internalization in psychotherapy. *Psychotherapy Research, 3*(3), 166–180.

Glick, R. A. (1987). Forced terminations. *Journal of the American Academy of Psychoanalysis, 15,* 449–463.

Goldapple, K., Segal, Z., Garson, C., Lau, M., Bieling, P., Kennedy, S., et al. (2004). Modulation of cortical-limbic pathways in major depression. *Archives of General*

Psychiatry, 61, 34–41.

Goleman, D. (2006). *Emotional intelligence: 10th anniversary edition: Why it can matter more than IQ.* New York: Bantam.

Grace, M., Kivlighan, D. M., Jr., & Kunce, J. (1995). The effect of nonverbal skills training on counselor trainee nonverbal sensitivity and responsiveness and on session impact and working alliance ratings. *Journal of Counseling and Development, 73,* 547–552.

Greenberg, J., & Mitchell, S. (1983). *Object relations in psychoanalytic theory.* Cambridge, MA: Harvard University Press.

Greenberg, L. S. (2002). *Emotion-focused therapy: Coaching clients to work through feelings.* Washington, DC: American Psychological Association Press.

Greenberg, L. S., & Watson, J. (2005). *Emotion-focused therapy for depression.* Washington, DC: American Psychological Association

Greenberg, R. P., Constantino, M. J., & Bruce, N. (2006). Are expectations still relevant for psychotherapy process and outcome? *Clinical Psychology Review, 26,* 657–678.

Greenson, R. R. (1967). *The technique and practice of psychoanalysis.* New York: International Universities Press.

Gunderson, J. G. (2000). Psychodynamic psychotherapy for borderline personality disorder. In J. G. Gunderson & G. O. Gabbard (Eds.), *Psychotherapy for personality disorders* (pp. 33–64). Washington, DC: American Psychiatric Press.

Gunderson, J. G., & Gabbard, G. O. (1999). Making the case for psychoanalytic therapies in the current psychiatric environment. *Journal of the American Psychoanalytic Association, 47,* 679–704.

Habl, S., Mintz, D. Bailey, A. (2009). *The role of personal psychotherapy in psychiatry residency training: A survey of psychiatry training directors.* Manuscript accepted for publication.

Harrington, A. (Ed.). (1997). *The placebo effect: An interdisciplinary exploration.* Cambridge, MA: Harvard University Press.

Herman, J. L. (1997). *Trauma and healing.* New York: Basic Books.

Hersen, M., Bellack, A. S., Himmelhoch, J. M., & Thase, M. E. (1984). Effects of social skills training, amitriptyline, and psychotherapy in unipolar depressed women. *Behavior Therapy, 15,* 21–40.

Hersoug, A. G., Sexton, H. C., Høglend, P. (2002). Contribution of defensive functioning to the quality of working alliance and psychotherapy outcome. *American Journal of Psychotherapy, 56*(4), 539–554.

Hersoug, A. G., Bøgwald, K. P., Høglend, P. (2005). Changes of defensive functioning. Does interpretation contribute to change? *Clinical Psychologyand Psychotherapy, 12,* 288–296.

Høglend P., Amlo, S., Marble, A., Bøgwald, K. P., Sorbye, O., Sjasstad, M. C.,et al.

(2006). Analysis of the patient-therapist relationship in dynamic psychotherapy: An experimental study of transference interpretations. *American Journal of Psychiatry, 163,* 1739–1746.

Høglend, P., Bøgwald, K. P., Amlo, S., Marble, A., Ulberg, R., Sjaastad, M. C., et al. (2008). Transference interpretations in dynamic psychotherapy: Do they really yield sustained effects? *American Journal of Psychiatry, 165,* 763–771.

Horowitz, M. J. (1976). *Stress response syndromes.* Northvale, NJ: Aronson.

Horowitz, M. J., Marmar, C., Krupnick, J., Kaltreider, N., Wallerstein, R., & Wilner, N. (1984). *Personality styles and brief psychotherapy.* New York: Basic Books.

Horvath, A. O., & Symonds, B. D. (1991). Relation between working alliance and outcome in psychotherapy: A meta-analysis. *Journal of Counseling Psychology, 38,* 139–149.

Hupert, J. D., Bufka, L. F., Barlow, D. H., Gorman, J. M., Shear, M. K., & Woods, S. W. (2001). Therapists, therapist variables, and CBT outcome for panic disorder: Results from a multicenter trial. *Journal of Consulting and Clinical Psychology, 69,* 747–755.

Josephson, A., & Serrano, A. (2001). The integration of individual therapy and family therapy in the treatment of child and adolescent psychiatric disorders. *Child and Adolescent Psychiatric Clinics of North America, 10,* 431–450.

Josselson, R. (2004). On becoming the narrator of one's own life. In A. Lieblich, D. P. McAdams, & R. Josselson (Eds.), *Healing plots: The narrative basis of psychotherapy* (pp. 111–129). Washington, DC: APA Books.

Joyce, A. S., Piper, W. E., Ogrodniczuk, J. S., & Klein, R. H. (2007). *Termination in psychotherapy: A psychodynamic model of processes and outcomes.* Washington, DC: American Psychological Association.

Kandel, E. (1999). Biology and the future of psychoanalysis. *American Journal of Psychiatry, 156,* 505–524.

Keller, M. B., McCullough, J. P., Jr., Klein, D. N., Arnow, B. A., Dunner, D. L.,Gelenberg, A. J., et al. (2000). A comparison of nefazodone, the cognitive behavioral analysis system of psychotherapy, and their combination for the treatment of chronic depression. *New England Journal of Medicine, 342,* 1462–1470.

Kendall, P. C., & Chu, B. C. (2000). Retrospective self-reports of therapist flexibility in a manual-based treatment for youths with anxiety disorders. *Journal of Clinical Child Psychology, 29,* 209–220.

Kendler K. S. (2005). Toward a philosophical structure for psychiatry. *American Journal of Psychiatry, 162*(3), 433–440.

Kernberg, O. F. (1975). *Borderline conditions and pathological narcissism.* New York: Aronson.

Kernberg, O. F. (1988). Object relations theory in clinical practice. *Psychoanalytic Quarterly, 57,* 481–504.

Kernberg, O. F. (1993). *Severe personality disorders: Psychotherapeutic strategies.* New Haven: Yale University Press.

Kernberg, O. F. (1999). Psychoanalysis, psychoanalytic psychotherapy, and supportive psychotherapy: Contemporary controversies. *International Journal of Psychoanalysis, 80,* 1075–1091.

Kernberg, O. F., Selzer, M. A., Koenigsberg, H. W., Carr, A. C., & Appelbaum, A. H. (1989). *Psychodynamic psychotherapy of borderline patients.* New York: Basic Books.

Klerman, G. L., Weissman, M. M., Rounsaville, B. J., & Chevron, E. S. (1984). *Interpersonal psychotherapy of depression.* New York: Basic Books.

Kohut, H. (1971). *The analysis of the self: A systematic approach to the psychoanalytic treatment of narcissistic personality disorders.* New York: International Universities Press.

Kohut, H. (1977). *The restoration of the self.* New York: International Universities Press.

Kohut, H. (1984). *How does analysis cure?* New York: International Universities Press.

Konner, M. (2007). Trauma, adaptation, and resilience: A cross-cultural andevolutionary perspective. In L. J. Kirmayer, R. Lemelson, & R. Barad (Eds.), *Understanding trauma: Integrating biological, clinical, and cultural perspectives* (pp. 295–299). New York: Cambridge University Press.

Kurcias, J. (2000, June). *Therapy trainees and developmental changes in the alliance.* Dissertation Abstracts International: Section B: the Sciences & Engineering; 60(11-B), Jun 2000, 5779, US: Univ. Microflms International.

Lazarus, R. S., & Folkman, S. (1984). *Stress, appraisal, and coping.* New York: Springer.

LeDoux, J. E. (1996). *The emotional brain.* New York: Simon & Schuster.

Leichsenring, F. (2001). Comparative effects of short-term psychodynamic psychotherapy and cognitive-behavioral therapy in depression: A meta-analytic approach. *Clinical Psychological Review, 21,* 401–419.

Leichsenring, F., & Rabung, S. (2008). Effectiveness of long-term psychodynamic psychotherapy: A meta-analysis. *Journal of the American Medicial Association, 300,* 1551–1565.

Leichsenring, F., Rabung, S., & Leibing, E. (2004). The effcacy of short-term psychodynamic psychotherapy in specifc psychiatric disorders: A meta-analysis. *Archives of General Psychiatry, 61*(12), 1208–1216.

Levy, K. N., Meehan, K. B., Kelly, K. M., Reynoso, J. S., Weber, M., Clarkin, J. F., et al. (2006). Change in attachment patterns and reflective functionin a randomized control trial of transference-focused psychotherapy for borderline personality disorder. *Journal of Consulting and Clinical Psychology, 74,* 1027–1040.

Lieblich, A., McAdams, D. P., & Josselson, R. (Eds.). (2004). *Healing plots: The narrative basis of psychotherapy.* Washington, DC: American Psychological Association.

Lilliengren, P., & Werbart, A. (2005). A model of therapeutic action grounded in the patients' view of curative and hindering factors in psychoanalytic psychotherapy. *Psychotherapy: Theory, Research, Practice, Training, 42*(3), 324–339.

Linehan, M. (1993). *Cognitive-behavioral treatment of borderline personality disorder.* New York: Guilford Press.

Loewald, H. W. (1960). On the therapeutic action of psycho-analysis. *International Journal of Psychoanalysis, 41,* 16–33.

Luborsky, L. (1977). Measuring a pervasive psychic structure in psychotherapy: The Core Conflictual Relationship Theme. In N. Freedman & S. Grand (Eds.), *Communicative structures and psychic structures* (pp. 367–395). New York: Plenum Press.

Luborsky, L. (1984). *Principles of psychoanalytic psychotherapy: A manual for supportive-expressive (SE) treatment.* New York: Basic Books.

Luborsky, L., & Crits-Christoph P. (Eds.). (1990). *Understanding transference: The CCRT method.* New York: Basic Books.

Luborsky, L., & Crits-Christoph, P. (Eds.). (1998). *Understanding transference: The Core Conflictual Relationship Theme method* (2nd ed.). Washington, DC: American Psychological Association.

Luhrmann, T. M. (2000). *Of two minds: The growing disorder in American psychiatry.* New York: Knopf.

MacKinnon, R. A., & Michels, R. (1971). *The psychiatric interview in clinical practice.* Philadelphia: Saunders.

MacKinnon, R. A., & Yudofsky, S. (1991). *Principles of psychiatric evaluation.* New York: Lippincott, Williams and Wilkins.

Mahler, M. (1972). On the first three subphases of the separation-individuation process. *International Journal of Psychoanalysis, 53,* 333–338.

Maina, G., Ross, G., Bogetto, F. (2009). Brief dynamic therapy combined with pharmacotherapy in the treatment of major depressive disorder: Long-term results. *Journal of Affective Disorders, 114,* 200–207.

Malan, D. H. (1976a). *The frontier of brief psychotherapy.* New York: Plenum Press.

Malan, D. H. (1976b). *Toward the validation of dynamic psychotherapy: A replication.* New York: Plenum Press.

Malan, D. H. (1979). *Individual psychotherapy and the science of psychodynamics.* Woburn, MA: Butterworth.

Mallinckrodt, B., & Nelson, M. L. (1991). Counselor training level and the formation of the psychotherapeutic working alliance. *Journal of Counseling Psychology, 38*(2), 133–138.

Maltsberger J. T., & Buie, D. H. (1974). Countertransference hate in the treatment of suicidal patients. *Archives of General Psychiatry, 30,* 625–633.

Mann, J. (1973). *Time-limited psychotherapy.* Cambridge, MA: Harvard University Press.

Martin, D. J., Garske, J. P., & Davis, M. K. (2000). Relation of the therapeutic alliance with outcome and other variables: A meta-analytic review. *Journal of Consulting and Clinical Psychology, 68,* 438–450.

May, R. (1969a). *Existential psychology.* New York: Random House.

May, R. (1969b). *Love and will.* New York: Delta.

Mayberg, H. S., Silva, J. A., Brannan, S. K., Tekell, J. L., Mahurin, R. K., McGinnis, S., et al. (2002). The functional neuroanatomy of the placebo effect. *American Journal of Psychiatry, 159,* 728–737.

McAdams, D. P. (1990). *The person: An introduction to personality and psychology.* San Diego: Harcourt Brace Jovanovich.

McCarthy, W. C., & Frieze, I. H. (1999). Negative aspects of therapy: Client perceptions of therapists' social influence, burnout, and quality of care. *Journal of Social Issues, 55,* 33–50.

McCullough, J. P. (1999). *Treatment for chronic depression: Cognitive behavioral analysis system of psychotherapy (CBASP).* New York: Guilford Press.

McCullough, L., Kuhn, N., Andrews, S., Kaplan, A., Wolf, J., & Hurley, C. L. (2002). *Treating affect phobia: A manual for short-term dynamic psychotherapy.* New York: Guilford Press.

McGuff, R., Gitlin, D., & Enderlin, M. (1996). Clients' and therapists' confdence and attendance at planned individual therapy sessions. *Psychological Reports, 79,* 537–538.

McHugh, P. R., & Slavney, P. R. (1998). *The perspectives of psychiatry.* Baltimore: Johns Hopkins University Press.

McLean, P. D., & Hakstian, A. R. (1979). Clinical depression: Comparative effcacy of outpatient treatments. *Journal of Consulting and Clinical Psychology, 47,* 818–836.

McWilliams, N. (1999). *Psychoanalytic case formulation.* New York: Guilford Press.

McWilliams, N. (2004). *Psychoanalytic psychotherapy: A practitioner's guide.* New York: Guilford Press.

Messer, S. B., & Wampold, B. E. (2002). Let's face facts: Common factors are more potent than specifc therapy ingredients. *Clinical Psychology-Science and Practice, 9*(1), 21–25.

Milrod, B. L., Busch, F. N., Cooper, A. N., & Shapiro, T. (1997). *Manual of panic-focused psychodynamic psychotherapy.* Washington, DC: American Psychiatric Press.

Milrod, B., Leon, A. C., Barber, J. P., Markowitz, J. C., & Graf, E. (2007). Do comorbid personality disorders moderate psychotherapy response in panic disorder? A preliminary empirical evaluation of the APA Practice Guideline. *Journal of Clinical Psychiatry, 68,* 885–891.

Milrod, B. L., Leon, A. C., Busch, F., Rudden, M., Schwalberg, M., Clarkin, J., et al. (2007).

A randomized controlled clinical trial of psychoanalytic psychotherapy for panic disorder. *American Journal of Psychiatry, 164*(2), 265–272.

Minuchin, S., & Fishman, H. C. (2004). *Family therapy techniques.* Harvard University Press.

Mitchell, J. (1986) (Ed.). *The selected Melanie Klein.* New York: Free Press.

Mitchell, S. M. (1988). *Relational concepts in psychoanalysis.* Cambridge, MA: Harvard University Press.

Mojtabai, R., & Olfson, M. (2008). National trends in psychotherapy by offce-based psychiatrists. *Archives of General Psychiatry, 65*(8), 962–970.

Moras, K., & Strupp, H. H. (1982). Pretherapy interpersonal relations, patients'alliance, and outcome in brief therapy. *Archives of General Psychiatry, 39,* 405–409.

Moras, K., & Summers, R. F. (2001, March). *A manualized model for dual-provider combined psychotherapy and psychopharmacology.* Workshop presented at the American Association of Directors of Psychiatry Residency Training, Seattle, WA.

Mundo, E. (2006). Neurobiology of dynamic psychotherapy: An integration possible? *Journal of the American Academy of Psychoanalysis, 34,* 679–691.

Muran, J. C., & Safran, J. D. (2002). A relational approach to psychotherapy: Resolving ruptures in the therapeutic alliance. In F. W. Kaslow (Series Ed.) & J. J. Magnavita (Vol. Ed.), *Comprehensive handbook of psychotherapy: Vol. 1. Psychodynamic/object relations* (pp. 253–282). New York: Wiley.

Orlinsky, D. E., Ronnestad, M. H., Willutzki, U. (2004). Fifty years of psychotherapy process-outcome research: Continuity and change. In M. Lambert (Ed.), *Handbook of psychotherapy and behavior change* (pp. 307–389). New York: Wiley.

OPD Task Force. (Ed.). (2008). *Operationalized psychodynamic diagnosis OPD-2: Manual of diagnosis and treatment planning.* Cambridge, MA: Hogrefe.

PDM Task Force. (2006). *Psychodynamic diagnostic manual (PDM).* Silver Spring, MD: Alliance of Psychoanalytic Organizations.

Perls, F. S., Hefferline, R. F., & Goodman, P. (1951). *Gestalt therapy.* New York: Julian Press.

Perry, J. C. (1989). Scientifc progress in psychodynamic formulation. *Psychiatry, 52*(3), 245–249.

Perry, S., Cooper, A. M., & Michels, R. (1987). The psychodynamic formulation: Its purpose, structure, and clinical application. *American Journal of Psychiatry, 144*(5), 543–550.

Peterson, C. (2006). *A primer of positive psychology.* New York: Oxford University Press.

Peterson, C., & Seligman, M. E. P. (2004). *Character strengths and virtues.* New York: Oxford University Press.

Piper, W. E., Joyce, A. S., Azim, H. F., & McCallum, M. (1998). Interpretive and supportive forms of psychotherapy and patient personality variables. *Journal of Consulting and Clinical Psychology, 66*(3), 558–567.

Piper, W., McCallum, M., Joyce, A. S., Azim, H. F., & Ogrodniczuk, J. S. (1999). Follow-up Findings for interpretive and supportive forms of psychotherapy and patient personality variables. *Journal of Consulting and Clinical Psychology, 67*(2), 267–273.

Popper, K. (1962). *Conjectures and refutations.* New York: Basic Books.

Propst, A., Paris, J., & Rosberger, Z. (1994). Do therapist experience, diagnosis, and functional level predict outcome in short-term psychotherapy? *Canadian Journal of Psychiatry, 39*(3), 168–176.

Pulver, S. E. (1970). Narcissism: The term and the concept. *Journal of the American Psychoanalytic Association, 18,* 319–341.

Rank, O. (1929). *Will therapy.* New York: Knopf, 1936.

Rathod, S., Kingdon, D., Weiden, P., & Turkington, D. (2008). Cognitive behavioral therapy for medication-resistant schizophrenia: A review. *Journal of Psychiatric Practice, 14*(1), 22–33.

Renik, O. (1993). Analytic interaction: Conceptualizing technique in light ofthe analysts's irreducible subjectivity. *Psychoanalytic Quarterly, 62,* 553–571.

Riba M. B., & Tasman, A. (2006). Psychodynamic perspective on combining therapies. *Psychiatric Annals, 36*(5), 353–360.

Rizzolatti, G. (2005). The mirror neuron system and its function in humans. *Anatomy and Embryology, 210,* 419–421.

Rockland, L. H. (2003). *Supportive therapy: A psychodynamic approach.* NewYork: Basic Books.

Roe, D. (2007). The timing of psychodynamically oriented psychotherapy termination and its relation to reasons for termination, feelings about termination, and satisfaction with therapy. *The Journal of the American Academy of Psychoanalysis and Dynamic Psychiatry, 35*(3), 443–453.

Roe, D., Dekel, R., Harel, G., & Fennig, S. (2006). Clients' feelings during termination of psychodynamically oriented psychotherapy. *Bulletin of the Menninger Clinic, 70*(1), 68–81.

Rogers, C. R. (1959). A theory of therapy, personality and interpersonal relationships, as developed in the client-centered framework. In S. Koch (Ed.), *Psychology: A study of science* (pp. 184–256). New York: McGraw-Hill.

Rogers, C. R. (1961). *On becoming a person: A therapist's view of psychotherapy.* Boston: Houghton Mifflin.

Rogers, C. R. (1965). *Client-centered therapy.* Boston: Houghton Mifflin.

Roose, S. P., & Stern, R. H. (1995). Medication use in training cases: A survey. *Journal of the American Psychoanalytic Association, 43,* 163–170.

Rutter, M. (1987). Temperament, personality and personality disorder. *British Journal of Psychiatry, 150,* 443–458.

Sadler, J. Z. (2002). *Descriptions and prescriptions: Values, mental disorders, and the DSMs.* Baltimore: Johns Hopkins University Press.

Safran, J. D., Crocker, P., McMain, S., & Murray, P. (1990). Therapeutic alliance rupture as a therapy event for empirical investigation. *Psychotherapy, 27*(2), 154–165.

Safran, J. D., & Muran, J. C. (2000). *Negotiating the therapeutic alliance: A relational treatment guide.* New York: Guilford Press.

Salminen, J. K., Karlsson, H., Hietala, J., Kajander, J., Aalto, S., Markkula, J., et al. (2008). Short-term psychodynamic psychotherapy and fluoxetine in major depressive disorder: A randomized comparative study. *Psychotherapy and Psychosomatics, 77,* 351–357.

Salzman, L. (1968). *The obsessive personality: Origins, dynamics, and therapy.* New York: Science House.

Satterfeld, W. A., & Lyddon, W. J. (1995). Client attachment and perceptions of the working alliance with counselor trainees. *Journal of Counseling Psychology, 42,* 187–189.

Schafer, R. (1981). *Narrative actions in psychoanalysis (The Heinz Werner lectures).* Worcester, MA: Clark University, Heinz Werner Institute.

Schottenbauer, M. A., Glass, C. R., Arnkoff, D. B., & Gray, S. H. (2008). Contributions of psychodynamic approaches to treatment of PTSD and trauma: A review of the empirical treatment and psychopathology literature. *Psychiatry: Interpersonal and Biological Processes, 71*(1), 13–34.

Seligman, M. E. P. (2002). *Authentic happiness.* New York: Free Press.

Seligman, M. E. P., Steen, T. A., Park, N., & Peterson, C. (2005). Positive psychology progress: Empirical validation of interventions. *American Psychologist, 60,* 410–421.

Selzer, M. A., Koenigsberg, H. W., & Kernberg, O. F. (1987). The initial contract in the treatment of borderline patients. *American Journal of Psychiatry, 144,* 927–930.

Shakespeare, W. *The tempest.* New York: Oxford University Press.

Shapiro, D. (1965). *Neurotic styles.* New York: Basic Books.

Sharpless, B. A., & Barber, J. P. (2009). Psychodynamic therapy. In R. E. Ingram (Ed.), *The international encyclopedia of depression* (pp. 460–465). New York: Springer.

Shear, M., Cooper, A., Klerman, G., Busch, M., & Shapiro T. (1993). A psychodynamic model of panic disorder. *American Journal of Psychiatry, 150,* 859–866.

Siegel D. (2006). An interpersonal neurobiology approach to psychotherapy. *Psychiatric Annals, 36,* 248–258.

Sifneos, P. (1979). *Short-term dynamic psychotherapy: Evaluation and technique.* New York: Plenum Press.

Singer, J. A. (2004). A love story: Self-defning memories in couples therapy. In A.

Lieblich, D. P. McAdams, & R. Josselson (Eds.), *Healing plots: The narrative basis of psychotherapy* (pp. 189–208). Washington, DC: American Psychological Association.

Slap, J. W., & Slap-Shelton, L. (1991). *The schema in clinical psychoanalysis.* London: Analytic Press.

Solms, M. (1995). New Findings on the neurological organization of dreaming: Implications for psychoanalysis. *Psychoanalytic Quarterly, 64,* 43–67.

Spence, D. (1982). Narrative truth and theoretical truth. *Psychoanalytic Quarterly, 51,* 43–69.

Strachey, J. (1934). The nature of the therapeutic action of psychoanalysis. *International Journal of Psychoanalysis, 15,* 127–159.

Strupp, H. H., & Binder, J. L. (1984). *Psychotherapy in a new key: A guide to time limited dynamic psychotherapy.* New York: Basic Books.

Sullivan, H. S. (1947). *Conception of modern psychiatry.* Washington, DC: William Alanson White Psychiatric Foundation.

Summers, R. F. (2002). The psychodynamic formulation updated. *American Journal of Psychotherapy, 57,* 39–51.

Summers, R. F., & Barber, J. P. (2003). Therapeutic alliance as a measurable psychotherapy skill. *Academic Psychiatry, 27,* 160–165.

Svartberg, M., & Stiles, T. C. (1991). Comparative effects of short-term psychodynamic psychotherapy: A meta-analysis. *Journal of Consulting and Clinical Psychology, 59,* 704–714.

Thase, M. E. (1999). When are psychotherapy and pharmacotherapy combinations the treatment of choice for major depressive disorder? *Psychiatric Quarterly, 70*(4), 333–346.

Thase, M. E., Greenhouse, J. B., Frank, E., Reynolds, C. F., Pilkonis, P. A., Hurley, K., et al. (1997). Treatment of major depression with psychotherapy or psychotherapy-pharmacotherapy combinations. *Archives of General Psychiatry, 54,* 1009–1015.

Thompson, C. E., Worthington, R., & Atkinson, D. R. (1994). Counselor content orientation, counselor race, and Black women's cultural mistrust and self-disclosures. *Journal of Counseling Psychology, 41,* 155–161.

Thompson, L. W., Gallagher-Thompson, D., & Steinmetz Breckenridge, J.(1987). Comparative effectiveness of psychotherapies for depressed elders. *Journal of Consulting and Clinical Psychology, 55,* 385–390.

Thorne, A., & Klohnen, E. (1993). Interpersonal memories as maps for personality consistency. In D. C. Funder, R. D. Parke, C. Tomlinson-Keasey, & K. Widaman (Eds.), *Studying lives through time: Personality and development* (pp. 223–253). Washington, DC: American Psychological Association.

Tyrer, P., Seivewright, N., Ferguson, B., & Tyrer, J. (1992). The general neurotic syndrome: A coaxial diagnosis of anxiety, depression, and personality disorder. *Acta Psychiatrica Scandinavica, 85,* 201–206.

Ursano, R. J., Sonnenberg, S. M., & Lazar, S. G. (1998). *Psychodynamic psychotherapy: Principles and techniques in the era of managed care.* Washington, DC: APPI.

Vaillant, G. E. (1992). The beginning of wisdom is never calling a patient a borderline; or, the clinical management of immature defenses in the treatment of individuals with personality disorders. *Journal of Psychotherapy Practice and Research, 1,* 117–134.

Vaillant, G. E. (2008). *Spiritual evolution.* New York: Broadway.

Vinnars, B., Barber, J. P., Norén, K., Thormählen, B., Gallop, R., & Weinryb, R. M. (2005). Supportive-expressive psychotherapy in personality disorders: An outpatient randomized controlled trial. *American Journal of Psychiatry, 162,* 1933–1940.

Wachtel, E., & Wachtel, P. (1986). *Family dynamics in individual psychotherapy: A guide to clinical strategies.* New York: Guilford Press.

Wachtel, P. L. (1997). *Psychoanalysis, behavior therapy, and the relational world.* Washington, DC: American Psychological Association.

Wade, P., & Bernstein, B. L. (1991). Culture sensitivity training and counselor's race: Effects on black female clients' perceptions and attrition. *Journal of Counseling Psychology, 38,* 9–15.

Waelder, R. (1936). Principle of multiple functions: Observations on over-determination. *Psychoanalytic Quarterly, 5,* 45–62.

Watson, D., Clark, L. A., & Tellegen, A. (1988). Development and validation of brief measures of positive and negative affect: The PANAS Scales. *Journal of Personality and Social Psychology, 54,* 1063–1070.

Weiden, P., & Havens, L. (1994). Psychotherapeutic management techniques in the treatment of outpatients with schizophrenia. *Hospital and Community Psychiatry, 45*(6), 549–555.

Weiner, I. B. (1998). *Principles of Psychotherapy.* New York: Wiley.

Weiss, J., Sampson, H., & the Mount Zion Psychotherapy Research Group. (1986). *The psychoanalytic process: Theory, clinical observation, and empirical research.* New York: Guilford Press.

Westen, D., & Gabbard, G. (2002). Developments in cognitive neuroscience: I. Conflict, compromise, and connectionism. *Journal of the American Psychoanalytic Association, 50,* 53–98.

Williams, K. E., & Chambless, D. L. (1990). The relationship between therapist characteristics and outcome of in vivo exposure treatment for agoraphobia. *Behavior Therapy, 21,* 111–116.

Winnicott, D. W. (1953). Transitional objects and transitional phenomenon: A study of the first not-me possession. *International Journal of Psychoanalysis, 34,* 89–97.

Winnicott, D. W. (1965). *The maturational processes and the facilitating environment: Studies in the theory of emotional development.* London, UK: Hogarth Press.

Wiseman, H., & Barber, J. P. (2008). *Echoes of the trauma: Relationship themes and emotions in the narratives of the children of holocaust survivors.* London, UK: Cambridge University Press.

Wright, J. H., & Hollifeld, M. (2006). Editorial: Combining pharmacotherapy and psychotherapy. *Psychiatric Annals, 36,* 320–328.

Yalom, I. D. (1980). *Existential psychotherapy.* New York: Basic Books.

Zetzel, E. R. (1956). Current concepts of transference. *Journal of Abnormal and Social Psychology, 53,* 16–18.